FUNDAMENTOS DE EPIDEMIOLOGIA

FUNDAMENTOS DE EPIDEMIOLOGIA

ORGANIZADORES
Laércio Joel Franco
Afonso Dinis Costa Passos

MANOLE

3ª
EDIÇÃO
REVISADA E
ATUALIZADA

Editora: Eliane Usui
Projeto gráfico: HiDesign Estúdio
Capa: Plínio Ricca
Imagem de capa: istock.com
Diagramação: HiDesign Estúdio
Ilustrações: Acqua Estúdio Gráfico e HiDesign Estúdio

CIP-BRASIL. CATALOGAÇÃO NA PUBLICAÇÃO
SINDICATO NACIONAL DOS EDITORES DE LIVROS, RJ

F977
3. ed.

Fundamentos de epidemiologia / organização Laércio Joel Franco, Afonso Dinis Costa Passos. - 3. ed. - Santana de Parnaíba [SP] : Manole, 2022.

Inclui bibliografia e índice
ISBN 9786555765199

1. Epidemiologia. 2. Doenças transmissíveis. I. Franco, Laércio Joel. II. Passos, Afonso Dinis Costa.

21-73907 CDD: 614.4
CDU: 616-036.22

Leandra Felix da Cruz Candido - Bibliotecária - CRB-7/6135

Editora Manole Ltda.
Alameda América, 876
Tamboré – Santana de Parnaíba – SP – Brasil
CEP: 06543-315
Fone: (11) 4196-6000
www.manole.com.br | https://atendimento.manole.com.br/

Impresso no Brasil
Printed in Brazil

Sobre os Organizadores

Laércio Joel Franco

Graduado em Medicina pela Escola Paulista de Medicina da Universidade Federal de São Paulo (EPM-Unifesp). Especialista em Saúde Pública pela Universidade de Michigan, Estados Unidos. Pós-doutorado em Epidemiologia Clínica pela Universidade do Texas, Estados Unidos. Professor Titular da Faculdade de Medicina de Ribeirão Preto da Universidade de São Paulo (FMRP-USP).

Afonso Dinis Costa Passos

Graduado em Medicina pela Universidade Federal do Paraná (UFPR). Especialista em Saúde Pública pela Faculdade de Saúde Pública da Universidade de São Paulo (FSP-USP). Mestre em Saúde Internacional pela Tulane University, Estados Unidos. Doutor em Medicina Preventiva pela Faculdade de Medicina de Ribeirão Preto da Universidade de São Paulo (FMRP-USP). Professor Titular da FMRP-USP.

Sobre os Autores

Afonso Dinis Costa Passos

Graduado em Medicina pela Universidade Federal do Paraná (UFPR). Especialista em Saúde Pública pela Faculdade de Saúde Pública da Universidade de São Paulo (FSP-USP). Mestre em Saúde Internacional pela Tulane University, Estados Unidos. Doutor em Medicina Preventiva pela Faculdade de Medicina de Ribeirão Preto da Universidade de São Paulo (FMRP-USP). Professor Titular da FMRP-USP.

Aldaísa Cassanho Forster

Graduada em Medicina, Especialista, Mestre e Doutora em Medicina Preventiva pela Faculdade de Medicina de Ribeirão Preto da Universidade de São Paulo (FMRP-USP). Professora Associada da FMRP-USP.

Álvaro Nagib Atallah

Graduado em Medicina pela Escola Paulista de Medicina da Universidade Federal de São Paulo (EPM-Unifesp). Especialista em Nefrologia pela EPM-Unifesp. Mestrado em *Master of Science in Clinical Epidemiology* pela University of Pennsylvania, Estados Unidos. Doutor em Nefrologia pela EPM-Unifesp. Professor Titular da EPM-Unifesp. Diretor do Centro Cochrane do Brasil e Presidente do Centro Brasileiro de Saúde Baseada em Evidências.

Amaury Lelis Dal Fabbro

Graduado em Medicina pela Faculdade de Medicina de Ribeirão Preto da Universidade de São Paulo (FMRP-USP). Especialista em Saúde Pública pela Faculdade de Saúde Pública da Universidade de São Paulo (FSP-USP). Mestre e Doutor em Medicina Preventiva pela FMRP-USP. Professor Titular da FMRP-USP.

Antonio Luiz Rodrigues-Júnior

Graduado em Odontologia pela Faculdade de Odontologia de Piracicaba (FOP-Unicamp) e em Direito pela Universidade de Ribeirão Preto (Unaerp). Especialização em Geoprocessamento pela Universidade Federal de São Carlos (UFSCar) e em Saúde Pública pelo Centro Universitário São Camilo. Mestre em Estatística e Experimentação Agronômica pela Escola Superior de Agricultura Luiz de Queiroz da Universidade de São Paulo (Esalq-USP). Doutor em Epidemiologia pela Faculdade de Saúde Pública da Universidade de São Paulo (FSP-USP). Professor Associado da Faculdade de Medicina de Ribeirão Preto da Universidade de São Paulo (FMRP-USP).

Antonio Ruffino-Netto

Graduado em Medicina pela Faculdade de Medicina de Ribeirão Preto da Universidade de São Paulo (FMRP-USP). Especialista em Medicina Preventiva pela FMRP-USP. Mestre em Epidemiologia pela Harvard School of Public Health, Estados Unidos. Doutor em Medicina pela FMRP-USP. Professor Titular da FMRP-USP. Foi Presidente da Rede Brasileira de Pesquisas em Tuberculose (Rede TB) e da Asociación Latinoamericana de Educación en Salud Pública (Alaesp).

Daniela Saes Sartorelli

Graduada em Nutrição pela Universidade Federal de Ouro Preto (Ufop). Mestre em Saúde na Comunidade pela Faculdade de Medicina de Ribeirão Preto da Universidade de São Paulo (FMRP-USP). Doutora em Nutrição e Saúde Pública pela Faculdade de Saúde Pública da Universidade de São Paulo (FSP-USP). Professora Associada da FMRP-USP.

Edson Zangiacomi Martinez

Graduado em Estatística pela Universidade Estadual de Campinas (Unicamp). Mestre em Estatística pela Universidade Federal de São Carlos (UFSCar). Doutor em Ciências Médicas pela Unicamp. Professor Associado da Faculdade de Medicina de Ribeirão Preto da Universidade de São Paulo (FMRP-USP).

Elisabeth Meloni Vieira

Graduada em Medicina pela Universidade Federal de Juiz de Fora (UFJF). Especialista em Saúde Pública pela Faculdade de Saúde Pública da Universidade de São Paulo (FSP-USP). Mestre em Medicina Preventiva pela Universidade de São Paulo (USP). Doutora em *Applied Population Research* pela University of Exeter, Inglaterra. Professora Associada da Faculdade de Medicina de Ribeirão Preto da Universidade de São Paulo (FMRP-USP).

Fernando Bellissimo-Rodrigues

Graduado em Medicina pela Faculdade de Medicina de Ribeirão Preto da Universidade de São Paulo (FMRP-USP). Especialista em Clínica Médica e Moléstias Infecciosas pela FMRP-USP. Mestre e Doutor em Clínica Médica pela FMRP-USP. Pós-doutor em Epidemiologia e Controle das Infecções Hospitalares pela Universidade de Genebra, Suíça. Professor Associado e Coordenador do Programa de Pós-graduação em Saúde Pública da FMRP-USP.

Jair Licio Ferreira Santos

Graduado em Física pela Universidade de São Paulo (USP). Especialista em Saúde Pública pela Faculdade de Saúde Pública da Universidade de São Paulo (FSP-USP). Mestre em Sociologia pela Universidade de Chicago, Estados Unidos. Doutor em Demografia pela FSP-USP. Professor Titular da FMRP-USP.

Janise Braga Barros Ferreira

Graduada em Medicina pela Universidade do Vale do Sapucaí (Univas). Especialista em Medicina Preventiva e Social pelo Hospital das Clínicas da Faculdade de Medicina de Ribeirão Preto da Universidade de São Paulo (HC-FMRP-USP) e em Anestesiologia pela Univas. Mestre em Ciências Médicas e Doutora em Saúde Pública pela USP. Professora Doutora da FMRP-USP.

Laércio Joel Franco

Graduado em Medicina pela Escola Paulista de Medicina da Universidade Federal de São Paulo (EPM-Unifesp). Especialista em Saúde Pública pela Universidade de Michigan, Estados Unidos. Pós-doutorado em Epidemiologia Clínica pela Universidade do Texas, Estados Unidos. Professor Titular da Faculdade de Medicina de Ribeirão Preto da Universidade de São Paulo (FMRP-USP).

Luciana Cisoto Ribeiro

Graduada em Nutrição pela Faculdade de Saúde Pública da Universidade de São Paulo (FSP-USP). Especialista em Saúde, Nutrição e Alimentação Infantil, enfoque multiprofissional, pela Universidade Federal de São Paulo (Unifesp). Mestre e Doutora em Nutrição pela Unifesp. Professora Doutora da Faculdade de Medicina de Ribeirão Preto da Universidade de São Paulo (FMRP-USP). Vice-coordenadora do Curso de Nutrição e Metabolismo da FMRP-USP. Coordenadora Técnica do Programa de Residência Multiprofissional em Atenção Integral à Saúde da FMRP-USP.

Maria Cristiane Barbosa Galvão

Graduada em Biblioteconomia e Documentação pela Universidade de São Paulo (USP). Mestre em Ciências da Comunicação pela USP. Doutora em Ciências da Informação pela Universidade de Brasília (UnB). Professora Doutora da Faculdade de Medicina de Ribeirão Preto da Universidade de São Paulo (FMRP-USP).

Maria Paula Panúncio-Pinto

Graduada em Terapia Ocupacional (Bacharelado) pela Universidade Federal de São Carlos (UFSCar). Especialista em Violência Doméstica contra Crianças e Adolescentes pelo Instituto de Psicologia da Universidade de São Paulo (IP-USP). Mestre em Psicologia Educacional pela Faculdade de Educação da Universidade Estadual de Campinas (Unicamp). Doutora em Psicologia do Desenvolvimento e Aprendizagem pelo IP-USP. Professora Doutora da Faculdade de Medicina de Ribeirão Preto da Universidade de São Paulo (FMRP-USP).

Milton Roberto Laprega

Graduado em Medicina pela Faculdade de Medicina de Ribeirão Preto da Universidade de São Paulo (FMRP-USP). Mestre e Doutor em Medicina Preventiva pela FMRP-USP. Professor Associado da FMRP-USP.

Sumário

Apresentação

O propósito inicial de escrever um livro adequado ao ensino de princípios básicos de Epidemiologia para alunos de graduação em Ciências da Saúde é mantido nesta nova edição.

Embora elaborado para alunos de graduação, o livro tem sido bastante utilizado por estudantes de pós-graduação na área da saúde, tanto senso estrito como lato, particularmente por aqueles oriundos de outras instituições que não a Faculdade de Medicina de Ribeirão Preto da Universidade de São Paulo.

Nesta nova edição, foram realizadas diversas modificações nos capítulos da edição anterior, alguns completamente reescritos e três novos incorporados: um sobre Epidemiologia das doenças infecciosas, outro sobre a pandemia de Covid-19 e outro sobre métodos de avaliação do consumo alimentar em estudos epidemiológicos, para preencher uma necessidade identificada nas discussões com os alunos.

Esperamos que o livro, agora em sua 3ª edição, continue a ser útil na divulgação dos métodos e princípios epidemiológicos, colaborando para o desenvolvimento de um raciocínio crítico na aquisição do conhecimento científico.

1 Processo saúde-doença e níveis de prevenção

Milton Roberto Laprega

> A doença é um processo biológico mais antigo que o homem. Antigo como a própria vida, porque é um atributo dela. Um organismo vivo é uma entidade lábil em um mundo de fluxo e mudança. A doença e a saúde são aspectos dessa instabilidade onipresente e expressões das relações mutáveis entre os vários componentes do corpo e entre o corpo e o ambiente externo no qual ele existe. Como fenômeno biológico, as causas da doença são procuradas no reino da natureza; mas no homem ela possui ainda uma outra dimensão: não existe como "natureza pura", sendo mediada e modificada pela atividade social e pelo ambiente cultural que tal atividade cria.[29]

• O CONCEITO DE SAÚDE E DOENÇA

É difícil a conceituação de saúde e doença. Muitas foram as tentativas, por isso em cada período histórico é possível encontrar as mais diferentes interpretações.

A saúde já foi considerada uma espécie de silêncio orgânico, ou seja, do ponto de vista fisiológico existe um estado de harmonia e equilíbrio funcional em que os diversos sistemas e aparelhos não dão sinal de irregularidade. Para Rojas,[28] essa é uma maneira de conceber a questão de um ponto de vista apenas individual e clínico, que deixa de lado as dimensões mental e social. Além disso, é óbvio que não poderíamos considerar saudável uma pessoa que estivesse com uma infecção ou qualquer doença em estágio subclínico.

O conceito de saúde no dicionário[10] é "o estado do indivíduo cujas funções orgânicas, físicas e mentais se acham em situação normal". O que é uma situação normal? Um indivíduo com 1,45 m de altura, nascido em uma tribo de pigmeus, é anormal? Qual é a linha divisória entre a normalidade e a anormalidade, entre a sanidade e a insanidade?

Rosen[29] cita vários exemplos ao abordar a questão: para o Talmude, uma pessoa que vagasse sozinha à noite, que passasse a noite em um cemitério ou que rasgasse suas roupas e destruísse tudo que lhe fosse dado devia ser considerada perturbada, se tal comportamento parecesse irracional. No entanto, esse mesmo comportamento em circunstâncias especiais poderia ser considerado normal; Voltaire, falando sobre a Inglaterra, em 1798, deixa claro seu estranhamento (idem):

> Aqui a razão é totalmente livre: os hipocondríacos são particularmente bem-vindos. Nenhuma forma de viver parece estranha; podemos encontrar homens que andam seis milhas por dia para beneficiar a saúde, só comem raízes, nunca comem carne, vestem um casaco no inverno mais fino do que o usado por nossas damas no mais quente dos dias. A tudo isso se dá uma razão particular, mas nunca se atribui à loucura.

Um último exemplo é o estudo feito pela antropóloga e psiquiatra M.J. Field, que observou em Gana uma situação em que ninguém prestava atenção em um caminhão com letras garrafais anunciando "Inimigos me rodeiam" ou "Tema as pessoas". A autora concluiu que a universalidade da atitude paranoide normal exigia um cuidado considerável no diagnóstico de esquizofrenia paranoide.

Outra maneira de conceituar saúde foi apresentada pela Organização Mundial da Saúde (OMS), em 1948: "Saúde é um completo estado de bem-estar físico, mental e social e não apenas a ausência de doenças". Esse conceito tem o mérito de incluir as dimensões mental e social, mas do ponto de vista prático é pouco operacional. O que é um completo estado de bem-estar? Como avaliar esse estado?

Segundo Rojas,[28]

> é muito difícil definir o que é saúde e estabelecer os limites onde começa a enfermidade. Porque saúde e enfermidade são dois estados entre os quais o indivíduo flutua toda sua vida, duas condições estreitamente ligadas por conexões recíprocas.

Não é objetivo deste capítulo o aprofundamento dessa discussão. Vale lembrar aqui a questão posta por Canguilhem[4] logo no início de sua tese de doutorado *Ensaio sobre alguns problemas relativos ao normal e ao patológico*, escrita em 1943: "Seria o estado patológico apenas uma modificação quantitativa do estado normal?".

• A QUESTÃO DA CAUSALIDADE OU COMO EXPLICAR O ESTADO E O PROCESSO DE SAÚDE-DOENÇA DAS POPULAÇÕES HUMANAS?

As evidências de doenças em fósseis de milhões de anos demonstram que as enfermidades precederam o homem. Segundo Rojas,[28] tudo faz presumir que o homem primitivo enfrentou as doenças com a mesma atitude dos animais.

> O enfermo ou ferido se ocultava, se segregava, para escapar da agressão daqueles que podiam atacá-lo para arrebatar-lhe suas peles ou armas. Lambia suas feridas e uivava na solidão, até curar ou morrer. Ninguém se ocupava de sepultar os cadáveres.

Na caverna de Trois Frères, no sul da França, é possível encontrar pinturas que retratam um homem coberto com peles e máscara executando uma dança como os feiticeiros da África atual. Sua função era afugentar os maus espíritos, curar enfermidades e augurar uma boa caça. Rojas comenta que a associação dessas duas funções, reparação da saúde e provisão de alimentos, é bastante curiosa e revela a primeira interpretação da enfermidade: a introdução de maus espíritos no corpo, concepção que ainda hoje continua a ter importância em alguns estratos da população.

As primeiras interpretações sobre a questão da causalidade, na Antiguidade, podem ser separadas em duas vertentes: uma delas, presente entre assírios, caldeus, egípcios e hebreus, entre outros povos, considerava o corpo como um receptáculo de uma causa externa – natural ou sobrenatural; e a outra entendia a doença como consequência do desequilíbrio entre os elementos que compõem o corpo humano, provocado por alguma alteração no ambiente físico. Nessa segunda concepção, típica da medicina dos hindus e dos chineses, o homem desempenha papel ativo no processo e as causas são naturalizadas.

Canguilhem[4] chama a primeira vertente ontológica, localizante: "A doença entra e sai do homem como por uma porta". A segunda vertente, presente também entre os gregos, é considerada dinâmica e totalizante.

A medicina grega baseia-se na mesma concepção de equilíbrio. Barata[1] cita em seu artigo o seguinte trecho de Platão (428-348 a.C.), que mostra com clareza essa concepção:

> [...] a maneira pela qual elas [as doenças] se formam pode ser clara a qualquer um. O corpo é composto da mistura de quatro elementos: terra, fogo, água e ar. A abundância ou a falta desses elementos, fora do natural; a mudança de lugar, fazendo com que eles saiam de sua posição natural para outra que não lhes seja bem adaptada; ou o fato que um deles é forçado a receber a quantidade que não é própria para ele, mas conveniente para outra espécie; todos esses fatores e outros similares são as causas que produzem distúrbios e moléstias.

Hipócrates, posteriormente, estabeleceu a correspondência entre os humores, seus elementos, qualidades e órgãos-sede, por meio da observação da natureza e da prática clínica. Para ilustrar a importância que atribuía ao ambiente na causalidade das doenças, a autora apresenta o seguinte trecho desse filósofo, retirado de sua obra *Dos ares, das águas e dos lugares*:

> Quem quiser prosseguir no estudo da ciência da medicina deve proceder assim. Primeiro, deve considerar que efeitos cada estação do ano pode produzir, porque todas as estações não são iguais, mas diferem muito entre si mesmas e nas suas modificações. Tem que considerar em outro ponto os ventos quentes e os frios, em particular aqueles que são universais, mostrando bem aqueles peculiares a cada região. Deve também considerar as propriedades das águas, pois estas diferem em gosto e peso, de modo que a propriedade de uma difere muito de qualquer outra. Usando esta prova, deve examinar os problemas que surgem. Porque, se um médico conhece essas coisas bem, de preferência todas elas, de qualquer modo a maior parte, ele, ao chegar a uma cidade que não lhe é familiar, não ignorará as doenças locais ou a natureza daquelas que comumente dominam.

Essa maneira de ver a questão da causalidade foi hegemônica durante todo o período posterior, não tendo praticamente ocorrido avanços durante o período do feudalismo. Para Barata,[1] os princípios hipocráticos eram conservados na explicação teórica, enquanto a prática clínica era pouco utilizada, voltando a ter o caráter de uma prática religiosa.

Sournia e Ruffie,[30] discorrendo sobre epidemias de peste, descrevem os acontecimentos na Idade Média:

> Como o Apocalipse [...] mencionava a peste como um dos flagelos que deviam tombar a humanidade pecadora, viu-se nela a punição de Deus. Foi preciso inventar culpados. Grupos de flagelados percorriam as estradas, supliciando-se eles mesmos, anunciando aos seus auditores o seu próprio castigo e chamando a sua atenção para os criminosos que eles alimentavam com o seu sangue e o seu dinheiro, como os judeus, os feiticeiros, os ciganos [...].
>
> O antissemitismo, que já existia na Europa cristã, encontrou um novo pretexto para se exacerbar: foram massacradas famílias inteiras, sobretudo na Alemanha [...].
>
> Os judeus não foram os únicos a padecer com o pânico generalizado. Em numerosas regiões acusaram-se os leprosos de poluir os poços [...]. Descobriram-se também "untadores", culpados de untarem as portas de certas casas com produtos mortíferos ou considerados como tal: foram também queimados, juntamente com outros feiticeiros, pagãos etc.

Para Barata,[1] no final do período feudal, em consequência do número crescente de epidemias na Europa, é retomada a discussão da causalidade. A partir do Renascimento, a medicina volta a ser exercida pelos leigos e os experimentos científicos retornam. "Na tentativa de elaborar uma explicação para a disseminação das doenças, concebe-se a existência de partículas invisíveis, responsáveis pela produção das doenças e que atingem os homens de diferentes maneiras."

Segundo a autora, dessas elaborações surge a teoria dos miasmas, que se torna hegemônica até o aparecimento da bacteriologia, na segunda metade do século XIX. Entretanto, durante todo o período em que prevaleceu, a teoria dos miasmas não foi a única maneira de interpretar o processo saúde-doença.

No final do século XVIII, após a Revolução Francesa, aparece com força crescente, ligada aos movimentos revolucionários, a concepção da causalidade social das doenças, o germe da medicina social.[1] A participação de pensadores como Virchow e Neumann ilustra o fato de que o pensamento a respeito das concepções de saúde e doença é histórica e socialmente determinado, e que, portanto, reflete em todos os casos as condições e contradições presentes na sociedade.

• A MEDICINA COMO CIÊNCIA SOCIAL

Em carta dirigida a seu pai, Rosen[29] conta que, em 1848, Virchow, um médico engajado politicamente, explicava seu ponto de vista:

> Frequentemente me decepcionei com as pessoas, mas ainda não com a época. E por isso agora tenho a sorte de não ser mais um homem parcial e sim um homem completo, de minha crença médica fundir-se com minha crença política e social.

Virchow acabara de participar das barricadas dos Dias de Março, em Berlim, e em julho de 1848 editava em conjunto com R. Leubuscher um semanário em que defendia a Reforma Médica e uma nova estrutura política. Para Virchow, "a medicina é uma ciência social e a política nada mais é do que a medicina em grande escala".

Outros médicos alemães partilhavam das opiniões de Virchow e uniram-se a ele para conseguir as reformas médicas desejadas.[29] Neumann, em 1847, dizia que "a ciência médica é intrínseca e essencialmente uma ciência social e, enquanto isto não for reconhecido na prática, não poderemos usufruir de seus benefícios e temos que nos satisfazer com muito pouco".

Essa corrente, segundo Rosen, defendia princípios bem estabelecidos: a saúde do povo é um objeto de inequívoca responsabilidade social – para Neumann, "É dever da sociedade, isto é, do Estado, como condição fundamental para qualquer divertimento e atividade, proteger e, quando em perigo, salvar as vidas e a saúde dos cidadãos [...]" –, e as condições econômicas e sociais têm um efeito importante sobre a saúde e a doença, e tais relações deveriam ser submetidas à investigação científica. Neumann estava convencido de que se a pobreza, a fome e a miséria "não eram idênticas à morte, à doença e ao sofrimento crônico, eram, como seus inseparáveis companheiros – o preconceito, a ignorância e a estupidez –, fontes inesgotáveis de seu aparecimento".

O terceiro princípio era que deviam ser tomadas providências no sentido de promover a saúde e combater a doença, e que as medidas concernidas em tal ação deviam ser tanto sociais quanto médicas.

Como se vê, um pouco mais de estudo da História certamente evitaria inúmeras tentativas de reinvenção da roda nos dias atuais.

• A CADA DOENÇA UMA CAUSA

O Renascimento foi um período de grandes transformações econômicas, políticas, culturais e científicas. A humanidade, liberada das amarras obscurantistas do regime feudal e estimulada pelo desenvolvimento acelerado do capitalismo, viu florescer um período de estudo incessante da natureza. O todo era submetido à análise, ao desdobramento em suas partes com o objetivo de aprofundar o conhecimento.

O século XVIII foi dedicado ao estudo do corpo humano. Desenvolveram-se a anatomia e o conhecimento das alterações anatômicas decorrentes das doenças. Era preciso passar do conhecimento mais geral, porém superficial, para o conhecimento das partes como pré-requisito para compreender o funcionamento do todo. Em outras palavras, o conhecimento passava da fase da contemplação, da filosofia, para a fase da experimentação, da análise. Embora com raízes antigas, nesse período lançaram-se as bases do método científico hegemônico na atualidade, a base material para a superação da teoria dos miasmas, substituída com a evolução da bacteriologia, em meados do século XIX.

Com o desenvolvimento da bacteriologia, a teoria dos miasmas e a discussão da causalidade social das doenças foram enterradas e substituídas por uma causa externa, visível, identificável, chamada bactéria, parasita e, mais tarde, vírus. Dessa forma, foi inaugurado um período de predominância de uma concepção *unicausal*, ou seja, para cada doença, um agente etiológico que poderia ser combatido com produtos químicos ou vacinas.

Essa concepção aplicava-se bem ao estudo das doenças infecciosas, tendo mantido sua importância até os primeiros anos do século XX, período em que fundamentou projetos de grande escala dedicados à erradicação de doenças tropicais em territórios e países explorados por grandes companhias. Logo, porém, mostrou-se limitada para dar conta da discussão da causalidade e foi substituída por teorias mais abrangentes.

• TEORIAS MULTICAUSAIS

Cadeias e redes de causalidade

Brian MacMahon,[24] que representa uma corrente do pensamento epidemiológico com bastante influência no desenvolvimento contemporâneo da Epidemiologia, em conjunto com Ipsen e Pugh, todos da Escola de Saúde Pública da Universidade de Harvard, sistematizaram suas ideias sobre causalidade e as apresentaram no livro *Epidemiologic methods*, publicado nos EUA, em 1960.

Em seu capítulo 2, "Conceito epidemiológico de causa", MacMahon afirma que o conceito de inevitabilidade da relação causal está desacreditado, não havendo nenhuma razão para crer que uma associação demonstrada no passado possa se manter no futuro. Para fundamentar essa concepção cita Hume (1739):

> Não somos capazes, em nenhum caso, de descobrir algum poder ou conexão necessária, alguma qualidade que ligue o efeito à causa e faça que uma seja consequência infalível da outra. Só encontramos que, em realidade, um evento, de fato, segue o outro.

Bastante pragmático, MacMahon afirma que o "objetivo da epidemiologia é descobrir relações que permitam algum tipo de intervenção" para prevenir as doenças. Dessa forma, define a associação causal como aquela existente entre duas categorias de eventos, na qual se observa que uma mudança na frequência ou na qualidade de um é seguida da alteração do outro.

Partindo desses pressupostos, discute, então, o problema das relações entre eventos que podem ser associados ou independentes, isto é, sem nenhuma associação estatística encontrada entre eles. Embora a associação estatística seja uma condição necessária para que exista uma associação causal, a sua existência não significa obrigatoriamente causalidade. A minoria das associações é *causal*. A maioria é *secundária*. A causa, portanto, pode ser expressa só em termos estatísticos, e isso somente pode ser feito para categorias de eventos, e não para eventos isolados. Não tem sentido a aplicação da estatística para um caso, mas a informação sobre o grupo pode sugerir a associação causal em um caso individual. Para MacMahon,[24]

> afortunadamente, para pôr em execução medidas preventivas, não é necessário compreender os mecanismos causais em sua integridade. Ainda o conhecimento de um pequeno componente pode permitir algum grau de prevenção.

Essa é a fundamentação teórica que está por trás da maioria dos estudos epidemiológicos publicados, que visam a estabelecer, por meio de associações estatísticas, a associação entre eventos. No esquema a seguir, o evento C é dependente do B, que por sua vez depende do A, caracterizando uma "cadeia de causalidade". Essa relação pode ser comprovada estatisticamente, e esse conhecimento tem utilidade prática.

$$A \rightarrow B \rightarrow C$$

MacMahon[24] considera a cadeia de causalidade uma simplificação e que, na realidade, "deve considerar-se toda a genealogia mais propriamente como uma rede, que em sua complexidade e origem fica além de nossa compreensão". Destaca-se aqui, novamente, a posição pragmática do autor, que coloca explicitamente em segundo plano a investigação das origens, priorizando a descoberta de associações estatísticas que permitam uma intervenção. O papel da Epidemiologia, portanto, seria, por meio de estudos científicos, reconstruir na teoria a rede de causalidade encontrada no mundo real.

No exemplo mostrado na Figura 1, cada um dos fatores apontados está diretamente associado à tuberculose, podendo ser identificadas associações entre eles ou com outros fatores antecedentes, permitindo construir uma rede de associações bastante complexa. No exemplo, apenas algumas associações estão ilustradas. A identificação dessas associações permite compreender par-

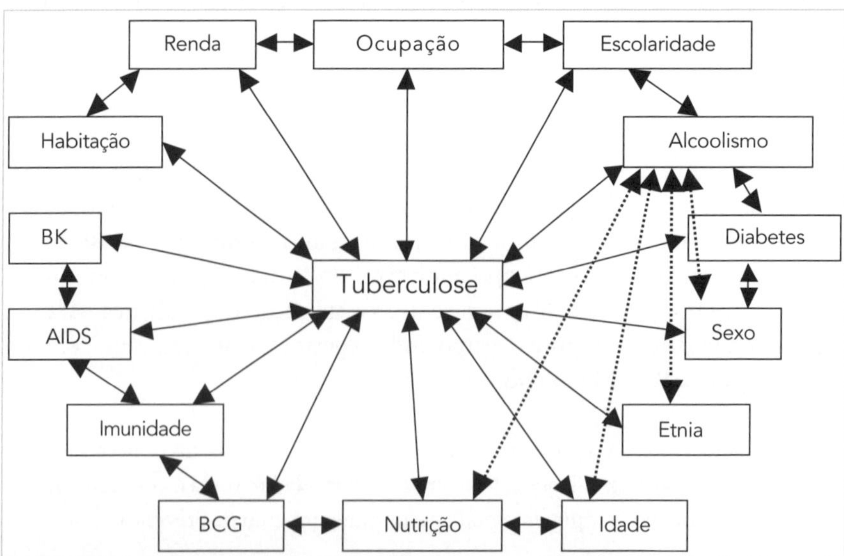

FIGURA 1 Exemplo de rede de causalidade para a tuberculose.

cialmente a questão da causalidade e priorizar relações que possam sofrer intervenção, com o objetivo de promover saúde, evitar doenças ou complicações e estabelecer planos de tratamento.

• HISTÓRIA NATURAL DA DOENÇA

O modelo apresentado por Leavell e Clark, em 1965, em seu livro *Preventive Medicine for the doctor in his community*,[23] traduzido para o português como *Medicina Preventiva*, teve ampla disseminação internacional e até hoje é utilizado como referência obrigatória em livros-texto, trabalhos científicos e organização de programas de saúde. Isso se deve ao fato de os autores terem sistematizado ideias que já eram discutidas em relação à causalidade e ao processo saúde-doença, de forma a oferecer uma proposta de intervenção no âmbito da medicina preventiva, associando-a a um conceito de história natural da doença.

Para esses autores, a história natural de qualquer processo mórbido no homem pode ser dividida em dois períodos: *pré-patogênico e patogênico.*

No primeiro, há a interação preliminar dos fatores potencialmente causadores da doença. Ainda não se iniciou a interação hospedeiro-estímulo e, portanto, a história natural ainda está em sua fase de gestação. A partir do momento em que os fatores causais entram em contato direto com o indivíduo (início do período patogênico), começam a aparecer as alterações fisiopatológicas que se manifestam posteriormente por meio de sinais e sintomas.

O período de patogênese pode então ser subdividido em *patogênese precoce*, antes que apareçam os primeiros sinais e sintomas, e períodos de *doença precoce, doença avançada* e *convalescença* (Figura 2).

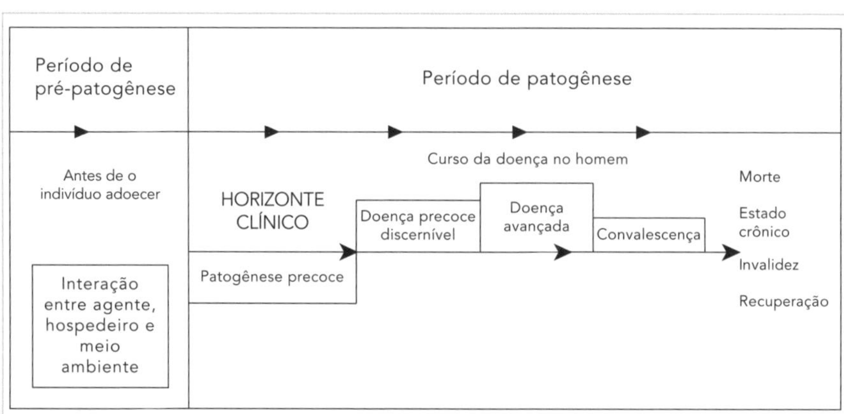

FIGURA 2 História natural dos processos mórbidos no homem.

A história natural das doenças, portanto, inicia-se com a interação de fatores causadores de doença, passa por todo o curso da doença no organismo humano e termina com a recuperação, estado crônico, invalidez ou morte.

Para Leavell e Clark, uma das tarefas primordiais da epidemiologia é estudar a história natural das doenças, de forma a permitir ações que interceptem seu curso natural.

• A TRÍADE ECOLÓGICA

Para esses autores, os fatores causais podem ser distribuídos em três conjuntos: os relacionados com o *agente*, com o *hospedeiro* e com o *meio ambiente*. O estado de saúde-doença depende da inter-relação e do equilíbrio entre esses conjuntos. A saúde, portanto, está ligada a um estado de homeostase, ao equilíbrio, e a doença é considerada o resultado do desequilíbrio entre esses fatores. Uma representação desse modelo pode ser vista na Figura 3.

Os fatores causais são distribuídos da seguinte maneira:

- Relacionados com os agentes: biológicos, nutricionais, químicos, físicos ou mecânicos, que com sua presença ou ausência podem desencadear ou perpetuar processos mórbidos.
- Relacionados com o hospedeiro: idade, sexo, raça, hábitos, estado civil, hereditariedade, fatores ocupacionais etc.
- Relacionados com o meio ambiente: ambiente físico (clima, tempo, estação do ano, geografia etc.), ambiente biológico ("o universo das coisas vivas que circundam o homem e tudo além do próprio homem") e ambiente social e econômico.

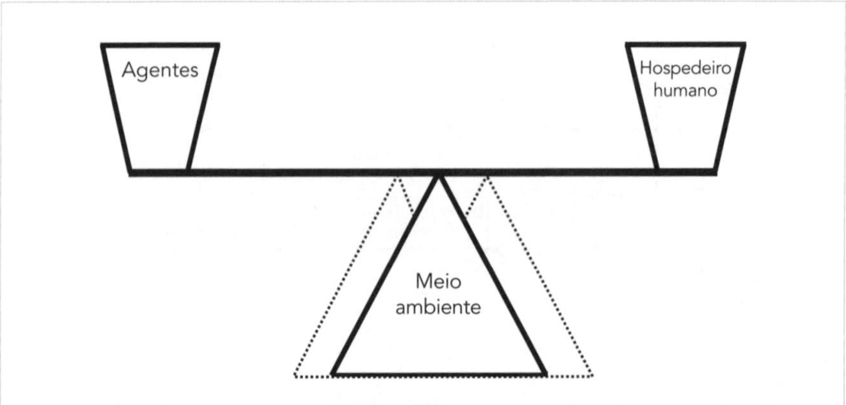

FIGURA 3 Representação da tríade ecológica segundo a concepção de Leavell e Clark.[23]

Segundo os autores, uma alteração em qualquer desses fatores tem interferência direta ou indireta no estado de saúde-doença dos indivíduos e das populações. O modelo pode ser considerado um avanço em relação às concepções anteriores e, mais precisamente, em relação às interpretações multicausais, uma vez que consegue agrupar os elementos relacionados com a causalidade e utiliza um conceito de processo histórico da enfermidade, ainda que o mantenha dentro de uma dimensão biológica-evolutiva.

• HISTÓRIA NATURAL DAS DOENÇAS E NÍVEIS DE PREVENÇÃO

Uma das aplicações mais conhecidas e utilizadas do modelo de multicausalidade de Leavell e Clark é sua proposta de *níveis de prevenção* vinculada às etapas da história natural das doenças.

Em qualquer das etapas é possível algum nível de prevenção. Quando feita no período pré-patogênico, a prevenção é chamada de *primária* e pode ser dividida em dois níveis de aplicação: *promoção da saúde* e *proteção específica.*

A promoção da saúde não se aplica a nenhuma doença em particular; constitui-se de medidas destinadas a melhorar a saúde das populações em geral, como as de educação para a saúde, alimentação, moradia, prática de esportes e atividades de lazer, participação em atividades associativas, exames de saúde periódicos etc.

Já a proteção específica, frequentemente chamada apenas de prevenção, trata de medidas aplicáveis a determinadas doenças ou grupo de doenças como a imunização, o uso de preservativos, a proteção contra riscos ocupacionais, a coleta de citologia para prevenção de câncer de colo de útero etc.

As prevenções *secundária* e *terciária* são propostas para o período patogênico. A secundária consiste em dois níveis: o *diagnóstico precoce com tratamento imediato* e as medidas de *limitação de incapacidade.* A prevenção terciária é constituída pelas atividades de *reabilitação* (Figura 4).

<table>
<tr><td colspan="2">Período pré-patogênico</td><td colspan="3">Período patogênico</td></tr>
<tr><td colspan="2">Interação entre agente, hospedeiro e meio ambiente</td><td colspan="3">Alterações precoces → Primeiros sinais e sintomas → Estágio avançado da doença → Convalescença</td></tr>
<tr><td>Promoção da saúde</td><td>Proteção específica</td><td>Diagnóstico e tratamento precoces</td><td>Limitação do dano</td><td>Reabilitação</td></tr>
<tr><td colspan="2">Prevenção primária</td><td colspan="2">Prevenção secundária</td><td>Prevenção terciária</td></tr>
<tr><td colspan="5">Níveis de Aplicação de medidas preventivas</td></tr>
</table>

FIGURA 4 História natural e níveis de prevenção.

Essa proposta permite uma visão integradora da assistência à saúde, de forma a chamar a atenção para a necessidade de atuar em todos esses cinco níveis e para o fato de que a atuação em cada nível previne os problemas do nível seguinte.

Essa visão é bastante interessante e útil, mas apresenta limitações que serão discutidas a seguir.

• RELATÓRIO LALONDE

Em fevereiro de 1971, o Departamento Nacional de Saúde e Bem-estar do Canadá criou, coordenada por Hubert Laframboise, uma seção chamada Long Range Health Planning Branch (LRHPB), algo como uma seção de planejamento para longo prazo, cuja produção mais importante foi o documento *Uma Nova Perspectiva sobre a Saúde dos Canadenses: um Documento de Trabalho*, posteriormente conhecido como Relatório Lalonde, Ministro de Saúde daquele país no momento de sua criação e difusão.[25] Apesar de inicialmente não ter tido boa receptividade pelos partidos políticos e pela imprensa, até 1977 já haviam sido distribuídas 140 mil cópias para profissionais de saúde, instituições e livrarias. Em 1984, Terris[25] afirmava que o Relatório Lalonde tinha se tornado um documento de alcance mundial e que era uma das maiores realizações do movimento de saúde pública moderno.

Uma questão central do Relatório é a concepção de *Campo da Saúde*. Segundo o documento, a visão tradicional de Campo da Saúde é que a medicina tem sido a fonte da qual florescem todas as melhorias da saúde e, na maioria das mentes, o campo da saúde e o sistema de atenção à saúde são sinônimos. Por essa razão, a atenção à saúde do indivíduo tem recebido a maior parte dos recursos que são dirigidos para melhorar sua qualidade e acessibilidade.

O conceito de Campo da Saúde do Relatório foi desenvolvido em 1973 pela equipe do LRHPB e constitui um arcabouço que pode ser dividido em quatro amplos elementos: *Biologia Humana, Ambiente, Estilo de Vida e Organização da Atenção à Saúde.* Toda a discussão da causalidade pode ser resolvida dentro desse marco conceitual, identificando-se os fatores e classificando-os conforme esses conjuntos. A causa de determinado problema de saúde é entendida como uma combinação em proporções diferentes desses quatro grandes componentes. O Relatório, em seu capítulo 4, usa as causas subjacentes das mortes por acidentes de trânsito como exemplo prático. Para os autores, a biologia humana praticamente não tem influência nessa área, cabendo a responsabilidade ao estilo de vida, ao ambiente e à organização da atenção à saúde, com 75, 20 e 5%, respectivamente.

O Relatório Lalonde teve grande influência na reorganização do sistema de saúde canadense e no surgimento dos movimentos de promoção de saúde, tais como cidades saudáveis, e é utilizado no Brasil como referência conceitual para o Programa de Saúde da Família.

• CRÍTICA AO POSITIVISMO E ETIOLOGIA SOCIAL DO PROCESSO SAÚDE-DOENÇA

Muito já se disse sobre as relações entre saúde e sociedade, e praticamente nenhuma corrente da Epidemiologia nega essa relação. Variam, entretanto, a concepção, a forma como se compreende essa articulação e o método utilizado para estudá-la, descrevê-la e explicá-la.

A partir do final dos anos de 1960, especialmente em países da América Latina, aparecem interpretações do processo saúde-doença influenciadas pelo pensamento de correntes identificadas com os movimentos sociais que se intensificavam nessa época. Com base na crítica às correntes tradicionais, consideradas positivistas, esses autores iniciam o processo de constituição da epidemiologia social.

Crítica ao Positivismo

Em seu *Curso de Filosofia Positiva* (1830), Comte,[7] logo na primeira lição, afirma que todo nosso conhecimento passa sucessivamente por três fases distintas: o estado teológico ou fictício, o estado metafísico ou abstrato e o estado científico ou positivo. Para Comte,

> no estado positivo, o espírito humano, reconhecendo a impossibilidade de obter noções absolutas, renuncia a procurar a origem e o destino do universo, a conhecer as causas íntimas dos fenômenos, para preocupar-se unicamente em descobrir, graças ao uso bem combinado do raciocínio e da observação, suas leis efetivas, a saber, suas relações invariáveis de sucessão e de similitude. A explicação dos fatos, reduzida então a seus termos reais, se resume de agora em diante na ligação estabelecida entre os diversos fenômenos particulares e alguns fatos reais, cujo número o progresso da ciência tende cada vez mais a diminuir.

Mais adiante afirma que

> o caráter fundamental da filosofia positiva é tomar todos os fenômenos como sujeitos a *leis* naturais invariáveis, cuja descoberta precisa e cuja redução ao menor número possível constituem o objetivo de todos os nossos esforços, considerando como absolutamente inacessível e vazia de sentido para nós a investigação das chamadas *causas*, sejam primeiras, sejam finais.

Em seus *Opúsculos sobre a Filosofia Social*[8] afirma que

> a Física Social, isto é, o estudo do desenvolvimento coletivo da espécie humana, é, sem dúvida, um ramo da Fisiologia, isto é, o estudo do homem, concebido em toda sua extensão. Em outros termos, a história da civilização nada mais é do que a continuação e o complemento indispensável da história natural do homem.

Essas concepções são identificadas por um conjunto de autores como Laurell, Breilh, Troncoso e Garcia, entre outros, na maioria das publicações contemporâneas de estudos epidemiológicos considerados com um enfoque positivista. Para esses autores, essa concepção lhes imprime um conteúdo reducionista, transformando a rica totalidade do social – com suas múltiplas determinações – em uma relação exterior entre variáveis com maior ou menor associação estatística.

Breilh critica o esquema proposto por Leavell e Clark porque reduz o homem à sua dimensão biológica e passa sua condição de produtor para a categoria dos fatores ambientais, em conjunto com todos os produtos de que necessita para viver. Para Breilh, esses autores convertem a dimensão econômica e social em uma variável de conteúdo natural, como o são sexo, idade, raça etc., e o modelo incorre no erro de naturalizar o social, analisando a sociedade com as mesmas leis do mundo natural. A saúde é vista como o resultado do equilíbrio, sendo a doença uma manifestação do desequilíbrio.

Já em relação à rede de causalidade de MacMahon, Breilh diz que o autor reduz as causas a fatores direta ou indiretamente associados ao evento que se quer estudar. As condições sociais são colocadas em um ponto, ou nó da rede, mais periférico em relação às variáveis que desempenham papel direto na gênese dos problemas. Com esse artifício, a classe social fica relegada ao papel de variável indiretamente associada.

A crítica à concepção positivista de mundo e à sua influência na pesquisa científica tem por objetivo encontrar um referencial teórico e uma metodologia mais abrangente, que permitam explicar o processo saúde-doença em um plano mais geral e ajudem a compreender de que forma a vida em sociedade interfere na saúde e na doença das populações.

O desenvolvimento da Epidemiologia social responde a essa preocupação e foi baseado na utilização do materialismo histórico, considerado por essa corrente o instrumento mais adequado para atingir seu objetivo.

Como essa corrente faz a análise do fenômeno saúde-doença do ponto de vista do materialismo histórico?

• O HOMEM COMO SER BIOLÓGICO E SOCIAL

O ponto de partida é a compreensão de que *saúde e doença são fenômenos ao mesmo tempo biológicos e sociais*. A análise, portanto, deve dar conta dessas duas dimensões, explorando cada uma, e transitar pela interface que estabeleça essa ligação entre elas.

A abstração inicial para essa discussão é a relação homem-natureza. Segundo Marx,[27] o homem é um ser material que vive da natureza, com a qual deve manter um processo constante para não morrer. A relação homem-natureza tem uma unidade dialética em que ambos se transformam e se condicionam reciprocamente, a natureza tornando-se humanizada, e o homem superando "seu estatuto natural em favor de um ser humano", mas a relação homem-natureza não é "imediatamente adequada à realização do primeiro, daí que necessite transformá-la e adequá-la à sua medida".

Essa relação não se dá pelo homem isolado, mas em contato com outros homens por meio de relações sociais concretas e mediadas pelo trabalho. Dessa forma, o homem define-se como *um ser ao mesmo tempo biológico e social*.

Para Olivares,

> é nesta luta com a natureza que o homem consome, em um grau determinado por suas relações sociais concretas, seu ser enquanto materialidade orgânica e suas capacidades psíquicas. Ao mesmo tempo, a natureza, na medida socialmente determinada de sua inadequação ao homem, o degrada (adoece) ao atuar sobre ele interna e externamente, ao mesmo tempo em que é condição e substrato de sua existência física.

A partir do advento do capitalismo, o homem é separado da terra "como seu laboratório natural", e esse rompimento da unidade imediata homem-natureza impedirá, a partir de então, os produtores de *organizar por si mesmos* sua troca metabólica com a natureza.[27] Essa separação é acompanhada da dissolução das relações nas quais o trabalhador aparece como proprietário dos meios de produção.

Olivares considera que as relações de produção capitalistas separam o operário de seus meios de subsistência-natureza e *subordinam a capacidade de trabalho e a consciência do trabalhador às finalidades da acumulação do capital*, acabando por apresentar um caráter altamente patogênico. Na *produção*, o produtor transforma a natureza em produtos destinados a satisfazer necessidades humanas. Trabalhando gasta energia, coloca em ação sua capacidade física e psicológica e, portanto, sofre um desgaste, motivo pelo qual a produção é considerada responsável pelo consumo do corpo e da mente dos trabalhadores. A produção de objetos é então o consumo de sujeitos, "o que Marx chama de *consumo subjetivo*, em que o próprio produtor se consome e se gasta, para produzir a riqueza".[27] Ao mesmo tempo em que se desgasta, é por meio do trabalho que o homem desenvolve sua capacidade física e intelectual e, consequentemente, seu domínio sobre a natureza. *A atividade produtiva é então ao mesmo tempo consumo e produção do homem.*

Por outro lado, o *consumo de objetos é, por sua vez, a produção de sujeitos*, uma vez que no consumo os homens se apropriam da natureza transformada para reproduzir-se como sujeitos biológicos e também sociais. A esse processo "Marx chama de *produção subjetiva*, já que [...] na nutrição, por exemplo, que é uma forma de consumo, o homem produz seu próprio corpo".[27]

Para Olivares, a relação entre a produção e o consumo está mediada pela distribuição e pela troca. No capitalismo a sociedade é dividida em classes sociais com interesses diversos, o que implica uma distribuição desigual dos produtos.

Dessa forma,

> a distribuição dos homens em diferentes classes sociais gera uma distribuição diferente e desigual das condições de sua reprodução biológica e social, isto é, uma distribuição desigual [...] da saúde-enfermidade para cada classe social em um momento histórico concreto.

O estado e o processo de saúde-enfermidade estão determinados pela maneira como o homem entra em contato com a natureza, mediado pelas relações de produção e subordinado ao grau de desenvolvimento das forças produtivas.

Uma outra categoria importante é o *modo de vida*, formado, segundo Olivares, pelas condições e pela maneira como se desenvolve a vida do trabalhador fora da esfera produtiva.

Para Jiménez,[13] o modo de vida é como se reproduzem as classes, cujas condições estão determinadas pela forma e quantidade com que se apropriam da riqueza social e pelo lugar que ocupam na organização social do trabalho. Segundo esse autor, para estudar o processo saúde-enfermidade é necessário integrar três aspectos diferentes: as *relações homem-natureza*, caracterizadas pelo modo de produção específico, a *esfera do trabalho* e a *reprodução dos grupos sociais*, ou seja, o *modo de vida*, pois utilizando esse marco teórico é possível superar a visão anárquica do campo causal da enfermidade, penetrar na essência do processo saúde-enfermidade e desvendar "seus mistérios".

Breilh[2,3] afirma que o processo saúde-doença deve ser visto como a

> síntese de um conjunto de determinações que atuam em uma sociedade concreta e que produzem nos diferentes grupos a aparição de riscos ou potencialidades

características que, por sua vez, manifestam-se na forma de perfis ou padrões de enfermidade ou saúde [...] cada grupo social leva inscrito, em sua condição de vida e em seu correspondente perfil de saúde-doença, uma complexa trama de processos e formas de determinação que a investigação epidemiológica deve separar e ordenar mediante a análise.

Com essa concepção,

a saúde-enfermidade, o saber e a prática médica são partes dinâmicas da formação econômico-social e encontram sua explicação dentro dela. Isto é, são fatos históricos e sociais que não podem ser desligados do processo histórico geral, ainda que guardem certa autonomia relativa frente a ele.

Em um nível mais geral, as causas determinantes da saúde-doença coletiva são, para Laurell,[18] "as maneiras como o homem entra em contato com a natureza", apontando a necessidade de estudar o grau de desenvolvimento das forças produtivas, as relações de produção e de troca e o componente ideológico da saúde-enfermidade que "não atuam diretamente, mas sim através de elos de caráter sociobiológicos ou biológicos, como por exemplo, a nutrição, os microrganismos, os agentes traumáticos ou as características do hospedeiro".

Breilh propõe que se deve recorrer ao estudo sistemático dos *processos estruturais da sociedade* que permitem explicar a aparição de condições particulares de vida, dos *perfis de reprodução social* (produção e consumo) das diferentes classes e frações de classe com as correspondentes potencialidades e privações e desgastes, e dos *padrões típicos de saúde-doença* que aparecem como resultado da contradição entre potencialidades e forças destrutivas da reprodução social.

Segundo esse autor, existe

uma *dimensão geral*, formada pelos processos de desenvolvimento da capacidade produtiva e de relações sociais, com suas manifestações político-ideológicas, que operam no contexto onde apareceu um certo problema epidemiológico. O estudo deste tipo de processo explica ao epidemiologista quais são as tendências sociais mais importantes e as formas principais de organização coletiva.

Existe ainda

uma *dimensão particular*, formada pelos processos chamados de reprodução social, isto é, por aqueles que se estabelecem em relação à maneira especial de produzir e consumir que realizam os grupos socioeconômicos e suas ações. A investigação destes processos serve ao epidemiologista como elemento interpretativo do enlace entre os fatos e mudanças estruturais e suas consequências individuais de saúde-enfermidade, constituindo um nível intermediário de estudo.

Finalmente, existe "a *dimensão individual*, formada pelos processos que em última instância levam a adoecer ou morrer, ou que, pelo contrário, sustentam a normalidade e o desenvolvimento somático e psíquico".

Para Breilh,

> cada vez que se intensifica o desfrute adequado e suficiente de bens ou valores da classe, seja em condições objetivas de sua existência (classe social "em si") como nas expressões subjetivas de consciência e organização (classe social "para si"), desenvolve-se o polo saúde e a sobrevivência do perfil de saúde-enfermidade da classe; contrariamente, cada vez que se intensificam as forças destrutivas, desgastes, privações e deteriorações que experimenta a classe, seja em suas condições objetivas, assim como em suas expressões de consciência e organização de classe, desenvolve-se o polo enfermidade e a mortalidade do perfil de saúde-enfermidade desse grupo social.

As ideias dessa corrente são bastante interessantes porque recolocam a questão do social, procurando estabelecer uma hierarquia no complexo campo da causalidade. Têm recebido críticas, no entanto, relacionadas às dificuldades de operacionalização desses conceitos e à excessiva ideologização da análise.

• A COMISSÃO SOBRE DETERMINANTES SOCIAIS DA SAÚDE

Em março de 2005 a Organização Mundial da Saúde criou a Comissão sobre Determinantes Sociais da Saúde com o objetivo de

> promover, em âmbito internacional, uma tomada de consciência sobre a importância dos determinantes sociais na situação de saúde de indivíduos e populações e sobre a necessidade do combate às iniquidades em saúde por eles geradas.[5]

Para a Comissão, "reforçar a igualdade na saúde – globalmente e dentro dos países – significa ir além da atual concentração nas causas imediatas da doença" e concentrar-se "nas 'causas das causas' – as estruturas globais e nacionais fundamentais da hierarquia social e das condições determinadas socialmente em que as pessoas crescem, vivem, trabalham e envelhecem".[5]

De acordo com o relatório final dessa comissão,

> A saúde deficiente dos pobres, a gradação social na saúde dentro dos países e as desigualdades profundas entre países são provocadas pela distribuição desigual de poder, rendimentos, bens e serviços, nas escalas nacionais e global, a consequente injustiça nas circunstâncias visíveis e imediatas da população – o seu acesso a cuidados de saúde, escolas e educação, as suas condições laborais e recreativas, os seus lares, comunidades, vilas e cidades – e as suas hipóteses de usufruir de uma vida próspera. Esta distribuição desigual de experiências potencialmente perigosas para a saúde não constitui, de modo algum, um fenômeno "natural", sendo antes o resultado de uma combinação tóxica de políticas sociais e programas débeis, estruturas econômicas injustas e política de baixa qualidade. Em conjunto, os determinantes estruturais e as condições de vida quotidianas constituem os determinantes sociais da saúde e são responsáveis pela maior parte das desigualdades na saúde dentro e entre países.

Corrigir essas desigualdades é então considerado um imperativo ético.

Para desenvolver sua análise e chegar à formulação de recomendações, a Comissão examinou diferentes modelos explicativos do processo saúde-doença e se baseou no enquadramento conceitual representado na Figura 5.

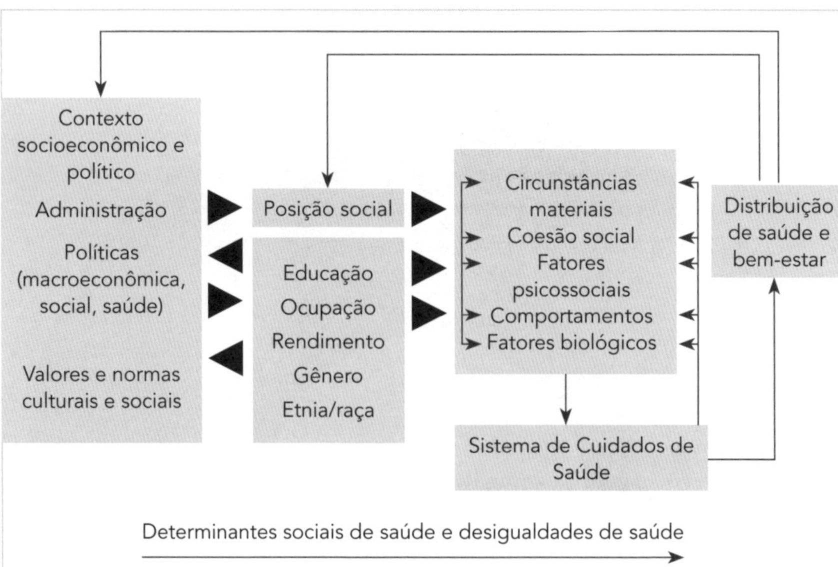

FIGURA 5 Enquadramento conceitual da Comissão para os Determinantes Sociais da Saúde. Fonte: adaptada de Solar e Inwin, 2007.

Com base nesse modelo, o relatório propõe que as ações sejam direcionadas à modificação das circunstâncias da vida cotidiana e dos impulsionadores estruturais, e se baseiem nos seguintes princípios:

- Melhorar as condições da vida cotidianas – as circunstâncias em que as pessoas nascem, crescem, vivem, trabalham e envelhecem.
- Abordar a distribuição desigual de energia, dinheiro e recursos – os impulsionadores estruturais destas condições da vida cotidiana – em âmbito global, nacional e local.
- Determinar o problema, avaliar a ação, expandir a base de conhecimentos, desenvolver uma força de trabalho formada nos determinantes sociais da saúde e informar o público sobre o tema.

As Causas Sociais das Iniquidades em Saúde no Brasil. Comissão Nacional sobre Determinantes Sociais da Saúde

Em março de 2006 foi criada no Brasil a Comissão Nacional sobre Determinantes Sociais de Saúde (CNDSS), que assumiu desde o início três compromissos básicos: com a Equidade, com a Evidência e com a Ação.[6]

Com o propósito de fundamentar seus trabalhos, a CNDSS examinou vários modelos de referência e optou pela utilização do modelo de Dahlgren e Whitehead (Figura 6).

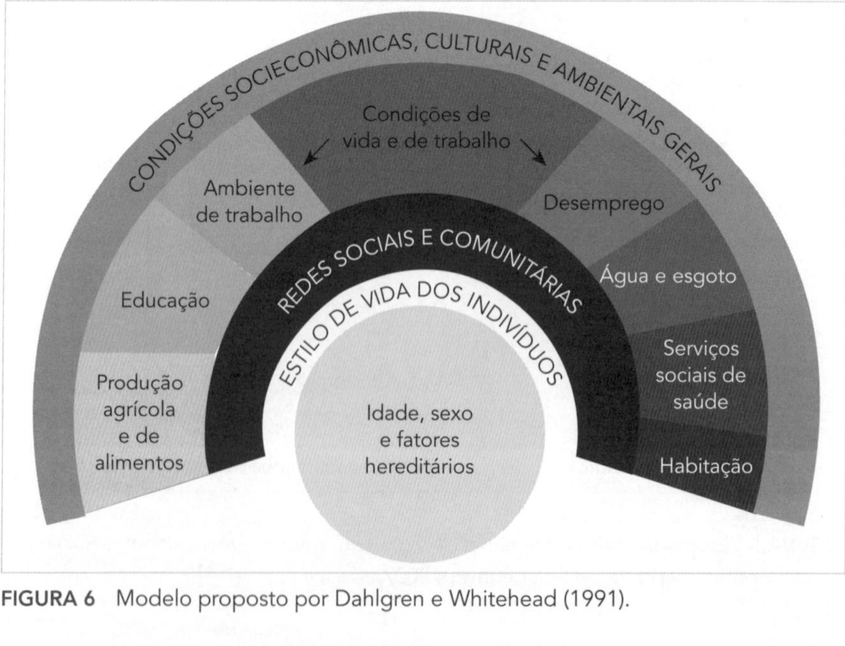

FIGURA 6 Modelo proposto por Dahlgren e Whitehead (1991).

O modelo de Dahlgren e Whitehead "inclui os DSS dispostos em diferentes camadas, segundo seu nível de abrangência, desde uma camada mais próxima aos determinantes individuais até uma camada distal onde se situam os macrodeterminantes".[6]

Segundo descrição em seu documento final,

> Os indivíduos estão na base do modelo, com suas características individuais de idade, sexo e fatores genéticos que, evidentemente, exercem influência sobre seu potencial e suas condições de saúde.
> Na camada imediatamente externa, aparecem o comportamento e os estilos de vida individuais. Esta camada está situada no limiar entre os fatores individuais e os DSS, já que os comportamentos dependem não apenas de opções feitas pelo livre arbítrio das pessoas, mas também de DSS, como acesso a informações, propaganda, pressão de pares, possibilidades de acesso a alimentos saudáveis e espaços de lazer, entre outros.
> A camada seguinte destaca a influência das redes comunitárias e de apoio, cuja maior ou menor riqueza expressa o nível de coesão social que é de fundamental importância para a saúde da sociedade como um todo. No próximo nível, estão representados os fatores relacionados a condições de vida e de trabalho, disponibilidade de alimentos e acesso a ambientes e serviços essenciais, como saúde e educação, indicando que as pessoas em desvantagem social apresentam diferenciais de exposição e de vulnerabilidade aos riscos à saúde, como consequência de condições habitacionais inadequadas, exposição a condições mais perigosas ou estressantes de trabalho e acesso menor aos serviços.
> Finalmente, no último nível, estão situados os macrodeterminantes que possuem grande influência sobre as demais camadas e estão relacionados às condições econômicas, culturais e ambientais da sociedade, incluindo também determinantes supranacionais como o processo de globalização.[6]

Com base nessa referência, a Comissão faz um conjunto de recomendações baseado nos princípios e estratégias da Promoção da Saúde estabelecidos em conferências internacionais no período de 1986 a 1997, entre as quais se destaca a de Ottawa, que reconhece a paz, educação, moradia, alimentação, renda, ecossistema saudável, justiça social e equidade como requisitos fundamentais para a saúde dos povos e reconhece como condições-chave para promover a saúde, a criação de ambientes favoráveis, o fortalecimento de ações comunitárias, o desenvolvimento de habilidades pessoais e a reorientação dos serviços de saúde.

As intervenções devem, portanto, incidir sobre determinantes proximais, intermediários e distais, exemplificados pela CNDSS:[6]

- Políticas macroeconômicas e de mercado de trabalho, de proteção ambiental e de promoção de uma cultura de paz e solidariedade que visem a promover um desenvolvimento sustentável, reduzindo as desigualdades sociais e econômicas, as violências, a degradação ambiental e seus efeitos sobre a sociedade.
- Políticas que assegurem a melhoria das condições de vida da população, garantindo a todos o acesso a água limpa, esgoto, habitação adequada, ambientes de trabalho saudáveis, serviços de saúde e de educação de qualidade, superando abordagens setoriais fragmentadas e promovendo uma ação planejada e integrada dos diversos níveis da administração pública.
- Políticas que favoreçam ações de promoção da saúde, buscando estreitar relações de solidariedade e confiança, construir redes de apoio e fortalecer a organização e participação das pessoas e das comunidades em ações coletivas para melhoria de suas condições de saúde e bem-estar, especialmente dos grupos sociais vulneráveis.
- Políticas que favoreçam mudanças de comportamento para a redução de riscos e aumento da qualidade de vida, mediante programas educativos, comunicação social, acesso facilitado a alimentos saudáveis, criação de espaços públicos para a prática de esportes e exercícios físicos, bem como proibição à propaganda do tabaco e do álcool em todas as suas formas.

Para garantir a viabilidade dessa intervenção, a CNDSS propõe que será preciso atuar com ações intersetoriais relacionadas à promoção da saúde e ao fortalecimento de redes de municípios saudáveis, baseadas em evidências científicas viabilizadas e garantidas pela participação social.

• A DISCUSSÃO ESTÁ ENCERRADA? CRÍTICA À PROPOSTA DOS DETERMINANTES SOCIAIS DA SAÚDE

Morales-Borrero et al.[26] defendem uma posição divergente. Para esses autores, o enfoque da CDSS

> parte de uma postura de justiça liberal redistributiva baseada na ideia de que o indivíduo desenvolve capacidades ou funcionamentos valiosos ao decidir em liberdade sobre sua saúde e sua enfermidade. A política ou a ação em saúde o que faz é favorecer a recuperação de tal liberdade do indivíduo.

De acordo com sua concepção, os autores defendem que a inequidade social é resultado das desigualdades sociais nas relações de poder e dominação que alienam o sujeito de suas possibilidades de realização vital, uma vez que estão submetidos a uma matriz de tripla inequidade, de gênero, etnia e de classe.

Para esses autores essa matriz é articulada às formas de produção capitalista e por isso é preciso identificar as inequidades nas relações de produção e reprodução social e no exercício do poder nos âmbitos local, regional e global. Com essa argumentação, defendem então que "a participação política dos sujeitos nas relações de poder é essencial para identificar os processos de transformação social e para construir efetivos processos de emancipação".

• A QUESTÃO DOS MODELOS

Um dos objetivos mais importantes deste capítulo foi o de sinalizar que talvez esta discussão não tenha fim. Pelo contrário, a cada nova formulação, uma nova contestação ganha vida. As ideias, as teorias que hoje podem parecer conclusivas, são substituídas por outras, aparentemente mais bem articuladas. O novo brota a cada instante e o velho, em sua negação, é ressignificado. Uma postura valiosa é manter-se aberto a novas descobertas, a novas interpretações. O pensamento científico é avesso aos dogmas. A História da Epidemiologia é a história dessas transformações.

Este capítulo procurou apresentar algumas das explicações mais representativas sobre o processo saúde-enfermidade, de modo a oferecer ao aluno de graduação elementos para compreender o movimento do pensamento no campo da Epidemiologia.

Importante é compreender que para cada momento histórico é possível identificar uma maneira principal de interpretar o estado e o processo de saúde-doença, mas que essa maneira nunca está sozinha. Ao contrário, sempre é possível encontrar opiniões diferentes, quer entre setores considerados científicos, quer entre membros da população. Como exemplo, podemos encontrar nos dias de hoje pessoas que ainda explicam a doença com a incorporação de espíritos, como pagamento de pecados, pelo desequilíbrio da energia vital.

Apesar dessa coexistência e da persistência de interpretações mais primitivas, é possível afirmar que ao longo dos séculos o pensamento humano a respeito da causalidade da saúde e da doença caminhou de explicações mágicas e superficiais para a elaboração de propostas cada vez mais aprofundadas e abrangentes.

Outro ponto a ser considerado é que as ideias são um reflexo da organização da sociedade e do grau de desenvolvimento do conhecimento científico em cada período. Não surgem, portanto, do nada e têm sua razão de ser, justificando e orientando a prática de saúde. Em nome desse conhecimento, muitas ações corretas e errôneas de saúde pública aconteceram. Controlaram-se epidemias, mas judeus e leprosos foram queimados. Foram descobertas inúmeras associações entre eventos e revelados fatores de risco e de proteção, que muitas vezes ajudaram a desviar a atenção de problemas estruturais da sociedade.

Há discussões apaixonadas sobre o melhor modelo e talvez se esteja longe um consenso. O fundamental, no entanto, é sempre considerar saúde-doença como um processo ao mesmo tempo natural e social. A escolha das categorias de análise, a utilização de uma abordagem baseada no materialismo histórico, ou no modelo ecológico baseado na tríade de Leavell e Clark, ou ainda no modelo proposto pelo Relatório Lalonde, dependerão, e muito, dos objetivos da análise. Se é correta a preocupação com os riscos de "biologizar" o social, não se pode, por outro lado, cair em um reducionismo oposto, o de transformar qualquer problema de saúde em uma questão de ordem social, o que acabaria levando a uma imobilização do ponto de vista das ações de saúde.

Embora seja fundamental ter como referência concepções e metodologias abrangentes, a análise de uma questão mais específica, ou a seleção da metodologia adequada para estudá-la, não pode prescindir nunca de uma grande dose de bom-senso da parte do investigador.

• REFERÊNCIAS BIBLIOGRÁFICAS

1. Barata RCB. A historicidade do conceito de causa. In: Textos de apoio: epidemiologia 1. Rio de Janeiro: PEC/Ensp/Abrasco; 1985.
2. Breilh J. Epidemiologia: economia, política e saúde. São Paulo: Universidade Estadual Paulista/ Hucitec; 1991.
3. Breilh J, Granda E. Saúde na sociedade: guia pedagógico sobre um novo enfoque do método epidemiológico. São Paulo: Instituto de Saúde/Abrasco; 1986.
4. Canguilhem G. O normal e o patológico. Rio de Janeiro: Forense Universitária; 1982.
5. CDSS. Redução das desigualdades no período de uma geração. Igualdade na saúde através da acção sobre os seus determinantes sociais. Relatório Final da Comissão para os Determinantes Sociais da Saúde. Portugal: Organização Mundial da Saúde; 2010.
6. CDNSS. As causas sociais das iniquidades em saúde no Brasil. Relatório Final da Comissão Nacional sobre Determinantes Sociais da Saúde (CNDSS). Brasil: Ministério da Saúde; 2008.
7. Comte A. Curso de filosofia positiva. In: Comte A. Os Pensadores. São Paulo: Abril Cultural; 1983.
8. Comte A. Opúsculos sobre a filosofia social. Textos selecionados. In: Moraes Filho E (org.). Sociologia. São Paulo: Ática; 1978.
9. Crevenna PB. Algunas consideraciones sobre la evolución del concepto de epidemiología. México: Universidad Autónoma Metropolitana; s/d.
10. Ferreira ABH. Novo dicionário da língua portuguesa. Rio de Janeiro: Nova Fronteira; 1986.
11. Garcia JC. La categoría trabajo en la medicina. In: Cuad Med Soc. 1983;23:5-17.
12. Garcia JC. Medicina e sociedade: as correntes do pensamento no campo da saúde. In: Nunes ED (org.). Medicina social: aspectos históricos e teóricos. São Paulo: Global; 1983.
13. Jiménez AT. Formación económico social y enfermedad. In: Jiménez AT (coord.). Enfermedad y clase obrera (marco teórico). México: Instituto Politécnico Nacional; 1982.
14. Lalonde M. A new perspective on the health of Canadians: a working document. Ottawa; 1974.

15. Laurell AC. A saúde-doença como processo social. In: Nunes ED (org.). Medicina social: aspectos históricos e teóricos. São Paulo: Global; 1983.
16. Laurell AC. Medicina y capitalismo en México. Cuad Polit. 1975;5:80-91.
17. Laurell AC. La salud-enfermedad como proceso social. México: Universidad Autónoma Metropolitana; 1981.
18. Laurell AC. Investigación en sociología médica (1ª parte). Salud Probl. 1978;1:5-9.
19. Laurell AC. Investigación en sociología médica (2ª parte). Salud Probl. 1978;2(s/p).
20. Laurell AC. Investigación en sociología médica (3ª parte). Salud Probl. 1978;3:27-30.
21. Laurell AC. Investigación en sociología médica (4ª parte). Salud Probl. 1978;4:22-6.
22. Laurell AC, Márquez M. El desgaste obrero en México: proceso de producción y salud. México: Ediciones Era; 1983.
23. Leavell HR, Clark EG. Medicina preventiva. São Paulo: McGraw-Hill do Brasil; 1976.
24. MacMahon B, Ipsen J, Pugh TF. Epidemiologic methods. Boston: Little, Brown and Company; 1960.
25. McKay L. Making the Lalonde report: towards a new perspective on health project. Health Network, CPRN; 2000.
26. Morales-Borrero C, Borde E, Eslava-Castañeda JC, Concha Sánchez SC. ¿Determinación social o determinantes sociales? Diferencias conceptuales e implicaciones praxiológicas. Rev Salud Pública. 2013;15(6):797-808.
27. Olivares MO. Capitalismo y enfermedad obrera. In: Enfermedad y clase obrera (marco teórico). México: Instituto Politécnico Nacional; 1982.
28. Rojas RA. Epidemiologia: epidemiologia básica. Tomo I. Buenos Aires: Intermédica Editorial; 1974.
29. Rosen G. Da polícia médica à medicina social. Rio de Janeiro: Edições Graal; 1979.
30. Sournia JC, Ruffie J. As epidemias na história do homem. Lisboa: Edições 70; 1986. p. 90-1.
31. Timio M. Clases sociales y enfermedad (Introducción a una epide- miología diferencial). México: Editorial Nueva Imagen; 1979.
32. Troncoso M del C. Tendencias de la investigación en la mortalidad infantil (mimeografado). Rosário, Argentina; 1983.

2 Epidemiologia: conceitos e usos

Antonio Ruffino-Netto
Afonso Dinis Costa Passos

• INTRODUÇÃO

O homem, cumprindo seu duplo papel histórico, de um lado, como unidade social, absorve o que a sociedade lhe oferece; de outro, como indivíduo capaz de criar, atua na transformação da própria sociedade.

A observação dos fatos percebidos como anormais leva o homem a catalogar os problemas, hierarquizando-os segundo a relevância que seu grupo social dá a eles. Partindo da percepção daquilo que supõe relevante e por seu poder criativo, inicia a análise, observando, codificando, comparando, experimentando, formulando hipóteses e conjecturas, e tentando perceber regularidades nos fenômenos e estabelecer leis e teorias.

Dessa maneira, problemas interpretados como relevantes frequentemente suscitam pesquisas que levam a descobertas, criando um novo saber, que irá modificar os contornos das crenças, das opiniões e dos conhecimentos no meio social em que o indivíduo vive, gerando novos fatos que poderiam ser catalogados como problemáticos.

Quando localizados ou percebidos nas relações entre o homem e a natureza, esses problemas às vezes são rapidamente identificados, e soluções são propostas pela tecnologia; contudo, quando se encontram nas relações entre os homens, sua identificação e compreensão envolvem uma visão mais ampla (processo mais lento e mais complicado e nem sempre manipulável).

À Medicina, como tecnologia biológica, cabe a tarefa de focalizar e resolver os problemas que, direta ou indiretamente, atuam no processo saúde-doença do homem, embora, às vezes, tanto o problema como sua solução estejam completamente fora da área médica. Geralmente o enfoque desses problemas médicos tem sido concentrado na relação homem-natureza, sob uma visão cada vez mais reducionista, apontando soluções que, a curto alcance, parecem ser as mais acertadas. Pouca, contudo, tem sido a preocupação de avaliar os efeitos iatrogênicos das soluções apontadas, bem como qual parcela da população obtém um real benefício dessa tecnologia. Mendes,[9] comentando informações apontadas pelo Institute of Medicine para o ano de 1999, apresenta que mortes por iatrogenia médica nos EUA ocupam a terceira causa no total e que uma parte considerável delas poderia ser evitada.

• MEDICINA SOCIAL

Medicina Social tem sido vista como a disciplina

> que se voltaria para os processos que mantêm a saúde ou provocam a doença e para as práticas sociais que procuram recuperar ou manter aquela. Trata-se de uma mudança qualitativa, porque o objetivo de tal disciplina não seria representado por corpos biológicos, mas por corpos sociais. Não se trata tão somente de indivíduos, mas de sujeitos sociais, de grupos e de classes sociais e de relações sociais referidas ao processo saúde-doença.[12]

Segundo essa definição, a disciplina abarcaria pelo menos duas outras: a Epidemiologia social e a assistência médica, que explicariam, respectivamente, os aspectos sociais da manutenção da saúde ou da provocação das doenças, e as práticas sociais que mantêm e recuperam a saúde. Vejamos alguns aspectos da Epidemiologia.

• EPIDEMIOLOGIA

Lillienfeld[7] enumera 23 definições para Epidemiologia, apresentadas por vários autores em diferentes anos, variando de 1927 a 2000. Alguns exemplos:

- Frost, 1927: é o estudo da história natural das doenças.
- Gordon, 1963: é o estudo da doença como fenômeno coletivo ou de massa.
- MacMahon, 1970: é o estudo da distribuição da doença e dos determinantes de sua prevalência no homem.

- Sartwell, 1973: é o uso de todos os métodos pertinentes que estão disponíveis para estudar a distribuição e a dinâmica das doenças nas populações humanas.
- Armijo, 1974: é uma ciência, fundamentalmente um método de raciocínio indutivo utilizado na investigação e solução de qualquer problema de saúde concernente à comunidade.
- Sinnecker, 1976: é a disciplina voltada para o estudo da disseminação em massa das doenças.
- Pereira, 2000: é entendida no sentido amplo como o estudo do comportamento coletivo da saúde e da doença.

Outros conceitos ainda existem, girando em torno da mesma ideia. Neste texto trabalharemos com Epidemiologia como um conjunto de conceitos, teorias e métodos que permitam estudar, conhecer e transformar o processo saúde-doença na dimensão coletiva. Evidentemente, isso implicará sempre transformações biológicas, antropológicas ou sociais. Transformações poderão ser necessárias na infraestrutura ou na supraestrutura da sociedade.

Em geral, os conceitos apresentam como denominador comum a definição em torno de doença na população, estudando sua distribuição e/ou seus agentes determinantes.

Alguns pontos negativos dessa concepção devem ser destacados:[2,5,16]

- Algumas vezes, na análise mais detalhada do significado, a doença é entendida (erroneamente) como a simples somatória de indivíduos doentes. Assim sendo, a solução dos problemas individuais (doentes) levaria à solução do problema geral da doença.
- Saúde e doença são sempre entendidas como rompimentos do equilíbrio do sistema ecológico; o problema é visto como individual e não coletivo.
- O ponto de partida na análise do processo saúde-doença é representado por abstrações chamadas fatores, que intervêm com maior ou menor força na geração da doença.
- Parte-se sempre do objeto sensorial (biológico), tenta-se encontrar elementos para integrá-los por meio da análise e não se volta, pela síntese, a reconstruir o concreto pensado.
- A sociedade é vista como um agregado de elementos homogêneos, de caráter natural, na qual as diferenças se reduziriam a variações secundárias, fundamentalmente de caráter biológico, como sexo e idade, ou de caráter quantitativo individual, como ocupação, rendimentos, renda *per capita* etc.

- Há uma manobra de naturalização ou ecologização da sociedade, tentando transformar suas leis em leis naturais biológicas.

Pereira,[13] em um texto bastante denso sobre o específico e o geral na ciência, escreve:

> No caso das ciências naturais, supõe-se que os fenômenos e processos que estudam ocorrem em sistemas (naturais ou físicos) homogêneos, contínuos, estáveis, a-históricos, variando segundo forças intrínsecas que obedecem às leis gerais que existiriam para todo o sempre (embora possam ainda não estar descobertas). Sendo homogêneas (sobretudo no sentido de suas partes serem não conflitivas), permitiriam, inclusive, seu estudo através da redução dos problemas a variáveis mais simples, a fim de serem submetidas a uma análise das relações quantitativas entre elas. Já os sistemas sociais são bastante diferentes por serem as sociedades humanas históricas, instáveis, abertas ao exterior (uma sociedade recebe influências e se modifica sobretudo através de fatores externos), conflituosas e mesmo antagônicas nas relações internas que são estabelecidas entre os grupos que as compõem (classes sociais por exemplo), com unidades participantes (o ser humano) dotadas de volição (o que não é o caso dos átomos ou células) e que realizam ações com significado tanto para si como para os outros. Além do mais, essas sociedades são descontínuas no espaço (embora cultura e normas sociais possam ser transpostas de um lugar para outro muito distante) e no tempo (no mesmo lugar geográfico, por sua vez, podem ter existido culturas bastante distintas). Um universo (o físico e o natural) independe da existência e das ações dos homens, enquanto o outro só existe porque foi criado por eles através das relações mútuas que estabeleceram.

Por isso se explica que cientistas das ciências naturais têm necessidade de publicar seus trabalhos em periódicos internacionais como premissa fundamental (e quase única) para garantir (em seu entendimento) seu gabarito de pesquisador. Parece que têm necessidade de eternizar o que descobriram.

Em um trabalho de 1982 de Ruffino-Netto e Pereira, "O processo saúde-doença e suas interpretações", são esclarecidas muitas das questões aqui discutidas, razão pela qual é reproduzido a seguir na íntegra.

De modo geral, utilizamo-nos de um modelo para orientar a interpretação de qualquer fenômeno que ocorra na natureza e na sociedade. No caso daqueles que ocorrem na área médica, especificamente quando se trata de interpretação da doença, surgem alguns problemas sobre os quais se torna necessário refletir. Na compreensão das doenças, pode haver diferentes níveis explicativos, desde os decorrentes de alterações biológicas intracelulares, até o que vê a sociedade como um todo (Figura 1).

A título de ilustração tomaremos o câncer como exemplo, refletindo nos fatores assim chamados "causais" carcinogênicos, fatores ligados ao hospedeiro e fatores ambientais:[6]

A. **Fatores "causais" carcinogênicos**: mais de duzentos carcinogênicos são conhecidos na indústria. Assim, tem-se: carcinogênicos químicos (orgânicos e inorgânicos); carcinogênicos físicos (raios ultravioleta, raios corpusculares alfa e beta, raio X, raios gama); perturbações nutricionais envolvendo metabolismo de proteínas, gorduras e vitaminas, levando ao câncer do fígado, faringe e tireoide; carcinogênicos biológicos e ambientais indefinidos contidos no bago de bétel e no *Schistosoma haematobium*, vírus etc.
   Estes fatores poderiam atuar nos níveis 1, 2 ou 3 da Figura 1.

B. **Fatores ligados ao hospedeiro**:

- **raciais** – há diferenças de incidência segundo idade, sexo e grupos étnicos. Exemplo: câncer de pele está associado com pigmentação da pele. Este item ilustra o nível 4 da figura;
- **familiares, hereditários** – o câncer de mama tem uma tendência hereditária, ocorrendo com uma frequência de três para um nas filhas de mulheres com câncer de mama, quando comparado com a população feminina em geral. Este item ilustra o nível 5 da figura;

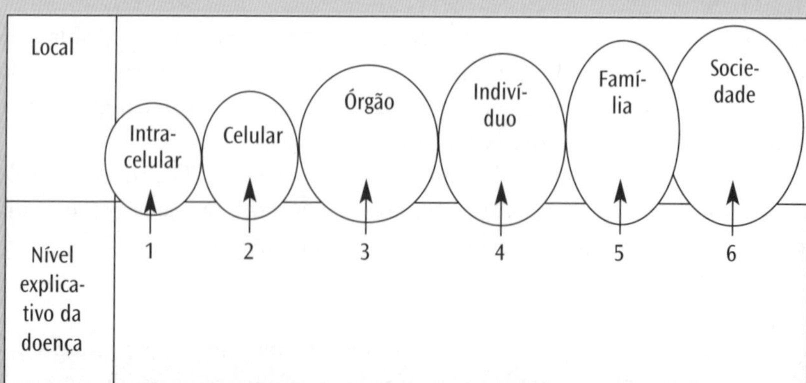

FIGURA 1 Nível explicativo das doenças.

- **ligados a costumes e hábitos** – a ocorrência de câncer de pele do abdome e das coxas, entre indianos, provavelmente está associada com o hábito de aquecer o corpo com o "Kangri"; alta incidência de câncer bucal nas Filipinas está associada com o hábito dos nativos de mastigar o "buyo"; má-nutrição crônica constante de uma população subdesenvolvida está associada com ocorrência de câncer primário; o costume da circuncisão está associado com um decréscimo da incidência de câncer de pênis; há uma associação muito forte entre hábito de fumar e câncer do pulmão. Esses fatores ilustram o nível 6 da figura.

C. **Fatores ambientais:**

- **climáticos** – há associação entre exposição aos raios ultravioletas solares e incidência de câncer de pele (casos de marinheiros e agricultores);
- **higiene ambiental** – carcinoma de bexiga está associado à bilhárzia no Egito, devido às altas prevalências de esquistossomose hematóbica; câncer de esôfago e pele são mais frequentes em grupos de renda econômica mais baixa; câncer de cérvix, nos Estados Unidos, é mais frequente entre mulheres negras do que nas brancas, associado porém às condições de vida que gozam essas mulheres, mais do que propriamente devido à cor.

Assim, as relações homem-natureza, bem como as relações entre os homens, sobretudo as vinculadas às relações de produção, podem ser fatores explicativos para o câncer, exemplificando uma vez mais o nível 6 da figura assinalada.

• VISÕES SOBRE A DOENÇA

Visão reducionista e técnica

Ainda que os níveis possam variar, geralmente predomina, na interpretação da doença, quando individualizada, um prisma biológico e funcionalista, assentando-se o modelo na noção de homeostase. Para que esta hipótese norteadora explicativa se mantenha, há que se voltar frequentemente para um modelo interpretativo reducionista. Assim, supondo que a saúde seja mantida e restabelecida graças a um "estado de equilíbrio do organismo vivo em relação às suas várias funções e à composição de seus fluidos e tecidos" (noção de homeostase), a doença seria o rompimento desse equilíbrio, levando assim a uma disfunção. O organismo, diante da disfunção, tentaria uma nova forma de atividade para restabelecer o equilíbrio perdido. Dentro dessa linha de pensamento, quando não se pode entender o fenômeno em nível macroscópico, tenta-se cada vez mais buscar explicações em níveis microscópicos, chegando-se a explicações bio-físico-químicas no nível intracelular e dos cromossomas, inclusive (caminha-se, portanto, do nível 6 para o nível 1 da figura referida). Esse modelo explicativo reducionista é o dominante na medicina alopática. A explicação do fenômeno é, portanto, biológica (organicista) no sentido das coisas se modificarem em razão do exercício de alguma função necessária para a sobrevivência do organismo. Por outro lado, a busca de causas explicativas para a doença (mediatas ou imediatas) depende muito da formação daquele que exercita a Medicina: comumente o médico é propenso a pensar em termos concretos (provavelmente em razão de seu treinamento nas várias ciências biológicas o levarem a visualizar o fenômeno), daí, talvez, sua resistência, às vezes, em ultrapassar o nível da concreticidade. Pela mesma razão, ele também se sente obrigado a fazer alguma coisa para a pessoa doente. Devido à formação técnica (ciência aplicada) recebida, busca e satisfaz-se com explicações que lhe permitam remover o que supõe ser a causa da doença.

Dentro desse modelo interpretativo (reducionista), o modo de pensar corrente é no sentido de explicar que o indivíduo fica doente porque fuma, ou que a úlcera péptica deriva do excesso de ácido no suco gástrico, ou que a hipertensão arterial é devida ao excesso de renina ou falta de medulina, prostaglandina A, etc.

A explicação dos fenômenos fica assim assentada. Quando surgem outros problemas que questionam a causa tida por "verdadeira" ou solicitam maior quantidade de "fatores" explicativos, é que se desenvolvem outros modelos, frequentemente "multicausais", em que múltiplos fatores são, às vezes, entendidos como possuindo a mesma importância explicativa, ainda que sejam qualitativamente distintos. Há, consequentemente, um acúmulo crescente de hipóteses explicativas. Exemplificando, a explicação biologista, reducionista e funcionalista procura determinar porque há disfunção renal, no caso da hipertensão, ou disfunção gástrica, no caso da úlcera péptica, ou porque o indivíduo fuma etc., nos termos da figura apresentada no início, indo do nível 6 para o 1.

Alguns epidemiologistas podem buscar explicações fixando-se nas características individuais (idade, gênero, cor, ocupação, escolaridade) que pensam facilitar e/ou dificultar a disfunção e, portanto, a doença. Buscam, dessa maneira, um elo mais fraco que poderia ser combatido pelas instituições médicas através da manipulação ou educação das pessoas. Por exemplo, instruindo-as a respeito da esquistossomose, supõe-se que os indivíduos alterassem seu estilo de vida de modo a não entrar em contato com águas infestadas. Dado que o entendimento subjacente da vida em sociedade é que as pessoas, individualmente, são responsáveis pelas suas condições de existência e, portanto, pelas situações que as levam a ficar doentes, buscam-se soluções compatíveis com essa visão. Tais soluções, evidentemente, são muito mais passíveis de serem aceitas pelo sistema político vigente, qualquer que seja ele, do que outras que envolveriam mudanças sociais de algum porte. Isso, por outro lado, poderia ser interpretado por alguns como sinal de bom-senso e não de conservantismo.

A postura do epidemiólogo dentro dessa visão seria enquadrada por Mannheim[9] como um "ideólogo", entendendo-se a ideologia constituída por concepções, ideais, representações e teorias que orientam para a estabilização, legitimação e reprodução da ordem vigente. Tem caráter conservador, serve para a manutenção do sistema social de forma geral.

Visão holística e coletiva

Diferentes seriam as interpretações e, portanto, as soluções apontadas, quando se parte de uma visão do todo, ou holística. Nesta, a busca de níveis interpretativos causais pode tomar, inclusive, outra direção, invertendo a noção de causa e efeito. Dentro desta explicação holística, a preocupação vai desde o entendimento de algumas variáveis relacionadas com a pessoa doente até a compreensão da estrutura social dentro da qual se individualizou esse doente. Daí, às vezes, a inversão da interpretação de: "a pessoa ficou doente porque fuma" para: "a pessoa fuma para restabelecer o equilíbrio psicológico já rompido", e, portanto, já está doente. Poder-se-ia estudar, nesse caso, a pessoa que fuma, desde suas características pessoais, biológicas, psicológicas, posição social e os tipos de relações sociais em que está envolvida, que a levam a procurar no hábito de fumar um meio de restabelecer precariamente um equilíbrio já anteriormente rompido. Do mesmo modo, é possível que outra interpretação da esquistossomose desloque o combate centralizado no caramujo para uma intervenção na estrutura socioeconômica etc.

Dentro da visão holística, não se cometeria o erro de considerar a magnitude da doença em termos de soma dos doentes existentes. Consequentemente, para exemplificar, a solução do problema da tuberculose, numa determinada região, não seria apenas procurada através da realização de ações ao nível individual, esperando que a somatória de soluções individuais eliminasse o problema da doença coletiva. Na realidade, a doença seria vista como um produto de uma totalidade ao mesmo tempo social e biológica, que faria com que as relações estruturais sociais predominantes ao nível estrutural levassem um conjunto de pessoas a padecerem não só de tuberculose, como de outras doenças intimamente dependentes das condições globais de existência. Desde que se entendesse que tais doenças fossem resultado de relações sobre as quais as pessoas, isoladamente, não teriam condições de intervir, a discussão do problema se transferiria, de certa forma, do nível apenas médico (no sentido de técnico) para um nível também político (mas não necessariamente partidário), em que se procurasse ativamente realizar as ações médicas convenientes ao nível individual e alterar a realidade social (ou aspectos dela) provocadora do problema.

Uma última observação. Como deve ter ficado claro, a discussão que aqui encetamos foi ao nível de interpretação causal de problema e não da terapêutica medicamentosa e/ou intervenção individual.

Como conclusão, vemos que há possibilidades de várias interpretações do fenômeno doença, desde a busca de causas mais imediatas até aquelas bastante mediatas, às quais se chega dando continuidade à cadeia de "porquês" (A porque B, B porque C etc.). Os níveis também podem variar, desde o intracelular, biológico molecular até o societário. Da mesma forma, os modelos, que podem ser desde os reducionistas até os holísticos. A discussão realizada, juntamente com os exemplos utilizados, nos leva a concluir que as interpretações holísticas encaminham as soluções mais abrangentes da doença coletiva, pois veem esta como estando vinculada a uma totalidade mais ou menos complexa, e sua solução como dependente não de uma série de ações individuais cuja somatória produzisse a solução coletiva, e sim de alterações maiores ou menores na realidade social.[16]

A tuberculose, por exemplo, cujo diagnóstico clínico é fácil, com fisiopatologia muito bem conhecida e arsenal terapêutico eficaz e adequado é, no entanto, um grave problema de saúde pública, sendo que 95% dos casos novos da doença e 98% dos óbitos são encontrados em países subdesenvolvidos. A Organização Mundial da Saúde (OMS) apresenta uma lista dos 20 países com maior incidência de tuberculose e que, juntos, correspondem a 84% dos casos no mundo. Com 84 mil registros estimados em 2015, o Brasil ocupa o 20º lugar nesse ranking.

Uma visão holística propiciará à Epidemiologia outro olhar sobre os problemas de saúde-doença, assumindo agora um marco de referência utópico.

Utopias seriam representações, ideias e teorias que têm em vista uma realidade ainda inexistente[9]. Trazem em seu bojo uma dimensão crítica de negação, ruptura e possibilidade de superação do *status quo*. Há assim o aspecto de transformação desejada.

De um modo geral, os técnicos da área da saúde buscam uma relação entre fatores (guardando uma racionalidade interna) tentando descrever o que chamam história natural da enfermidade. Assim, há uma série grande de ciclos biológicos de bactérias, parasitas, fungos etc. já muito bem descritos e elaborados, sem margem para maiores contestações. Uma vez descritos esses ciclos, tem sido preocupação daqueles que militam na área da saúde pública descobrir elos da referida cadeia que sejam os mais frágeis e/ou vulneráveis, para aí atuarem na tentativa de reduzir o problema focalizado.[14]

É certo que a história tem mostrado que alguns desses elos foram profundamente estudados, trabalhados e, quando adequadamente manuseados, capazes de causar um impacto marcante na redução do problema. Um exemplo é a vacinação antivariólica.

O propósito, contudo, dado que estaremos discorrendo sobre problemas de saúde humana, é, ao voltar a atenção para os ciclos biológicos das doenças, focalizá-la em um determinado ponto do ciclo (independente do seu tamanho) no qual surge o homem (Figura 2).

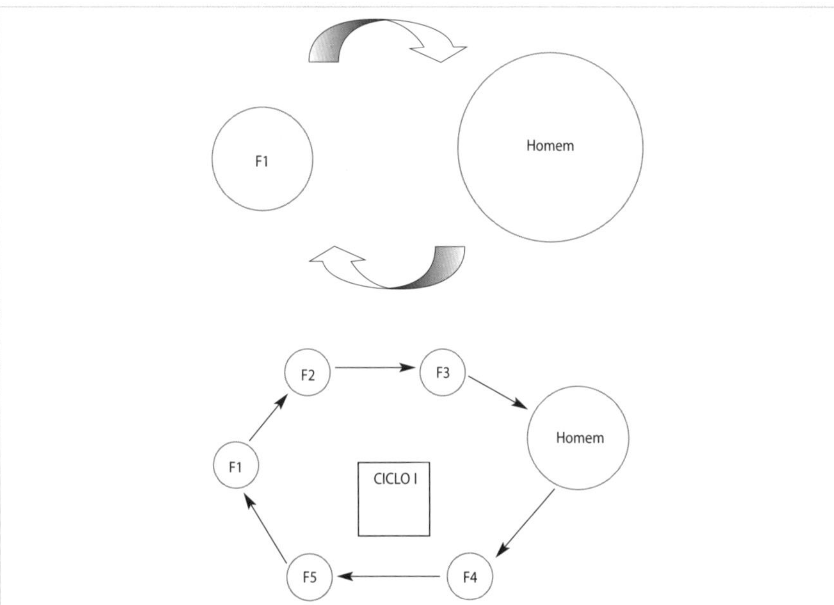

FIGURA 2 Ciclo (zero) das doenças.

Na quase totalidade dos casos, a racionalidade interna da cadeia epidemiológica procura ver o círculo descrito como se fosse uma letra O ou um zero. Contrário a esse modo de ver, há o fato de esse ciclo único (um zero) poder ser transformado em pelo menos dois ciclos (isto é, um oito) que tem um ponto em comum, um Homem, histórico, concreto, que preenche um lugar no tempo e no espaço (Figura 3). O questionamento daquele homem ocupar aquele lugar e naquele tempo poderá explicar porque ele fatalmente será submetido a um ciclo biológico de uma doença qualquer.

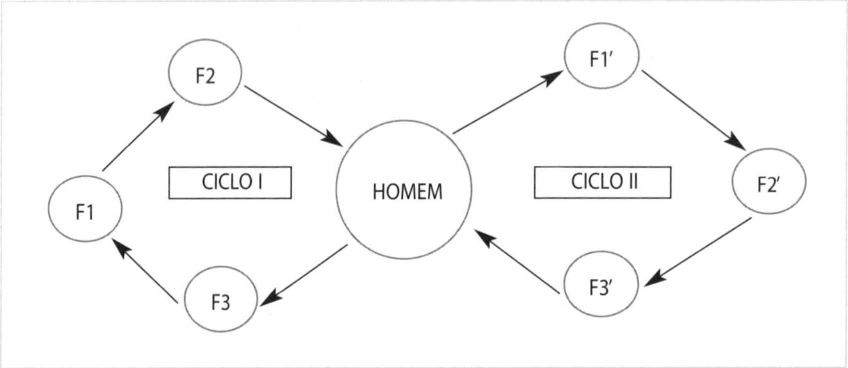

FIGURA 3 Ciclo (oito) das doenças.

A reflexão sobre essa maneira de encarar o problema mostra que impactos serão causados na redução da doença atuando no ciclo I ou no II. A eficácia e eficiência da atuação em um ou outro, ou em ambos, deveriam ser devidamente analisadas pelos militantes da saúde pública, ainda que varie sua visão do problema. No trabalho referido, os autores tomam a tuberculose e mostram os impactos que poderiam ocorrer atuando nesses dois ciclos.[14]

• USOS DA EPIDEMIOLOGIA

Há certo consenso quanto aos diferentes usos da Epidemiologia tradicional, centrada fundamentalmente nos indivíduos.[8,11] Os usos expressos e resumidos no esquema proposto por Armijo- Rojas[1] e cujos detalhes estão bem explícitos na própria fonte são resumidos na Figura 4.

Laurell,[5] Crevena,[3] Breilh e Granda[2] têm mostrado as restrições, as limitações e as implicações da Epidemiologia tradicional.

Com a mudança de perspectiva de visão e compreensão do processo saúde-doença, a Epidemiologia, trabalhando com variáveis que transcendem o campo biológico (ou das ciências naturais), amplia esses usos e/ou altera-os em qualidade.

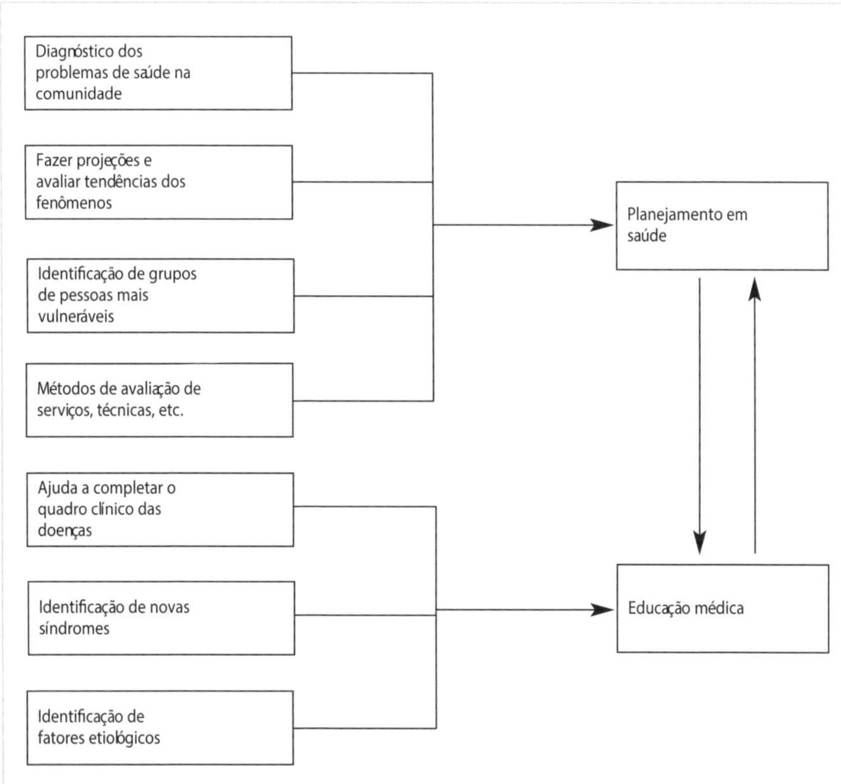

FIGURA 4 Usos da Epidemiologia.
Fonte: Armijo-Rojas[1]

Vários autores têm apresentado outras maneiras de sistematizar os usos da Epidemiologia. Por exemplo, Morris[11] sistematiza os usos em:

- Estudos históricos.
- Diagnóstico de saúde da comunidade.
- Trabalho e serviços de saúde.
- Riscos individuais e chances.
- Completar o quadro clínico.
- Identificação de síndromes.
- Pesquisas de causas.

A OPAS[17] apresenta os seguinte usos:

- Programas de saúde: contribuição para o desenvolvimento dos programas de saúde, avaliação da saúde, planejamento dos serviços de saúde, vigilância epidemiológica.
- Formação de recursos humanos.
- Investigação aplicada ao planejamento, avaliação dos serviços de saúde e vigilância epidemiológica.

Pereira[15] sistematiza dez usos da epidemiologia:

- Diagnóstico da situação de saúde.
- Investigação etiológica.
- Determinação de riscos.
- Aprimoramento na descrição do quadro clínico.
- Determinação de prognósticos.
- Identificação de síndromes e classificação de doenças.
- Verificação do valor de procedimentos diagnósticos.
- Planejamento e organização de serviços.
- Avaliação das tecnologias, programas ou serviços.
- Análise crítica de trabalhos científicos.

O mesmo autor ainda assinala que os principais usuários da Epidemiologia são:

- O sanitarista.
- O planejador.
- O epidemiologista-pesquisador ou professor.
- O clínico.

• REFERÊNCIAS BIBLIOGRÁFICAS

1. Armijo-Rojas R. Epidemiologia básica. Buenos Aires: Editorial Inter- Médica; 1974.
2. Breilh J, Granda E. Investigación de la salud en la sociedad. Guia pedagógico sobre un nuevo enfoque del método epidemiológico. Quito: Ediciones Ceas; 1982.
3. Crevena PB. Algunas consideraciones sobre la evolución del concep- to de epidemiología. Rev Saúde em Debate. 1977;4:35-8.
4. Ferreira ABH. Dicionário Aurélio básico de Língua Portuguesa. 1.ed. (2ª impress). Rio de Janeiro: Nova Fronteira; 1989. 687p.
5. Laurell AC. Algunos problemas teóricos y conceptuales de la epide- miología social. Maestria em Medicina Social. México: UAM; 1976, mimeografado. 12p.

6. Leavel H, Clark EG. Medicina preventiva. São Paulo: McGraw-Hill do Brasil; 1976.
7. Lillienfeld DE. Definitions of epidemiology. In: Am J Epidem. 1978;107(2):87-90.
8. MacMahon B, Pugh TF. Epidemiology: principles and methods. Boston: Little, Brown and Company; 1970.
9. Mendes, E.V. As redes de atenção à saúde. Belo Horizonte: ESP-MG; 2009.
10. Minayo MCS. O desafio do conhecimento. Pesquisa qualitativa em saúde. 2.ed. São Paulo/Rio de Janeiro: Hucitec/Abrasco; 1993. 269p.
11. Morris JN. Uses of epidemiology. Edinburgh and London: E.S. Livingstone; 1970*.
12. Pereira JC. A explicação sociológica na medicina social [tese de livre- docência]. Ribeirão Preto: Universidade de São Paulo. Faculdade de Medicina de Ribeirão Preto; 1983.
13. Pereira JC. O específico e o geral na ciência. In: Rev Med do HCFMRP- USP. 1983;16(3-4):editorial.*
14. Pereira JC, Ruffino-Netto A. Saúde-doença e sociedade. A tuberculose – o tuberculoso. In: Rev Med HCFMRP-USP. 1982;15(1-2):5-11.*
15. Pereira MG. Epidemiologia: teoria e prática. 4.ed. Rio de Janeiro: Guanabara-Koogan; 2000.
16. Ruffino-Netto A, Pereira JC. O processo saúde-doença e suas interpretações. In: Rev Med HCFMRP-USP. 1982;15(1-2):1-4.*
17. Organización Panamericana de la Salud. Usos y perspectivas de la epidemiología. Publicación número PNSO 84-47. OPAS; 1984.

* Textos gentilmente cedidos para reprodução pela Revista Medicina, da Faculdade de Medicina de Ribeirão Preto-USP.

3 Variáveis

Antonio Ruffino-Netto
Afonso Dinis Costa Passos

A hipótese – entendida como possível resposta lógica ao problema formulado – é, sem dúvida, o eixo fundamental da investigação, encarnando em si o marco teórico do investigador e resumindo a sua interpretação científica do universo. A par da importância da hipótese, há a importância das variáveis, pois ninguém (presumimos) pretenderia investigar o mundo das constantes.

No presente capítulo faremos algumas considerações em torno das variáveis, de sua operacionalização e dos cuidados em sua mensuração e/ou em sua utilização. Para tanto, é importante apresentar algumas definições operacionais. As principais definições tomam por base o trabalho de Breilh e Granda.[3]

• DEFINIÇÃO

Variáveis são categorias que exprimem variação, ou seja, mudança. Intuitivamente tendemos, de uma forma muito simplista, a dizer que tudo que não é constante é uma variável.

• VARIAÇÕES

São as mudanças sujeitas a leis nos processos. Os fenômenos casuais (e, portanto, não sujeitos a leis) poderiam ter pouco interesse.

As variações podem ocorrer tanto no tempo (são as mudanças do mesmo objeto durante um processo, por exemplo, o crescimento de uma criança), quanto no espaço (diferentes objetos de estudo apresentam diferenças entre si, uma vez que pertencem a processos distintos).

Classificação das variações

As variações poderão ser classificadas segundo a dimensão, as características ou natureza, os limites da variação e a hierarquia.

A. **Segundo as dimensões**, as variações se classificam em:

- Variáveis de processos gerais - descrevem e explicam mudanças sociais. São complexas, traduzindo grande diversidade de fenômenos em constante mudança ou variações (exemplo: desenvolvimento das forças produtivas e das relações de produção, formação socioeconômica, formas político-ideológicas).
- Variáveis de processos particulares - referem-se às variações que ocorrem nos processos particulares ou de reprodução social específica (exemplo: formas específicas de produção e consumo que se realizam em cada classe social), que explicam as formas de acumulação de capital, empobrecimento, perfis epidemiológicos das classes sociais e processos saúde-doença, bem como formas especiais de prática ideológica em saúde.
- Variáveis de processos individuais - explicam as variações que ocorrem no indivíduo, o funcionamento orgânico-biológico e o trabalho-consumo individual. A grande maioria das pesquisas feitas nas áreas biológica e médica trabalha com variáveis individuais.

A dimensão da variável é, em geral, individual, condicionada ao marco teórico dos médicos que investigam; mesmo que a pesquisa seja um estudo epidemiológico, quantifica-se inadequadamente o problema da doença como se fosse a resultante do somatório de pessoas doentes (como visto em capítulo precedente).

B. **Segundo as características ou natureza**, as variações se classificam em:

- Variáveis qualitativas - descrevem variações dos processos pertinentes a propriedades ou atributos. Exprimem uma qualidade ou um atributo e se enquadram dentro de categorias. São também chamadas nominais. Exemplos: gênero, estar ou não doente, cor dos olhos etc.

- Variáveis quantitativas – explicam a magnitude de um processo que pode ser medido por escalas numéricas.

As características das variáveis costumeiramente são explícitas, pecando às vezes por tratamento estatisticamente inadequado. Assim é que são efetuados testes paramétricos quando as variáveis não comportam tal tratamento e calculadas médias aritméticas, desvio-padrão etc. com variáveis ordinais.

C. **Segundo os limites da variação**, as escalas quantitativas poderão ser:

- Discretas (descontínuas) – quando a variação assume valores inteiros e não há valores intermediários entre dois pontos. Exemplos: número de pessoas, número de partos e de abortos etc.
- Contínuas – apresentam infinitos valores entre dois pontos fixos quaisquer. Exemplos: peso, altura, idade, temperatura etc.

D. **Segundo a hierarquia** que ocupa a variável:

No terreno empírico, a investigação trabalha com indicadores de variáveis que necessitam ser processadas estatisticamente. Torna-se, às vezes, necessário restringir a observação a processos pontuais, bem como destacá-los momentaneamente como artifício de estudo (a fim de corroborar as comprovações lógico-históricas) de acordo com uma hierarquia que ocupa na determinação do processo aparente. Segundo esse item, as variáveis se classificam em:

- Associadas – quando existe uma associação estatisticamente significante. Essas, por sua vez, poderão ser: *independentes* (quando ocasionam a variação de outras variáveis) ou *dependentes* (quando são resultantes de variações de variáveis independentes). As variáveis independentes poderão ser causais, de controle, não controláveis e perturbadoras.
- Adicionais ou contextuais – podem ser classificadas em variáveis antecedentes, explicativas, intervenientes, moderadoras e componentes.

O marco teórico restrito ao indivíduo (reducionista), em geral, pode conduzir a um viés na hierarquização das variáveis, podendo o raciocínio ser correto e impecável, mas montado sobre conceitos errados e juízos discutíveis, levando, inclusive, à inversão no estudo da relação causa-efeito.

Na Tabela 1 (cuja fonte é Breilh e Granda[3]) são apresentados exemplos de diferentes enfoques metodológicos para a investigação sobre transtornos vasculares.

TABELA 1 EXEMPLOS DE DIFERENTES ENFOQUES METODOLÓGICOS PARA A INVESTIGAÇÃO DE TRANSTORNOS VASCULARES

Colocação do problema	Qual é o efeito da atividade simpática sobre a hipertensão arterial e o estresse? (1)	Quais hábitos e condutas são os causadores da doença coronariana, da hipertensão e do estresse? (2)	Como a organização social determina o aparecimento de estresse? (3)
Hipótese	Existe associação de maiores níveis de atividade simpática com estresse e hipertensão	Padrão de conduta coronariana é fundamento do estresse, da hipertensão e da doença coronariana	A organização produtiva moderna, por causa do trabalho conflitivo e da destruição das formas solidárias, produz estresse e mortalidade
Observação	Correlação positiva de níveis de neoepinefrina e níveis de pressão arterial	Correlação positiva de hábitos (agressividade, fumo, pouca atividade motora, dieta) com o estresse	Estudo da organização social, grupos de maior risco e associação entre comportamento de estresse e mortalidade
Correlato	Fármacos. Parte de outro estudo mais geral	Psicoterapia, educação, dieta. Parte de outro estudo mais geral	Prática integral de transformação

Fonte: Breilh e Granda.[3]
Estudos:
1. Louis-Doyle. Plasma norepinefrine levels in essential hypertension. N Engl J Med. 1973;288:599-601.
2. Jenkins. Psycologic and social precursors of coronary disease. N Engl J Med. 1971;254:244-55.
3. Eyer J. Stress and mortality and social organization. Journal of Economics. 1977;9 (1):1-44.

• PERCEPÇÃO

A experiência sensível do mundo empírico ocorre por meio da sensação e da percepção. Segundo Chauí,[4] "a sensação é o que nos dá as qualidades exteriores e interiores, isto é, as qualidades dos objetos e os efeitos internos dessa qualidade sobre nós". Por meio da sensação vemos, tocamos, sentimos, ouvimos qualidades puras e diretas: cores, odores, sabores, texturas, sentimos o quente e o frio, o doce e o amargo, o liso e o rugoso. O sentir é, ao mesmo tempo, a qualidade que está no objeto e o sentimento interno que o nosso corpo possui das qualidades sentidas. Percepção é a síntese das sensações.

Para os empiristas, a sensação e a percepção são dependentes das coisas externas. Cada sensação seria independente das outras e caberia à percepção unificá-las e organizá-las em uma síntese.

Para os intelectualistas, a sensação e a percepção dependem do sujeito do conhecimento, e a coisa exterior é apenas a ocasião para que se tenha a sensação e a percepção. A passagem da sensação para a percepção é, nesse caso, um ato realizado pelo intelecto do sujeito do conhecimento, que confere organização e sentido às sensações.

A percepção tem algumas características:

- É o conhecimento sensorial das configurações ou de totalidades organizadas.
- É uma vivência do nosso corpo em relação aos objetos percebidos.
- É dotada de significado.
- O mundo exterior não é um conjunto de coisas isoladas, mas sim algo organizado em formas e estruturas dotadas de sentido.
- É uma relação do sujeito com o mundo exterior (não como pensa o empirista, tampouco como o intelectualista). A relação dá sentido ao percebido e ao percebedor. Um não existe sem o outro.
- Envolve toda nossa história pessoal, nossa afetividade, nossos desejos e paixões.
- Envolve nossa vida social, isto é, os significados e valores das coisas percebidas.
- Está sujeita a uma forma especial de erro, que é a ilusão.

• INDICADORES E OPERACIONALIZAÇÃO DAS VARIÁVEIS

Indicador é o meio pelo qual sabemos que a variável se altera. Esse meio poderá ser um (ou mais) órgão(s) dos sentidos do observador e/ou envolver algum(ns) instrumento(s). Por exemplo: para saber se está ocorrendo variação na altura de uma criança (que é a variável) serão utilizadas a visão e uma fita métrica. Da mesma forma, a variável peso envolverá visão e uma balança. Para a variável *ser ou não portadora de asma brônquica*, os indicadores envolverão entrevista com o paciente (ou acompanhante), exame físico, exames laboratoriais e, acima de tudo, a capacidade de fazer uma síntese do observado, mais o que foi interpretado.

Para facilitar a compreensão das variáveis de uma forma simplista e operacional, neste capítulo iremos representar a percepção da seguinte forma:

$$P = O + I$$

Em que P = percepção, O = observação e I = interpretação.

Exemplos: quando verificamos o peso e a estatura de uma criança, estamos essencialmente observando por meio de instrumentos (balança e fita métrica, respectivamente) as variáveis em questão, restando pouco de interpretação para as medidas (Figura 1, situação A, em que o componente "observação" é maior do que a "interpretação"). O mesmo não ocorre, por exemplo, ao diagnosticar asma (situação B), em que o componente "interpretação" é maior do que a "observação", de modo semelhante ao que acontece para o diagnóstico de outras doenças, tais como artrite reumatoide, febre reumática etc.

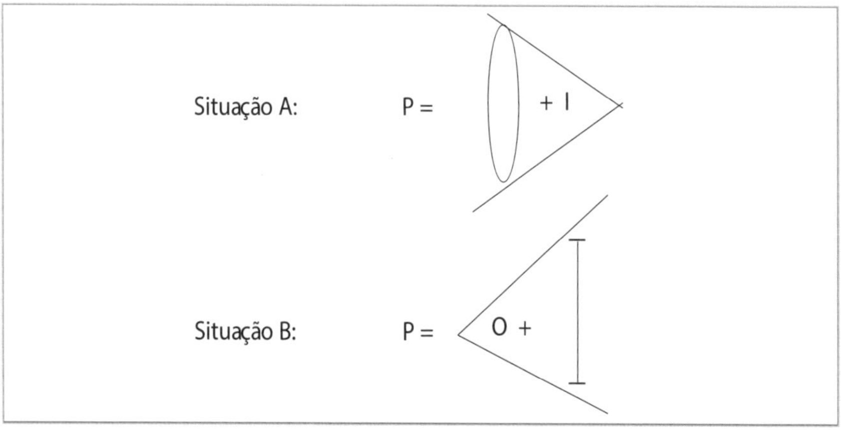

FIGURA 1

Uma forma de refletir sobre o tema é pensar quais seriam os indicadores mais adequados e as principais fontes de erros para as seguintes variáveis: idade da pessoa; gênero; cor; nível de glicose no sangue; quantidade de fibras ingeridas na alimentação; tabagismo; número de abortos prévios; cobertura vacinal com todas as vacinas e, especificamente, com BCG; estar ou não infectado pelo bacilo da tuberculose; ser ou não chagásico; ter ou não distúrbios de memória; adesão ou não ao tratamento de uma doença crônica; quantidade de aço exportado por um país.

A escolha dos indicadores que medirão efetivamente as variáveis e as características dos instrumentos de medida desses indicadores constitui um problema bastante importante. Supondo que o indicador da variável seja adequado (e isto é problema específico de cada área), há, contudo, que se atentar para as características e qualidades dos instrumentos que serão utilizados para a medição: a sensibilidade, a estabilidade, a fidelidade, a especificidade e, acima de tudo, os valores preditivos (positivo e negativo, segundo a prevalência do evento sendo medido) dessas magnitudes ou categorias expressas pelos indicadores. Esse tópico é tão importante que merecerá um capítulo específico deste livro. O desconhecimento (ou a omissão) dessas características impede-nos de aquilatar a qualidade das informações obtidas e, portanto, a validade do estudo feito. Assim, poderíamos questionar a validade de várias informações obtidas, por exemplo, sobre: a idade média da criança no desmame; a causa do desmame; informações sobre ingestão alimentar obtida por entrevistas ou inquéritos alimentares, baseados nas respostas dos inquiridos; a ocorrência de morbidade referida pela população; a prevalência de sintomáticos respiratórios; a resposta do paciente sobre existência de triatomíneos (bicho barbeiro) no seu domicílio.

Nem sempre se está atento à codificação ou recodificação da informação ao passar do referencial cultural do médico para o do paciente e vice-versa. As palavras fluem de um para outro como se fossem relações biunívocas, guardando significado único, permanente, imutável, portanto, a-histórico e impessoal. Pereira[9] chama a atenção sobre alguns vieses que podem resultar (no caso de investigação de fatos sociais) das diferentes verbalizações dos sujeitos, questionados sobre o assunto investigado.

Além das características do instrumento das medidas, implicaria ainda uma análise dos erros cometidos por ocasião dessas medidas e, principalmente, quais são os seus tipos e suas causas.

Por exemplo: a variabilidade dos resultados obtidos de dois ou mais hemogramas, feitos com a mesma amostra de sangue, pode ser maior que aquela encontrada entre dois hemogramas feitos antes e após o desjejum do paciente.[7] Isso deveria servir para maior atenção à qualidade do exame feito, pois o que se observa é a preocupação com a feitura do exame em jejum, com toda implicação social que isso acarreta.

A preocupação em colaborar com diferentes áreas para atentarem para seus instrumentos de medidas, bem como para os erros cometidos na mensuração, na padronização de leitores e na análise de qualidade de informações, resultou em uma série de publicações que são apresentadas nas referências bibliográficas a seguir.

• REFERÊNCIAS BIBLIOGRÁFICAS

1. Arantes GR, Ruffino-Netto A. Tendência da sub-notificação de casos no decorrer de uma epidemia de meningite meningocócica ocorrida no estado de São Paulo, no período de 1971/75. Rev Saúde Pública. 1977;11:182-7.
2. Braga JU, et al. Equivalência das reações cutâneas do PPD entre dois produtos comercializados no Brasil. Inf epidemiol SUS. 2000;9(3):179-87.

3. Breilh J, Granda E. Saúde na sociedade. São Paulo: Instituto de Saúde/SP-Abrasco; 1986.
4. Chauí M. Convite à filosofia. São Paulo: Ática; 1994.
5. Faria e Souza SJ, Barreto Filho AD, Ruffino-Netto A. Avaliação de erros em medidas na área de oftalmologia. Rev Ciência e Cultura. 1977;29:141.
6. Faria e Souza SJ, Barreto Filho AD, Ruffino-Netto A. Posição do olho na fenda palpebral. Rev Med HCFM- RP-USP. 1982;15:39-41.
7. Humerez DC, et al. Influência da ingestão alimentar sobre o hemograma. Rev Bras Enferm. 1975;28:54-9.
8. Machado M, Ruffino-Netto A. Variação dos resultados na verificação duplo-cega de frequência cardíaca, frequência de pulso e frequência respiratória. Rev Enferm Novas Dimens. 1975;1:75-80.
9. Pereira JC. Cientificismo "versus" ideologicismo. Rev Med HCFMRP-USP. 1982;15(4):editorial.
10. Pereira Cunha S, et al. Avaliação da maturidade fetal pelo estudo do líquido amniótico. I Risco de resultados falsos. Rev Assoc Med Bras. 1979;25:389-91.
11. Pereira Cunha S, et al. Avaliação da maturidade fetal pelo estudo do líquido amniótico. II Risco de resultados falsos pela associação dois a dois de parâmetros de maturidade. Rev Assoc Med Bras. 1980;26:11-3.
12. Puntel de Almeida MC, Pilegi Vinha VH, Ruffino-Netto A. Padronização de técnica de aplicação e leitura na prova tuberculínica. Rev Div Nac Tuberc. 1973;17:223-35.
13. Rotter-Pelá NT, Ruffino-Netto A. Concordância entre informações obtidas em entrevistas com puérperas e as anotadas em prontuário médico. Rev Med HCFMRP-USP. 1978;9:9-14.
14. Ruffino-Netto A. Qualidade dos dados na informação médica. Rev Saúde Pública São Paulo. 1984;18:69-70.
15. Ruffino-Netto A, et al. Avaliação de um serviço de abreugrafia dentro de um hospital universitário. Aspectos preventivos e de educação médica. Rev Med HCFMRP-USP. 1981;13:1-10.
16. Ruffino-Netto A, Sanches O, Arantes GR. Aplicação do método de Battacharya na análise de resultados do teste tuberculínico. Rev Saúde Pública de São Paulo. 1977;11:322-9.
17. Ruffino-Netto A, Teruel JR, Duarte GG. Análise dos erros nas leituras da prova tuberculínica I. Rev Serv Nac Tuberc. 1967;11:350-64.
18. Ruffino-Netto A, Teruel JR, Duarte GG. Análise dos erros nas leituras da prova tuberculínica II. Rev Serv Nac Tuberc. 1967;11:350-64.
19. Ruffino-Netto A, Teruel JR, Duarte GG. Métodos de avaliação de treinamento de pessoal paramédico para efetuar a prova tuberculínica. Rev Serv Nac Tuberc. 1968;12:355-66.
20. Sanches O, Arantes GR, Ruffino-Netto A. Probabilidades de classificação errada ao teste tuberculínico segundo critério em vigor. Suas implicações em Programas de Luta Antituberculosa. Rev Div Nac Tuberc. 1977;21:288-95.
21. Santos JC, et al. Comparação entre resultados de provas tuberculínicas feitas com tuberculinas diluídas no Brasil e na Dinamarca. Rev Med HCFMRP-USP. 1981;13:23-7.
22. Saporiti Angerami EK, et al. Variações nos resultados de mensuração da temperatura corporal. Rev Med HCFMRP-USP. 1982;15:27-32.
23. Tedesco JJA, et al. Criterios de classificación del sufrimiento fetal. Correlación entre el índice de Apgar y el pH de la sangre venosa fetal. Rev Esp Obstet Ginecol. 1977;36:137-41.
24. Teruel JR, Ruffino-Netto A, Duarte G. Standardization tuberculin test readers. Tubercle Lond. 1969;50:350-5.

4 Fontes dos dados epidemiológicos

Jair Licio Ferreira Santos

• INTRODUÇÃO

As informações de interesse epidemiológico dizem respeito a:

- Eventos vitais (nascimento e morte).
- População que deu origem a esses eventos.
- Classificações que caracterizam essa população (idade, sexo, estado civil, migração).
- Eventos que podem ocorrer aos indivíduos e que são relacionados à saúde (acidentes, doenças, condições ambientais).

Grande parte dos dados relativos a esses eventos é registrada contínua e sistematicamente. Por exemplo, nascimentos e óbitos devem, por força de lei, ser informados ao Registro Civil à medida que ocorrem, assim como as doenças de notificação compulsória devem ser informadas aos Centros de Vigilância Epidemiológica (CVE). Outra parte dos dados é alvo de averiguação e registro periódicos, como é o caso dos censos demográficos. Há uma parcela das informações que não possui registro sistemático nem periódico e que requer, para seu conhecimento, pesquisas especiais. Condições ambientais, doenças crônicas de pacientes não hospitalizados e acidentes não fatais são exemplos de informações cujos registros, quando existem, ficam restritos às necessidades meramente administrativas das respectivas instituições que lhes devem atenção. Neste capítulo, serão examinadas as fontes de dados epidemiológicos sob a perspectiva do evento, isto é, para cada evento de interesse será estudado como se dá o registro e, subsequentemente, sua divulgação. Antes, será estudado o surgimento dos sistemas de informações que abrigam essas atividades.

• UM POUCO DE HISTÓRIA

É antigo o interesse das sociedades em registrar os acontecimentos de importância para sua preservação: os nascimentos, os óbitos, os casamentos, as migrações. Além desses eventos se relacionarem com a renovação da espécie, há, desde tempos remotos, o interesse na contabilidade social, que envolve o conhecimento de quantos nascem (registros de nascimentos), de quantos morrem (registros dos óbitos) e de quantos permanecem vivos (censos demográficos). No Brasil, assim como em vários países, era tradição da Igreja Católica registrar os nascimentos, os casamentos e os óbitos que ocorriam na jurisdição de cada paróquia. Esses registros, que até hoje são de grande importância no estudo da demografia histórica, recebiam menções nas leis do poder público.[4] Como, naquela época, o Estado não mantinha um sistema de registros e existiam fortes relações com a Igreja, os registros paroquiais tinham todo o valor legal.[3] A organização do Registro Civil foi iniciada em 1870, e o primeiro ato legal que regulamentou o assentamento dos eventos vitais foi o Decreto de 7 de março de 1888. O Registro Civil de Pessoas Naturais era estruturado, como é até os dias de hoje, pelos cartórios que procedem aos registros de nascimentos, casamentos e óbitos.

A lei que estabelece as competências e as obrigatoriedades do Registro é a de número 6.015, de 31 de dezembro de 1973, aprimorada e regulamentada por leis subsequentes. Assim, quanto ao óbito, a lei estabelece, entre outros dispositivos, que:

> Art. 77. Nenhum sepultamento será feito sem certidão, do oficial de registro do lugar do falecimento, extraída após a lavratura do assento de óbito, em vista do atestado do médico, se houver no lugar, ou em caso contrário, de duas pessoas qualificadas que tiverem presenciado ou verificado a morte.
>
> § 1º Antes de proceder ao assento de óbito de criança de menos de 1 (um) ano, o oficial verificará se houve registro de nascimento, que, em caso de falta, será previamente feito.
>
> § 2º A cremação de cadáver somente será feita daquele que houver manifestado a vontade de ser incinerado ou no interesse da saúde pública e se o atestado de

> óbito houver sido firmado por 2 (dois) médicos ou por 1 (um) médico legista e, no caso de morte violenta, depois de autorizada pela autoridade judiciária.

Já no tocante aos nascimentos, a Lei n. 6.015 impõe que:

> Art. 50. Todo nascimento que ocorrer no território nacional deverá ser dado a registro, no lugar em que tiver ocorrido o parto ou no lugar da residência dos pais, dentro do prazo de quinze dias, que será ampliado em até três meses para os lugares distantes mais de trinta quilômetros da sede do cartório.

Um avanço importante para a devida obediência a essas normas foi conseguido com a Lei n. 9.534, de 1997, que assegura a gratuidade para o registro e para a obtenção das declarações:

> Art. 1º. O art. 30 da Lei n. 6.015, de 31 de dezembro de 1973, alterada pela Lei n. 7.844, de 18 de outubro de 1989, passa a vigorar com a seguinte redação:
>
> Art. 30. Não serão cobrados emolumentos pelo registro civil de nascimento e pelo assento de óbito, bem como pela primeira certidão respectiva.
>
> § 1º Os reconhecidamente pobres estão isentos de pagamento de emolumentos pelas demais certidões extraídas pelo cartório de registro civil.
>
> § 2º O estado de pobreza será comprovado por declaração do próprio interessado ou a rogo, tratando-se de analfabeto, neste caso, acompanhada da assinatura de duas testemunhas.
>
> § 3º A falsidade da declaração ensejará a responsabilidade civil e criminal do interessado. [...]

É, portanto, o Cartório do Registro Civil a instituição em que se originam as principais informações relativas ao nascimento e ao óbito. Tradicionalmente, os dados dos Cartórios eram encaminhados, por força de lei, ao Instituto Brasileiro de Geografia e Estatística (IBGE), onde eram consolidados, apurados e disponibilizados para os interessados. Porém, além dos grandes problemas de subenumeração (dados registrados, e por algum motivo, não contabilizados), sub-registro (dados efetivamente não registrados) e das questões relativas ao problemático fluxo de informações, perdurava o fato de que, pela natureza dos documentos, eles não poderiam ser os mais adequados para os objetivos dos estudos em saúde: faltavam informações sobre as condições biológicas do nascido vivo, das circunstâncias do nascimento e da mãe; faltava, ainda, um tratamento nacionalmente uniforme e mais adequado das informações relativas aos óbitos. Faltava, em suma, um sistema de informações voltado para a saúde mais do que, ou para além de, um sistema de registro dos eventos civis.

A aprovação da Lei de Gratuidade do Registro Civil (art. 30 da Lei n. 6.015) foi um passo à frente para a melhoria da qualidade do sistema. O resultado das apurações dos dados de nascidos vivos, por exemplo, apresentava sempre um sub-registro considerável; em parte, por causa do não registro propriamente dito, já que o custo de uma declaração poderia atingir uma porcentagem considerável do salário das pessoas de baixa renda; por outra parte, em razão do próprio fluxo das informações, consolidadas em listas trimestrais encaminhadas ao IBGE pelos cartórios.

Para responder a essas e outras questões, especialistas foram reunidos pelo Ministério da Saúde para, entre outros objetivos, proporem modificações no sistema em vigor. O grupo, denominado Grupo de Estatísticas Vitais do Ministério da Saúde (Gevims), estabeleceu as bases para a padronização da declaração de óbito e sua implantação, em âmbito nacional, como base do Sistema de Informações de Mortalidade (SIM).

Em 1989, foi realizado o Seminário Nacional sobre Informações, quando foram estabelecidas as bases normativas e operacionais para um Sistema de Informações sobre Nascidos Vivos. Surgia aí o instrumento Declaração de Nascido Vivo e os procedimentos normativos para a implantação do Sistema de Informações sobre Nascidos Vivos (Sinasc).

Esses sistemas não excluem o procedimento tradicional do registro em cartório, cujas certidões continuam sendo os documentos civis comprobatórios dos eventos, mas ampliam a qualidade das informações e melhoram seu fluxo. Foram criados e implantados, também, o Sistema de Informações de Agravos de Notificação (Sinan), em 1996, e o Sistema do Programa Nacional de Imunizações (Sipni).

Sob as diretrizes do Sistema Único de Saúde (SUS) e sua consequente municipalização, o Ministério da Saúde tem desenvolvido, como subsídio à sua implantação, uma política de estímulo ao uso da informação e da informática de forma descentralizada. Para isso, adotou iniciativas junto às secretarias de saúde estaduais e municipais visando à descentralização do uso do SIM, do Sinan e do Sinasc, financiou cursos de informação, Epidemiologia e informática e divulgou os programas Epi-Info e Epi-Map, de grande utilidade na manipulação das informações em saúde.

Os mecanismos para a implantação e manutenção dos sistemas em um Sistema Geral de Vigilância Epidemiológica são, basicamente, resultados de esforços político-administrativos dos gestores de saúde.

Esse processo vem avançando particularmente com a implantação da Norma Operacional Básica do Sistema Único de Saúde n. 01/1996, que instituiu a transferência de recursos para o desenvolvimento de atividades na área de Epidemiologia e, ainda, um Índice de Valorização de Resultados (IVR) para o aporte de recursos adicionais a esses níveis do sistema, com o objetivo de incentivar a obtenção de impacto positivo sobre as condições de saúde da população segundo critérios definidos pela Comissão Intergestora Tripartite. Essa comissão identificou cinco critérios para compor o IVR; entre eles, destaca-se o da implantação ou implementação dos sistemas de informação (SIM, Sinasc, Sinan e Sipni).

Essa iniciativa estimula as Secretarias Municipais de Saúde a se capacitarem rapidamente, a gerenciar e operar quatro sistemas de informação nacionais que coletam dados essenciais para o processo de decisão/ação, o que gera uma melhor perspectiva para o desenvolvimento dos sistemas locais, e consequentemente, para o aperfeiçoamento da vigilância epidemiológica do país.[2]

Para alcançar tais objetivos, foi atribuída ao Departamento de Informática do SUS (Datasus) a responsabilidade de "coletar, processar e disseminar informações sobre saúde", com atribuições importantes e específicas:

- Manutenção das bases nacionais do sistema de informações de saúde.
- Desenvolvimento e disseminação de sistemas de informação de saúde.
- Desenvolvimento, seleção e disseminação de tecnologias de informática para a saúde, adequadas ao país.
- Consultoria para a elaboração de sistemas de planejamento, controle e operação do SUS.
- Suporte técnico para informatização dos sistemas de interesse do SUS, em todos os níveis.
- Normatização de procedimentos, softwares e de ambientes de informática para o SUS.
- Apoio à capacitação das secretarias estaduais e municipais de saúde para a absorção dos sistemas de informações em seu nível de competência.
- Incentivo à formação de uma rede para intercâmbio e disseminação de informações de interesse do SUS via internet, BBS e outras formas complementares.

• NASCIMENTOS

O Sistema de Nascidos Vivos, gerenciado pelo Centro Nacional de Epidemiologia (Cenepi) do Ministério da Saúde, foi oficializado em 1990 e tem por objetivo registrar os nascimentos com um documento básico, padronizado nacionalmente, que deve ser gerado nos hospitais e em outras instituições de saúde onde se realizam partos e nos Cartórios de Registro Civil (no caso de partos em domicílio). Seu formulário-padrão, a Declaração de Nascido Vivo (DN – Figura 1), deve ser preenchido para todos os nascidos vivos no país. Deve-se entender por nascido vivo, segundo conceito definido pela OMS, todo produto da concepção que, independentemente do tempo de gestação, depois de expulso ou extraído do corpo da mãe, respire ou apresente outro sinal de vida, tal como batimento cardíaco, pulsação do cordão umbilical ou movimentos efetivos dos músculos de contração voluntária, estando ou não desprendida a placenta.

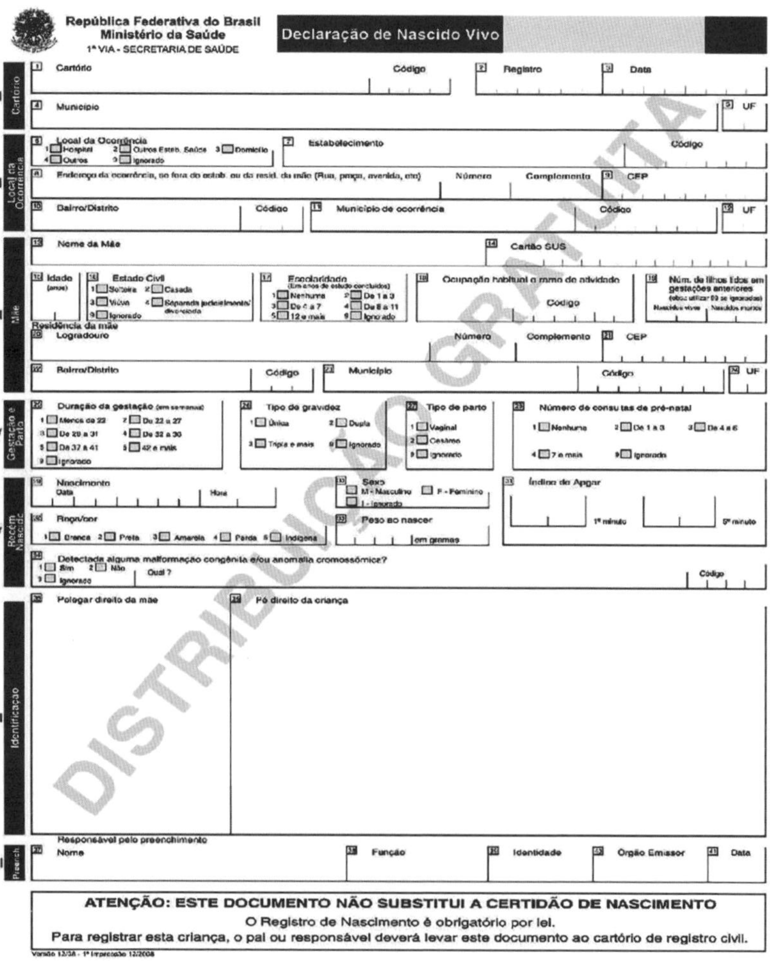
República Federativa do Brasil
Ministério da Saúde
1ª VIA - SECRETARIA DE SAÚDE

Declaração de Nascido Vivo

I Cartório
1 Cartório — Código | 2 Registro | 3 Data
4 Município | 5 UF

II Local da Ocorrência
6 Local da Ocorrência: 1 Hospital; 2 Outros Estab. Saúde; 3 Domicílio; 4 Outros; 9 Ignorado
7 Estabelecimento — Código
8 Endereço da ocorrência, se fora do estab. ou da resid. da mãe (Rua, praça, avenida, etc) — Número — Complemento | 9 CEP
10 Bairro/Distrito — Código | 11 Município de ocorrência — Código | 12 UF

III Mãe
13 Nome da Mãe | 14 Cartão SUS
15 Idade (anos)
16 Estado Civil: 1 Solteira; 2 Casada; 3 Viúva; 4 Separada judicialmente/divorciada; 9 Ignorado
17 Escolaridade (Em anos de estudo concluídos): 1 Nenhuma; 2 De 1 a 3; 3 De 4 a 7; 4 De 8 a 11; 5 12 e mais; 9 Ignorado
18 Ocupação habitual e ramo de atividade — Código
19 Núm. de filhos tidos em gestações anteriores (obs: utilizar 99 se ignorados) — Nascidos vivos — Nascidos mortos
Residência da mãe
20 Logradouro — Número — Complemento | 21 CEP
22 Bairro/Distrito — Código | 23 Município — Código | 24 UF

IV Gestação e Parto
25 Duração da gestação (em semanas): 1 Menos de 22; 2 De 22 a 27; 3 De 28 a 31; 4 De 32 a 36; 5 De 37 a 41; 6 42 e mais; 9 Ignorado
26 Tipo de gravidez: 1 Única; 2 Dupla; 3 Tripla e mais; 9 Ignorado
27 Tipo de parto: 1 Vaginal; 2 Cesáreo; 9 Ignorado
28 Número de consultas de pré-natal: 1 Nenhuma; 2 De 1 a 3; 3 De 4 a 6; 4 7 e mais; 9 Ignorado

V Recém-Nascido
29 Nascimento — Data — Hora
30 Sexo: M - Masculino; F - Feminino; I - Ignorado
31 Índice de Apgar — 1º minuto — 5º minuto
32 Raça/cor: 1 Branca; 2 Preta; 3 Amarela; 4 Parda; 5 Indígena
33 Peso ao nascer — em gramas
34 Detectada alguma malformação congênita e/ou anomalia cromossômica? 1 Sim; 2 Não; 9 Ignorado — Qual? — Código

VI Identificação
35 Polegar direito da mãe | 36 Pé direito da criança

VII Preench.
Responsável pelo preenchimento
37 Nome | 38 Função | 39 Identidade | 40 Órgão Emissor | 41 Data

ATENÇÃO: ESTE DOCUMENTO NÃO SUBSTITUI A CERTIDÃO DE NASCIMENTO
O Registro de Nascimento é obrigatório por lei.
Para registrar esta criança, o pai ou responsável deverá levar este documento ao cartório de registro civil.

FIGURA 1 Modelo de Declaração de Nascido Vivo.

Sua implantação ocorreu de forma gradual no país e, até 2001, em pelo menos um estado – Piauí – não havia ocorrido de forma completa. Mesmo assim, vem apresentando um volume maior de registros do que o publicado em anuários do IBGE, que trabalha com base nos dados de Cartórios de Registro Civil.

Os formulários de Declaração de Nascidos Vivos são pré-numerados, impressos em três vias e distribuídos às Secretarias Estaduais de Saúde pela Fundação Nacional de Saúde (Funasa), do Ministério da Saúde. Neles, existem campos para preenchimento que irão definir as condições do recém-nascido, bem como aspectos relevantes da mãe e do parto.

Na Figura 2 está representado o fluxo das Declarações de Nascidos Vivos, como recomendado pelo Ministério da Saúde. Embora esse fluxo possa variar de estado para estado, a recomendação é que a primeira via seja recolhida ativamente pelas Secretarias Estaduais ou Municipais de Saúde para processamento, e a segunda e a terceira vias sejam entregues aos familiares.

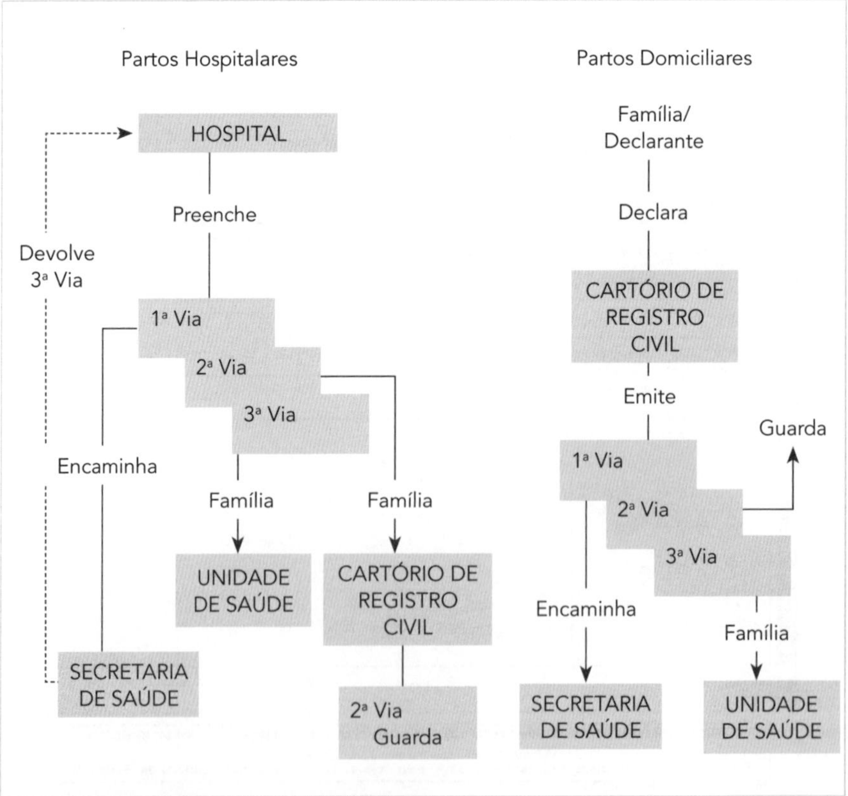

FIGURA 2 Fluxo da Declaração de Nascido Vivo.

Conforme mencionado, o IBGE continua processando as informações oriundas dos Cartórios de Registro Civil, isto é, o antigo sistema permanece ativo, apenas englobado pelo novo. Os dados de nascidos vivos podem ser obtidos nas seguintes fontes:

- Publicações do IBGE, impressas ou em meio eletrônico.
- Página do IBGE: www.ibge.gov.br.
- Página do Datasus: www.datasus.gov.br.
- Página do Sinasc da Funasa: www.funasa.gov.br.
- Cd-roms fornecidos pela Funasa ou Datasus.
- Em sistemas locais, municipais ou estaduais, como a Fundação Seade, em São Paulo (www.seade.gov.br) e no site da Secretaria de Saúde do Estado (em São Paulo, www.saude.sp.gov.br).
- Por solicitação direta a essas instituições.

• ÓBITOS

O tradicional conceito de morte vem sendo revisto continuamente, sobretudo em consequência do desenvolvimento dos transplantes de órgãos. A Sociedade Brasileira de Neurologia, entre outras organizações, promoveu reuniões e debates específicos para essa discussão e concluiu:

> A definição tradicional de morte clínica tornou-se inadequada a partir dos avanços da medicina, como a ressuscitação cardíaca, a circulação extracorpórea e os respiradores artificiais. Passou-se então a aceitar como conceito de morte o da morte encefálica (ME), inclusive com o respaldo da maior parte das autoridades civis e religiosas. Assim, em 1958, o Papa Pio XII reconheceu que o pronunciamento sobre a morte é responsabilidade da Medicina e não da Igreja ao declarar: "concerne ao médico dar uma precisa e clara definição sobre morte e do momento em que ela ocorreu". É interessante assinalar que alguns autores consideram a morte como um processo e não como um evento e, portanto, não pode ser determinada como ocorrendo em um momento definido. Por isso talvez seja mais correto determinar critérios de que a morte ocorreu.[3]

O conceito vigente no Brasil, do ponto de vista legal, é o de morte encefálica, regulamentado pelo Conselho Federal de Medicina pela Resolução n. 1.346/1991.

O documento básico para o Sistema de Informações de Mortalidade é a Declaração de Óbito. O modelo atual teve gradual evolução, desde os documentos antigos em via única, passando pelo modelo de duas vias, de 1934 – fruto do empenho de Geraldo Horácio de Paula Souza –, quando uma via permanecia registrada em cartório e a outra seguia para os departamentos de estatística.[3]

Desde 1950, o Brasil adota o modelo usado internacionalmente (Figura 3), o que possibilita comparações entre países, além da troca de informações e críticas para o contínuo aperfeiçoamento. A partir de 1975, juntamente com a criação do Sistema de Informações de Mortalidade do Ministério da Saúde (SIM), o documento foi padronizado nacionalmente, substituindo os mais de 40 tipos então em uso no país. No caso de perdas fetais, perdas fetais tardias

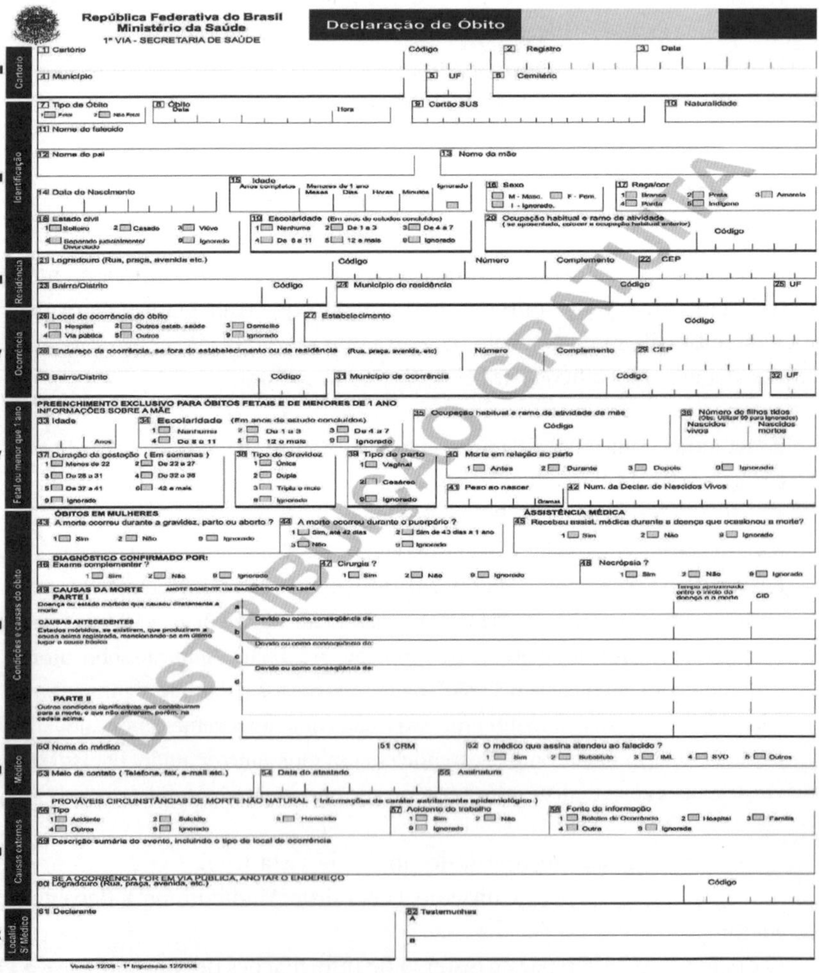

FIGURA 3 Modelo de Declaração de Óbito.

(natimortos) e óbitos de menores de 1 ano, há um bloco específico na declaração para abrigar informações sobre a mãe, suas condições e condições do parto.

Uma grande melhoria para o SIM foi a informatização ocorrida na década de 1990. Não apenas a qualidade do registro das informações foi muito beneficiada, mas, sobretudo, o registro eletrônico veio resolver outro entrave sério do sistema: a codificação da causa básica de morte. Essa codificação exige profissionais especialmente treinados, raramente disponíveis nas milhares de Secretarias Municipais de Saúde.

Com o apoio contínuo do Centro Brasileiro de Classificação de Doenças (CBCD) - centro colaborador da Organização Mundial de Saúde localizado na Faculdade de Saúde Pública da Universidade de São Paulo –, foi recentemente acoplado ao SIM um sistema informatizado de seleção da causa de óbito que permite o uso em todos os níveis do sistema de saúde. Todas as Secretarias Municipais de Saúde, gradativamente, devem implantar e operar o novo sistema.

O fluxo das informações obtidas com a declaração pode variar de estado para estado, mas a recomendação do Ministério da Saúde é que a primeira via do documento seja recolhida pelas Secretarias de Saúde (dos estados ou municípios) para processamento. As outras duas vias devem ser entregues aos familiares da pessoa falecida, para registro em Cartórios de Registro Civil (Figura 4).

O registro em cartório é obrigatório por lei, como visto no exame da Lei n. 6.015 de 1973, e necessário para o sepultamento (art. 77). Mesmo assim, um grande número de óbitos não é registrado, sobretudo nas regiões Norte e Nordeste, podendo atingir até 20% do total de mortes nessas regiões.

O processamento dos dados se dá nas Secretarias Estaduais, onde as causas básicas são codificadas e os dados passam por críticas de consistência. Das Secretarias, as informações seguem para o Ministério da Saúde, que as reorganiza segundo o estado de residência dos falecidos.

O IBGE continua processando os dados do Registro Civil com base nas informações dos cartórios, e as informações sobre óbitos podem ser obtidas das seguintes fontes:

- Publicações do IBGE, impressas ou em meio eletrônico.
- Página do IBGE: www.ibge.gov.br.
- Página do Datasus: www.datasus.gov.br.
- Página do Sinasc da Funasa: www.funasa.gov.br.
- Cd-roms fornecidos pela Funasa ou Datasus.
- Em sistemas locais, municipais ou estaduais, como a Fundação Seade, em São Paulo (www.seade.gov.br) e no site da Secretaria de Saúde do Estado (em São Paulo, www.saude.sp.gov.br).
- Por solicitação direta a essas instituições.

Ao se obter informações em sistemas locais ou municipais, deve-se estar atento a possíveis imprecisões, já que eles não fazem correções nos dados segundo a residência do falecido, o que é feito apenas em âmbito estadual ou no IBGE.

• FONTES DE DADOS POPULACIONAIS

Os dados de população necessários são obtidos por três vias de diferentes naturezas: os censos demográficos, as projeções ou estimativas populacionais e as pesquisas domiciliares.

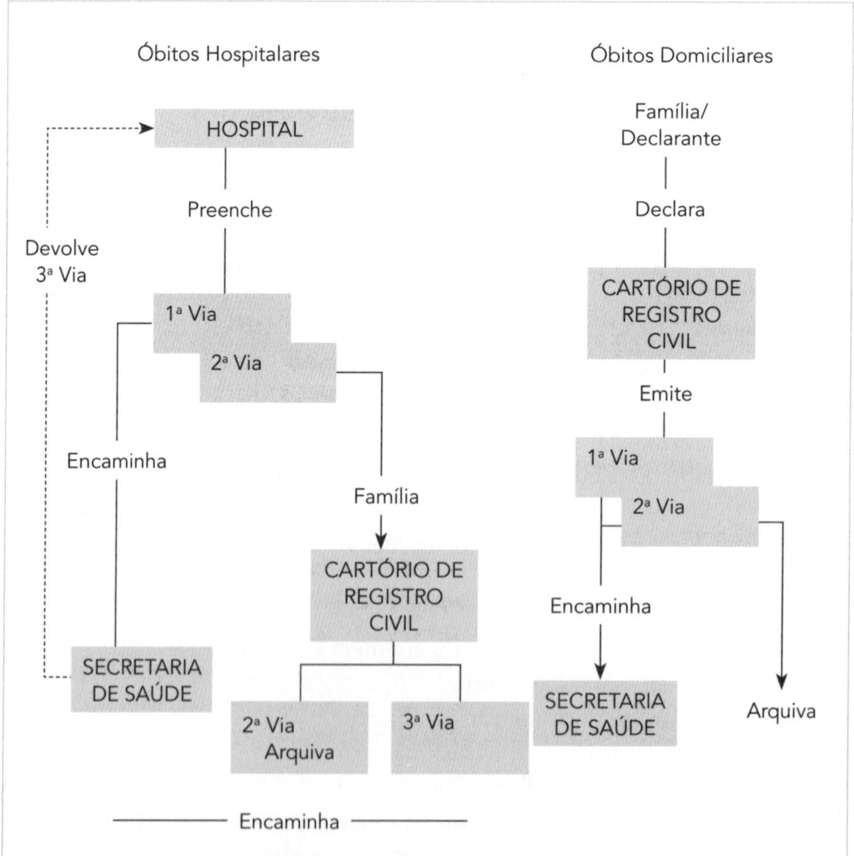

FIGURA 4 Fluxo da declaração de óbitos. Fonte: *Manual de Instruções para o Preenchimento da Declaração de Óbito*, 1996.

Conforme visto anteriormente, a preocupação com o conhecimento do contingente populacional é bastante antiga. No Império Romano, eram realizados levantamentos semelhantes às contagens populacionais de hoje, porém parciais, cobrindo apenas grupos específicos. Os objetivos eram militares, administrativos (fiscais) ou para fins de divisão de terras.[3]

Censos demográficos

A Organização das Nações Unidas, logo após o seu estabelecimento, criou o Comitê dos Censos das Américas,[6] que recomendou diretrizes básicas para a simultaneidade e a uniformidade de conceitos nos censos das nações americanas. O Brasil já havia adotado padrões internacionais no recenseamento de 1940. Antes disso, foram realizados censos nacionais em 1872, 1890, 1900 e 1920.[4]

Desde 1940, os censos demográficos são decenais, nos anos terminados em zero. Apenas o recenseamento que seria realizado em 1990, por dificuldades político-financeiras, foi adiado para 1991, sendo a periodicidade normal retomada em 2000.

Os censos trazem um grande volume de informações, já que, em princípio, cada domicílio do país é visitado e todos os dados são consolidados, verificados e informados. Outros dados referentes às famílias, à mortalidade e à fecundidade são coletados em uma amostra dos domicílios. As informações são divulgadas sob várias formas (meio impresso, internet, meio eletrônico). O censo de 2000, por exemplo, teve um plano de divulgação que se iniciou em dezembro de 2000, com os resultados preliminares, e foi concluído no quarto trimestre de 2003, com os resultados sobre nupcialidade, fecundidade, famílias e domicílios.

Basicamente, são informados os resultados que dizem respeito a:

- Características dos domicílios: localização, tipo e estrutura do domicílio, material utilizado na construção, número de cômodos e dormitórios, condição de ocupação, abastecimento de água, esgotamento sanitário, destino do lixo, iluminação elétrica, bens duráveis.
- Características dos indivíduos: sexo, idade, religião, cor, raça, nacionalidade, naturalidade e condição de residência (morador ou não do domicílio de entrevista).
- Características das famílias: composição da família e relação de parentesco.
- Características educacionais: alfabetização, nível de instrução, espécie de cursos.
- Características da mão de obra: ocupação, posição na ocupação, ramo de atividade, carteira de trabalho, horas trabalhadas, rendimento, contribuição previdenciária, procura de trabalho e trabalho anterior.

- Mortalidade, fecundidade e migração.

Os resultados ficam disponíveis na página do IBGE na internet, nos escritórios do IBGE e em várias bibliotecas universitárias.

Pesquisa Nacional por Amostra de Domicílios (Pnad)

A Pnad é realizada a cada ano intercensitário e, excluído o ano de 1994, cobre todo o período de 1967 até os dias correntes. É realizada por meio de amostragem estratificada de um grande número de domicílios (115 mil em 1999, cerca de 127 mil em 2001), que cobrem todo o território brasileiro, excluindo, até 1994, a zona rural da Região Norte, porém incluindo a zona rural do estado de Tocantins. Desde 2004 a cobertura passou a ser nacional e a partir de 2011 a pesquisa é realizada de forma contínua.

Um aspecto importante da Pnad é que, além de informar sobre a demografia da população (estrutura etária e sexo), ainda fornece outras características como educação, trabalho, rendimento e habitação. Periodicamente, inclui dados de migração, fecundidade e nupcialidade.

De especial interesse são as Pnads de 1998 e de 2003 que elegeram a saúde como tema especial, abordando questões relevantes sobre serviços de saúde, acesso e utilização, sistemas suplementares de assistência e mercado de trabalho.

As publicações da Pnad podem ser encontradas na página do IBGE e nos seus escritórios em várias cidades.

Projeções populacionais

Por força de lei, o IBGE deve processar anualmente estimativas populacionais de cada município brasileiro, para efeito de repasse do fundo de Participação dos Municípios. Como visto, os censos são realizados apenas a cada 10 anos, já que se constituem em operações gigantescas e muito dispendiosas.

Realizadas com base em dados censitários ou de pesquisas amostrais, essas projeções estão disponíveis na página do IBGE. Convém ainda mencionar outras organizações que realizam projeções e estimativas. No caso do estado de São Paulo, a Fundação Seade as calcula por técnicas diferentes das utilizadas pelo IBGE, já que dispõe de informações mais pormenorizadas e específicas para o estado.

Dados de morbidade

As informações sobre a morbidade das populações são de grande interesse para o administrador e para o pesquisador em saúde. Permitem avaliar a incidência e a prevalência das doenças, suas eventuais consequências, as ocorrências de traumatismos e sequelas decorrentes de acidentes, envenenamentos e violências.

Diferentemente dos nascimentos e dos óbitos, não existe, nesse caso, a obrigatoriedade de registro, a não ser nos casos de doenças de notificação compulsória. Há que se recorrer às várias fontes de registro desses dados, por exemplo:

- O registro das notificações compulsórias de doenças.
- Os dados de internações hospitalares.
- Os registros médicos de assistência institucional (ambulatórios, laboratórios, indústrias e escolas).
- Os registros de algumas doenças específicas, como câncer.
- Os próprios registros de óbitos, por meio dos estudos de causas da mortalidade.
- Os inquéritos de morbidade.

Doenças de notificação compulsória – Sinan

A maioria das sociedades elege, segundo suas prioridades, uma lista de doenças cuja notificação é compulsória. Em geral, são doenças muito graves ou problemáticas do ponto de vista da saúde pública. No Brasil, a compulsoriedade da notificação é regida pela Lei Federal n. 6.259, de 1975. Periodicamente, por força dessa lei, o Ministério da Saúde pode refazer e atualizar a lista por meio de portaria. A última atualização nacional é de fevereiro de 2006, na qual são elencadas as doenças de notificação obrigatória, além dos agravos inusitados à saúde. No Brasil, a Portaria n. 204, de 17 de fevereiro de 2016, define o conjunto de doenças/eventos de notificação compulsória, mostrados na Tabela 1.

TABELA 1 DOENÇAS/EVENTOS DE NOTIFICAÇÃO COMPULSÓRIA NO BRASIL

N.	DOENÇA OU AGRAVO (ORDEM ALFABÉTICA)	PERIODICIDADE DE NOTIFICAÇÃO			
		IMEDIATA (ATÉ 24 HORAS) PARA*			SEMANAL*
		MS	SES	SMS	
1	Acidente de trabalho com exposição a material biológico				X
	Acidente de trabalho: grave, fatal e com crianças e adolescentes			X	

(continua)

TABELA 1 DOENÇAS/EVENTOS DE NOTIFICAÇÃO COMPULSÓRIA NO BRASIL (*CONTINUAÇÃO*)

N.	DOENÇA OU AGRAVO (ORDEM ALFABÉTICA)	PERIODICIDADE DE NOTIFICAÇÃO			
		IMEDIATA (ATÉ 24 HORAS) PARA*			SEMANAL*
		MS	SES	SMS	
2	Acidente por animal peçonhento			X	
3	Acidente por animal potencialmente transmissor da raiva			X	
4	Botulismo	X	X	X	
5	Cólera	X	X	X	
6	Coqueluche		X	X	
7	a. Dengue – casos				X
	b. Dengue – óbitos	X	X	X	
8	Difteria		X	X	
9	Doença de Chagas aguda		X	X	
10	Doença de Creutzfeldt-Jakob (DCJ)				X
11	Doença invasiva por *Haemophilus influenza*		X	X	
	Doença meningocócica e outras meningites		X	X	
12	Doenças com suspeita de disseminação intencional: antraz pneumônico, tularemia e varíola	X	X	X	
13	Doenças febris hemorrágicas emergentes/ reemergentes: arenavírus, Ebola, Marburg, Lassa e febre purpúrica brasileira	X	X	X	
14	Doença aguda pelo vírus Zika				X
	Doença aguda pelo vírus Zika em gestante		X	X	
	Óbito com suspeita de doença pelo vírus Zika	X	X	X	
15	Esquistossomose				X
16	Evento de Saúde Pública (ESP) que se constitua ameaça à saúde pública (ver definição no art. 2° desta portaria)	X	X	X	
17	Eventos adversos graves ou óbitos pós-vacinação	X	X	X	
18	Febre amarela	X	X	X	

(*continua*)

TABELA 1 DOENÇAS/EVENTOS DE NOTIFICAÇÃO COMPULSÓRIA NO BRASIL (*CONTINUAÇÃO*)

N.	DOENÇA OU AGRAVO (ORDEM ALFABÉTICA)	PERIODICIDADE DE NOTIFICAÇÃO			
		IMEDIATA (ATÉ 24 HORAS) PARA*			SEMANAL*
		MS	SES	SMS	
19	Febre de Chikungunya				X
	Febre de Chikungunya em áreas sem transmissão	X	X	X	
	Óbito com suspeita de febre de Chikungunya	X	X	X	
20	Febre do Nilo Ocidental e outras arboviroses de importância em saúde pública	X	X	X	
21	Febre maculosa e outras riquetisioses	X	X	X	
22	Febre tifoide		X	X	
23	Hanseníase				X
24	Hantavirose	X	X	X	
25	Hepatites virais				X
26	HIV/aids – infecção pelo vírus da imunodeficiência humana ou síndrome da imunodeficiência adquirida				X
27	Infecção pelo HIV em gestante, parturiente ou puérpera e criança exposta ao risco de transmissão vertical do HIV				X
28	Infecção pelo vírus da imunodeficiência humana (HIV)				X
29	Influenza humana produzida por novo subtipo viral	X	X	X	
30	Intoxicação exógena (por substâncias químicas, incluindo agrotóxicos, gases tóxicos e metais pesados)				X
31	Leishmaniose tegumentar americana				X
32	Leishmaniose visceral				X
33	Leptospirose			X	
34	Malária na região amazônica				X
	Malária na região extra-amazônica	X	X	X	
35	Óbito: infantil e materno				X
36	Poliomielite por poliovírus selvagem	X	X	X	
37	Peste	X	X	X	

(continua)

TABELA 1 DOENÇAS/EVENTOS DE NOTIFICAÇÃO COMPULSÓRIA NO BRASIL (*CONTINUAÇÃO*)

N.	DOENÇA OU AGRAVO (ORDEM ALFABÉTICA)	PERIODICIDADE DE NOTIFICAÇÃO			
		IMEDIATA (ATÉ 24 HORAS) PARA*			SEMANAL*
		MS	SES	SMS	
38	Raiva humana	X	X	X	
39	Síndrome da rubéola congênita	X	X	X	
40	Doenças exantemáticas: sarampo e rubéola	X	X	X	
41	Sífilis: adquirida, congênita e em gestante				X
42	Síndrome da paralisia flácida aguda	X	X	X	
43	Síndrome respiratória aguda grave associada a coronavírus SARS-CoV e MERS-CoV	X	X	X	
44	Tétano: acidental e neonatal			X	
45	Toxoplasmose gestacional e congênita				X
46	Tuberculose				X
47	Varicela – caso grave internado ou óbito		X	X	
48	Violência doméstica e/ou outras violências				X
	Violência sexual e tentativa de suicídio			X	

Informação adicional: notificação imediata ou semanal seguirá o fluxo de compartilhamento entre as esferas de gestão do SUS estabelecido pela SVS/MS.
MS: Ministério da Saúde; SES: Secretaria Estadual de Saúde; SMS: Secretaria Municipal de Saúde. A notificação imediata no Distrito Federal é equivalente à SMS.
Fonte: http://bvsms.saude.gov.br/bvs/saudelegis/gm/2016/prt0204_17_02_2016.html.

Os Estados podem, conforme o contexto epidemiológico local, adicionar outras doenças à lista, que as tornam notificação compulsória em seu território. Por exemplo, no Estado de São Paulo, pela Resolução n. SS-20, de 22 de fevereiro de 2006, devem também ser notificados os casos de acidentes provocados por animal peçonhento, tétano neonatal e tracoma.

O Sistema de Informação de Agravos de Notificação foi criado em 1990, concebido e desenvolvido pelo Centro Nacional de Epidemiologia, com o apoio técnico do Datasus. O sistema foi planejado para ser operado nas Unidades de Saúde, mas pode, no caso de municípios que não dispõem de recursos de microcomputação, ser igualmente operado nas Secretarias Municipais ou Estaduais de Saúde.

Ainda não existe, na prática, um fluxo único para documentos e informações do Sinan. Entretanto, o Ministério da Saúde recomenda um fluxo padrão para qualquer tipo de caso notificado. As fichas de notificação devem ser preenchidas nas unidades assistenciais, que retêm uma cópia e enviam a outra para os serviços de vigilância epidemiológica responsáveis pelo recebimento. Outra ficha, a de investigação, deve ser digitada na própria unidade (ou nas Secretarias), e os dados, enviados por meio magnético para os âmbitos estadual e federal.

Os dados do Sinan, processados no âmbito federal, são disponibilizados no Boletim Epidemiológico do SUS e no Portal da Saúde do Ministério da Saúde (http://portalsinan.saude.gov.br/).

Igualmente, no plano internacional, é importante registrar as informações sobre as doenças que migram de um país para outro, ou mesmo entre os continentes. Na história da humanidade, as doenças transmissíveis sempre acompanharam os viajantes em seus deslocamentos, o que se torna especialmente relevante nas últimas décadas, diante do grande aumento de deslocamentos nacionais e internacionais. Por exemplo, mesmo com a queda no número de passageiros observada no primeiro trimestre de 2009, a Organização Mundial de Turismo contabiliza 247 milhões de chegadas turísticas. Note-se que, aqui, não se contam os deslocamentos por serviço, transporte de carga e outros. Esse número significa que, em média, a cada dia do trimestre, viajaram 2 milhões de pessoas. Mais ainda, esses deslocamentos são rápidos, já que viagens entre continentes são completadas em questão de horas. Compreende-se, então, porque a pandemia de Influenzae de 1918 demorou meses para chegar da Europa ao continente americano, enquanto os atuais deslocamentos de epidemias ocorrem em dias ou semanas.

As primeiras regras sanitárias para fronteiras foram estabelecidas ainda no século XIX, deram origem ao Código Sanitário Internacional de 1924, e têm sido aprimoradas desde então. Atualmente, estão em vigor as normas do Regulamento Sanitário Internacional de 1969, revisadas em 2005 e aprovadas pela 58ª Assembleia Mundial de Saúde. Enquanto o regulamento anterior era dirigido a apenas três enfermidades infecciosas (cólera, peste e febre amarela), o novo regulamento contempla os desafios da nova realidade internacional: aplica-se às doenças (mesmo as de causas desconhecidas), independentemente da origem ou fonte, que representam algum dano de monta aos seres humanos. Dirige o foco de atenção aos pontos frágeis da detecção e resposta aos surtos e epidemias surgidos nas últimas décadas.

Dados de registros hospitalares

Há que se tomar algum cuidado ao utilizar as estatísticas hospitalares como indicadoras da morbidade de uma população, pois são seletivas (produzem informações apenas para as doenças que requeiram internação) e incompletas (nem todo paciente que necessita de internação é internado realmente) e nem sempre há controle sobre a que população se referem.

Mesmo assim, são de grande valor, refletindo, do ponto de vista epidemiológico, o impacto das doenças que exigiram internações. Segundo as últimas informações, cobrem 70% das internações realizadas no país (Funasa, *Guia de Vigilância Epidemiológica*, Cap. 3) e possibilitam, ainda, estudos do tipo caso-controle e de seguimentos de coortes.

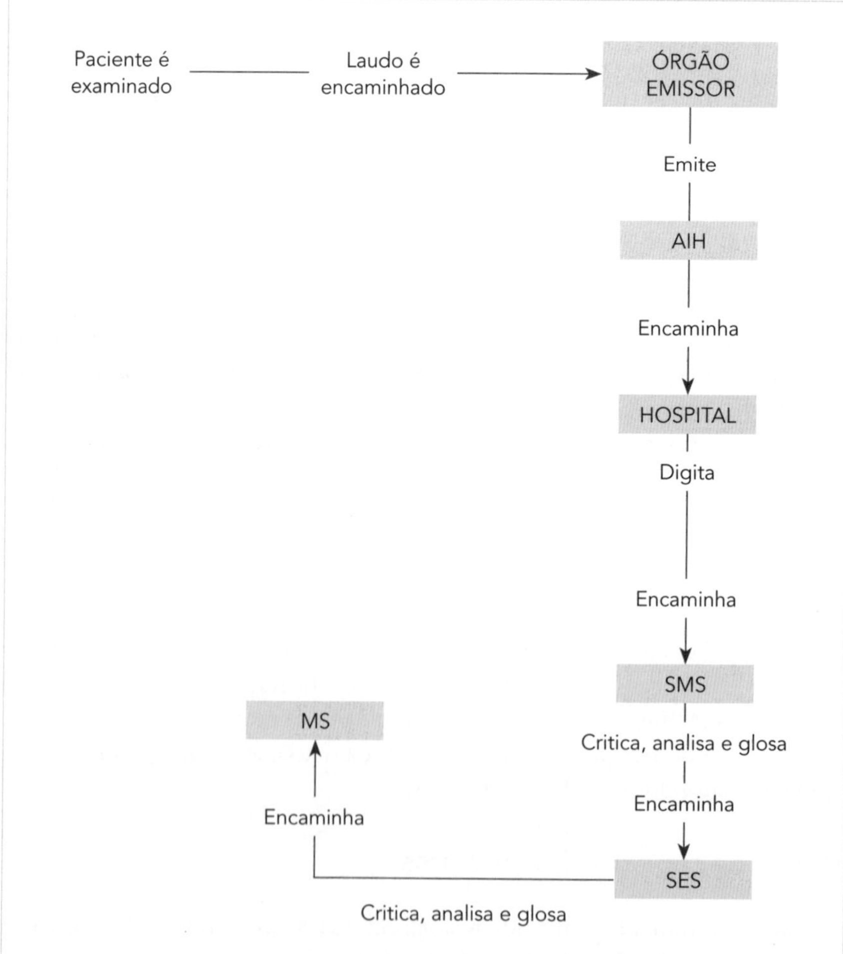

FIGURA 5 Fluxo da Autorização para Internação Hospitalar (AIH).

É importante notar que, no formulário de internação, a doença é codificada segundo a última revisão da Classificação Internacional de Doenças, o que permite o rigor da definição e a comparabilidade para fins epidemiológicos.

O fluxo das informações contidas nas Autorizações para Internação Hospitalar é bastante controlado e segue basicamente o caminho descrito na Figura 5. Desde 1995, as informações são tabuladas também por local de residência, além do local de internação, que existe desde 1984. Ambas as séries estão disponíveis na página do Datasus.

Registro de neoplasias

Atualmente, existem registros de câncer de base populacional em todos os estados brasileiros, com exceção do Amapá. São instituições que coletam as informações dos pacientes acometidos por câncer, residentes em uma área delimitada. Esses registros são sistemas de coleta, processamento e análise de informações classificadas por localização primária do tumor. Como são registros permanentes, suas informações possibilitam a quantificação dos casos novos ocorridos em um intervalo de tempo, fatores locais e ambientais associados à incidência, características dos pacientes, estudos de tendência e outras abordagens epidemiológicas.

O Instituto Nacional do Câncer (Inca), do Ministério da Saúde, consolida as informações dos vários registros e elabora, a cada ano, estimativas de incidência das neoplasias malignas por localizações específicas. As informações e análises estão disponíveis na página do Inca: http://www.inca.gov.br.

• REFERÊNCIAS BIBLIOGRÁFICAS

1. Brasil. Ministério da Saúde, Fundação Nacional da Saúde (Funasa). Manual de instruções para o preenchimento da declaração de óbito. 3.ed. Brasília; 2001. Disponível em: http://bvsms.saude.gov.br/bvs/publicacoes/manual_declaracao_obitos.pdf. Acessado em: 26 mar. 2018.
2. Laurenti R, Mello Jorge MHP. Conselho Regional de Medicina do Estado de São Paulo. O atestado de óbito. São Paulo: Cremesp; 2015. 154p.
3. Laurenti R, Mello Jorge MHP, Lebrão ML, Gotlieb S. Estatística de Saúde. São Paulo: EPU; 2005.
4. Levy MSF. Natureza e fonte dos dados demográficos. In: Santos JLF, Levy MSF, Szmrecsanyi T. Dinâmica da população. São Paulo: T. A. Queiroz; 1980. p. 86-102.
5. Mello Jorge MHP, et al. O Sistema de Informação sobre Nascidos Vivos – Sinasc. In: Série Divulgação (n. 7), Centro da OMS para a Classificação de Doenças em Português, Núcleo de Estudos em População e Saúde – Neps/USP. São Paulo; 1992.
6. United Nations. Statistical Office. Handbook of population census methods. Series F, n. 5. New York; 1958.

5 Representação tabular e gráfica

Afonso Dinis Costa Passos

Uma vez cumpridas as etapas de coleta e apuração dos dados de uma pesquisa, eles devem ser representados de maneira a facilitar a visualização e a interpretação. Isso é conseguido por meio da construção de tabelas e gráficos capazes de organizar e resumir aquilo que os dados possam apresentar de mais relevante.

• REPRESENTAÇÃO TABULAR

Os princípios que regem a construção de tabelas, bem como os detalhes técnicos da sua elaboração, estão padronizados pela Fundação Instituto Brasileiro de Geografia e Estatística (IBGE), constando da publicação intitulada Normas de Apresentação Tabular.[3]

Com base nessa padronização e à guisa de orientação geral, serão aqui reproduzidas as principais características de uma tabela. Para obtenção de outros detalhes e complementos, recomenda-se a leitura das normas em sua totalidade.

Como regra, uma tabela deve ser simples e autoexplicativa. Em nome da simplicidade, recomenda-se a construção de diversas tabelas pequenas em vez de uma única que contenha grande quantidade de dados. É recomendável evitar o uso de múltiplas variáveis, limitando a três em cada tabela.

Uma tabela é formada por constituintes classificados em essenciais e complementares. Os essenciais são:

- Título: é a indicação localizada na parte superior da tabela, antecedendo-a. Deve ser claro e conciso, definindo com precisão o que está sendo representado, bem como o local e a época de ocorrência (o que, onde e quando).
- Corpo: é o conjunto de linhas e colunas que contém as informações colocadas vertical ou horizontalmente. O espaço delimitado pelo cruzamento de uma linha com uma coluna recebe as denominações casa, casela ou célula, devendo sempre ser preenchido por um valor numérico ou por um sinal convencional.
- Cabeçalho: é a parte superior da tabela, na qual são indicados os conteúdos das colunas.
- Coluna indicadora: é a parte da tabela que define o conteúdo das linhas.

Os constituintes complementares da tabela são a fonte, as notas e as chamadas, localizadas abaixo, em rodapé.

- Fonte: é a indicação da origem primária dos dados, sejam eles derivados de uma entidade ou organização (Secretaria, Ministério, Fundação etc.) ou de uma publicação de um ou mais autores.
- Notas: são informações gerais que visam a esclarecer aspectos relativos ao conteúdo da tabela ou à metodologia utilizada na obtenção dos dados. Podem ser numeradas ou utilizar algum símbolo, como o asterisco.
- Chamadas: são informações específicas sobre alguma parte da tabela, geralmente utilizadas para complementar informações sobre os dados numéricos. Comumente, as chamadas utilizam algarismos arábicos, colocados na parte que se deseja destacar.

Linhas horizontais são usadas nas partes superior e inferior da tabela, fazendo o seu fechamento. Lateralmente, sugere-se que a tabela permaneça aberta, sem a utilização de linhas verticais à direita e à esquerda. No corpo da tabela, é facultativo o uso de linhas verticais para separar as colunas.

O conteúdo dos cabeçalhos principais e da coluna indicadora deve ser grafado em letras maiúsculas.

Os símbolos |– ou –| devem ser utilizados em intervalos semiabertos que representem variáveis quantitativas. Assim, a representação 0 |– 10 significa que o intervalo contém todos os valores compreendidos entre zero e dez, incluindo o zero e excluindo o dez. Alternativamente, uma representação 11 –| 20 significa a inclusão de todos os valores entre 11 e 20, porém excluindo o 11 e incluindo o 20.

O preenchimento das casas deve obedecer a certas normas, utilizando a seguinte padronização:

- 0 ou 0,0 ou 0,00: quando o valor numérico a ser representado for muito pequeno, não alcançando cifras iguais a 1; 0,1; 0,01. Quando são utilizadas casas decimais, o número dessas casas deve ser mantido constante em todos os valores apresentados.
- – (hífen): quando o valor correspondente for nulo.
- ... (reticências): quando não se dispuser do dado.
- x (letra x): quando o dado for omitido, para evitar a individualização da informação.
- Os totais devem ser sempre mostrados e destacados.

Mantidos os princípios gerais enumerados, a construção de uma tabela comporta uma grande diversidade de opções. A Tabela 1, que incorpora algumas alterações com finalidades didáticas, exemplifica essa diversidade.

TABELA 1 GRAU DE RESISTÊNCIA DO *PLASMODIUM FALCIPARUM* EM PACIENTES SUBMETIDOS A TRATAMENTO COM CLOROQUINA, AMODIAQUINA E SULFAPIRIMETAMINA

DROGA / GRAU DE RESISTÊNCIA*	CLOROQUINA			AMODIAQUINA			SULFAPIRIMETAMINA		
	Nº	%	% AC[1]	Nº	%	% AC[1]	Nº	%	% AC[1]
S/R1	13	43,3	43,3	15	41,7	41,7	20	66,7	66,7
R1	9	30,0	73,3	7	19,4	61,1	6	20,0	86,7
R2	8	26,7	100,0	11	30,6	91,7	4	13,3	100,0
R3	–	100,0	100,0	3	8,3	100,0	–	–	100,0
TOTAL	30[2]	100,0	100,0	36	100,0	100,0	30	100,0	100,0

* Graus de resistência baseados na prova de sete dias, padronizada pela Organização Mundial da Saúde (S/R1 = sensível ou resistente grau 1; R1 = resistente grau 1; R2 = resistente grau 2; R3 = resistente grau 3).
[1] Percentual acumulado.
[2] Excluído um participante que apresentou intolerância ao medicamento.
Fonte: Passos et al.[11]

• REPRESENTAÇÃO GRÁFICA

Para apresentar dados de maneira sintética e objetiva, facilitando a observação e a compreensão, utilizam-se diferentes tipos de gráficos ou diagramas.

A construção de tais instrumentos deve obedecer a alguns princípios gerais, sintetizados a seguir com base em publicação do Centers for Disease Control (CDC) de Atlanta:[15]

- Os gráficos mais simples são os mais efetivos. Não devem ser utilizadas mais linhas ou símbolos do que aqueles que possam ser facilmente seguidos pela vista. Todo gráfico deve ser autoexplicativo.
- Da mesma maneira que as tabelas, os gráficos devem conter título e fonte, podendo também incluir notas explicativas. O título pode ser colocado tanto na parte superior como na inferior do gráfico.
- Quando mais de uma variável for mostrada, cada uma deverá ser claramente diferenciada com o uso de legendas.
- As linhas coordenadas devem se restringir àquelas realmente necessárias à facilitação da leitura.
- As linhas do gráfico em si devem ser mais fortes do que as linhas coordenadas.
- A frequência (variável dependente) é geralmente representada na escala vertical (ordenadas), e o método de classificação (variável independente) é mostrado na escala horizontal (abscissas).
- Em uma escala aritmética, incrementos iguais devem representar unidades numéricas iguais.
- As divisões das escalas devem ser claramente indicadas, assim como as unidades nas quais as escalas são divididas. Para evitar distorções na representação dos dados, os comprimentos dos eixos das ordenadas e das abscissas devem guardar entre si uma relação de igualdade (1:1) ou próxima disso.
- Como regra geral, a escala vertical deve sempre iniciar no ponto zero. Eventualmente, representando valores numericamente muito elevados e de pouca oscilação, é lícito proceder a uma quebra de escala, tal como mostrado na Figura 8.

De maneira geral, os gráficos podem ser classificados em cartogramas e diagramas.

Cartogramas são mapas geográficos nos quais são projetadas as frequências das categorias da variável que se queira representar. Essas frequências são mostradas por meio de cores ou traçados diferentes, cujos significados devem acompanhar o cartograma, sob a forma de legendas.

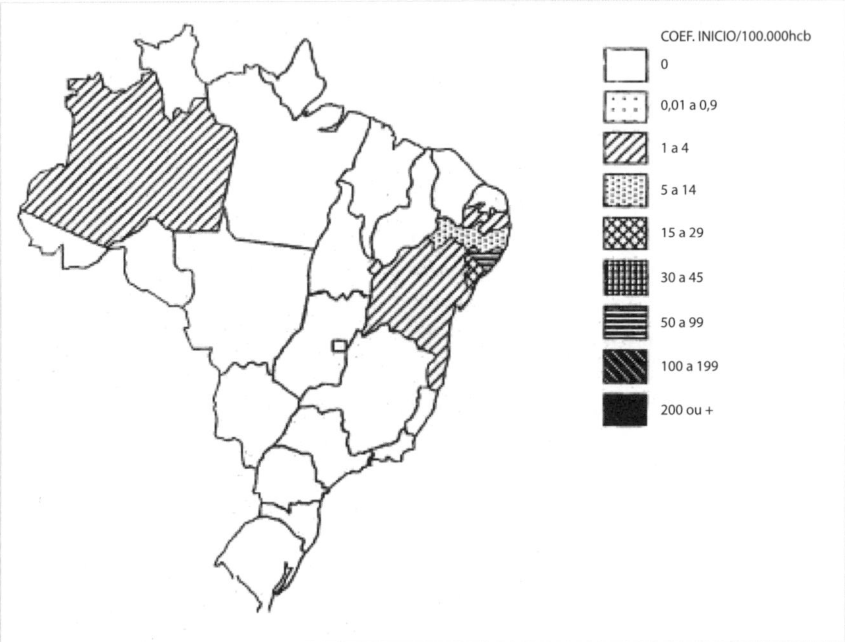

FIGURA 1 Coeficiente de incidência de cólera por unidade federada. Brasil, 1997.
Fonte: Centro Nacional de Epidemiologia.[2]

Em Epidemiologia, utiliza-se largamente uma forma de representação bastante relacionada ao cartograma. Trata-se de mapas nos quais são dispostos alfinetes com cabeças de diferentes cores, cada qual representando casos de uma certa doença presente em uma área geográfica.

Diagramas são gráficos que utilizam medidas de figuras geométricas para representar a magnitude das frequências de uma variável. Por razões didáticas, é mais fácil analisar em separado os diagramas que representam variáveis qualitativas daqueles que representam variáveis de natureza quantitativa.

Diagramas utilizados para representar variáveis qualitativas

Nessa situação, geralmente utilizam-se diagramas de ordenadas e diagramas de superfície.

Os *diagramas de ordenadas* são os de construção mais simples, constituídos apenas de perpendiculares traçadas em relação a uma reta de sustentação, cujos comprimentos representam as frequências que se deseja representar.

Os dados da Tabela 2 são representados em seguida em um diagrama de ordenadas.

TABELA 2 DISTRIBUIÇÃO PERCENTUAL DE MARCADORES SOROLÓGICOS DE HEPATITE B SEGUNDO O LOCAL DE NASCIMENTO. CÁSSIA DOS COQUEIROS, SÃO PAULO, 1991

LOCAL DE NASCIMENTO	%
Cássia dos Coqueiros	30,5
Ribeirão Preto	4,0
Outro município de São Paulo	29,1
Outro estado	36,4
TOTAL	100,0

Fonte: Passos et al.[10]

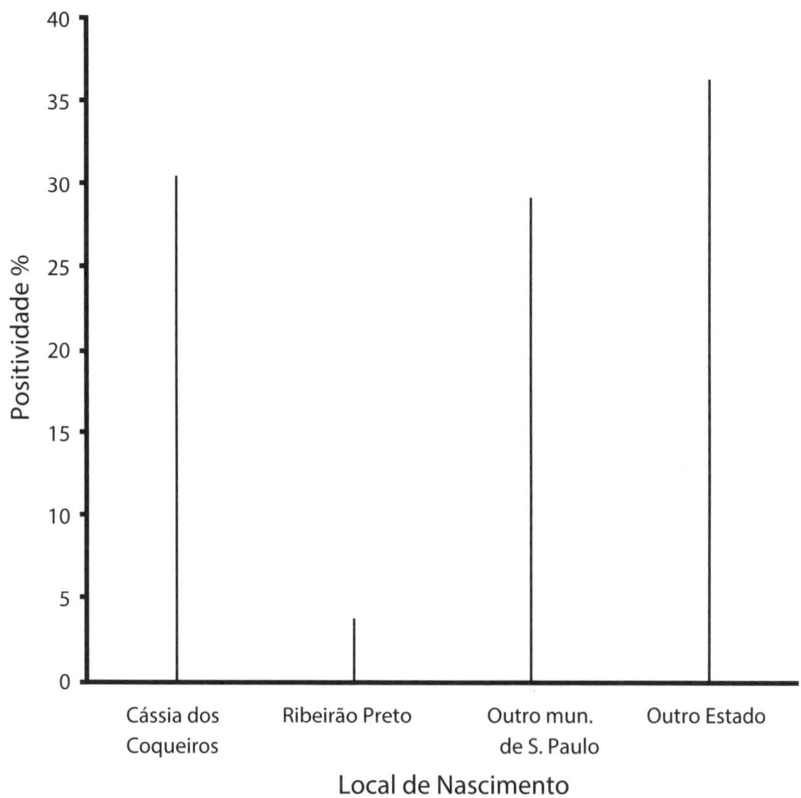

FIGURA 2 Distribuição percentual de marcadores sorológicos de hepatite B segundo o local de nascimento. Cássia dos Coqueiros, São Paulo, 1991.

Fonte: Passos.[10]

Esse tipo de diagrama, todavia, não apresenta o conforto e a facilidade de percepção que podem ser obtidos por uma figura análoga, mas que use uma superfície em vez de uma linha. Essas figuras, conhecidas como *diagramas de superfície*, podem ser de diferentes tipos:

Diagrama de barras: baseia-se na construção de retângulos cujas áreas correspondem às frequências das categorias da variável estudada. Considerando que a área de um retângulo é o produto de sua base por sua altura, basta manter constantes os valores correspondentes às bases para que as alturas correspondam às frequências que se deseja representar. Utilizando os mesmos dados da Tabela 2, o diagrama de barras resultante será:

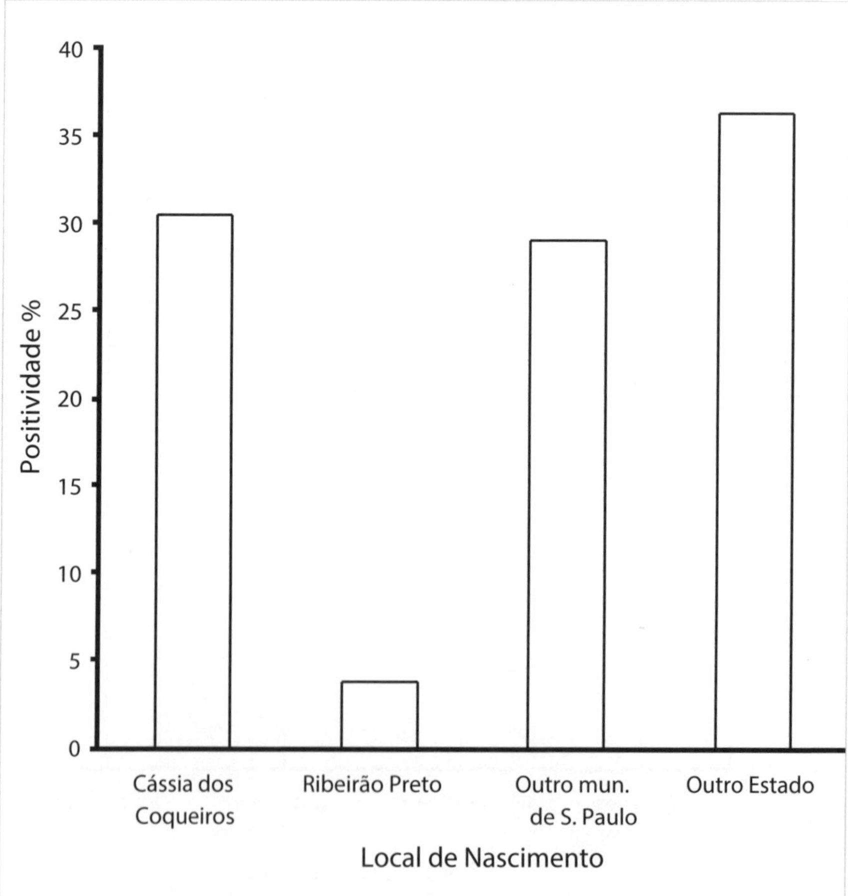

FIGURA 3 Distribuição percentual de marcadores sorológicos de hepatite B segundo o local de nascimento. Cássia dos Coqueiros, São Paulo, 1991.

Fonte: Passos.[10]

Merece destaque o fato de que as classes em que são expressas as variáveis qualitativas não apresentam, em geral, qualquer relação de contiguidade. Por essa razão, as ordenadas e as barras não devem ser ligadas ou colocadas justapostas, mas mantidas separadas entre si a espaços constantes.

Existe, todavia, uma situação particular em que essa regra não é seguida. Trata-se da representação das séries históricas, em que se mostra a distribuição de um evento ao longo de um período de tempo. Como exemplo, tomemos os dados mostrados na Tabela 3, cuja representação poderia ser realizada utilizando tanto um diagrama de ordenadas como um diagrama de barras. Em ambos os casos, é prática corrente ligar os pontos correspondentes às extremidades das retas ou dos retângulos, obtendo uma linha contínua, tal como mostrada na Figura 4. A essa figura dá-se a denominação de *diagrama linear*.

TABELA 3 NÚMERO DE CASOS CONFIRMADOS E COEFICIENTES DE INCIDÊNCIA DE DOENÇA MENINGOCÓCICA NO MUNICÍPIO DE RIBEIRÃO PRETO, SÃO PAULO, DE 1988 A 1997

ANO	NÚMERO DE CASOS	COEFICIENTE (× 100 MIL)
1988	22	5,3
1989	17	4,0
1990	21	4,9
1991	22	5,0
1992	12	2,7
1993	28	6,2
1994	30	6,6
1995	52	11,4
1996	34	7,5
1997	29	6,3

Fonte: Soares.[13]

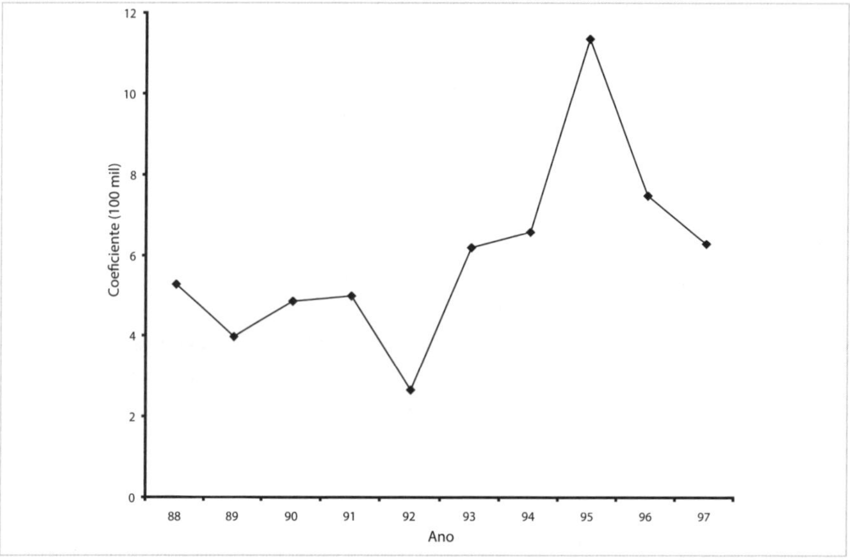

FIGURA 4 Coeficientes de incidência de doença meningocócica no município de Ribeirão Preto, São Paulo, de 1988 a 1997.
Fonte: Soares.[13]

É importante observar que a interpretação de um fenômeno representado por um gráfico pode ser influenciada pela relação que se estabeleça entre as escalas utilizadas nos eixos das ordenadas e das abscissas. Assim, um mesmo evento pode assumir configurações diferentes, bastando que se dilate indevidamente o comprimento de um dos eixos e a escala correspondente. Isso pode ser visualizado nas Figuras 5 e 6, ambas capazes de conduzir o leitor a interpretações desvirtuadas sobre o fenômeno representado. Os mesmos dados, em escalas não distorcidas, são mostrados na Figura 7.

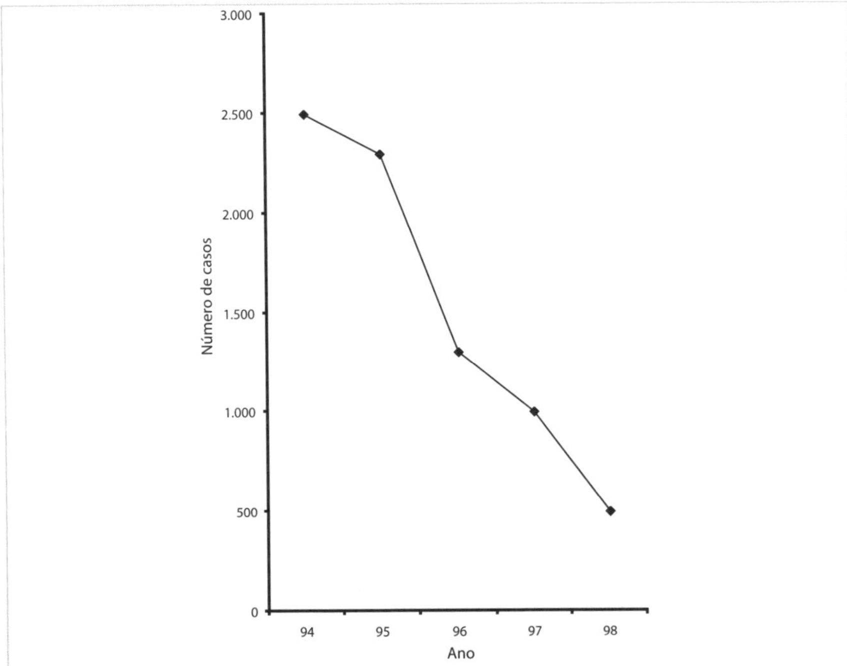

FIGURA 5 Número de casos da doença Y na cidade X, de 1994 a 1998 (dados fictícios).

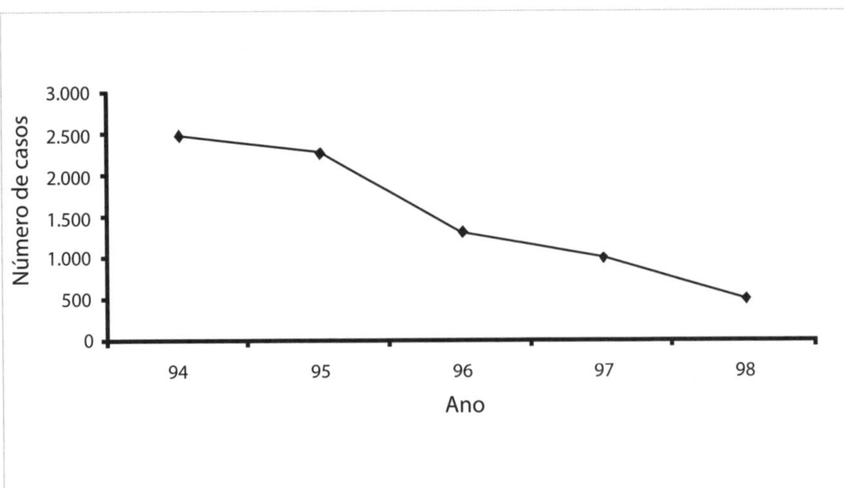

FIGURA 6 Número de casos da doença Y na cidade X, de 1994 a 1998 (dados fictícios).

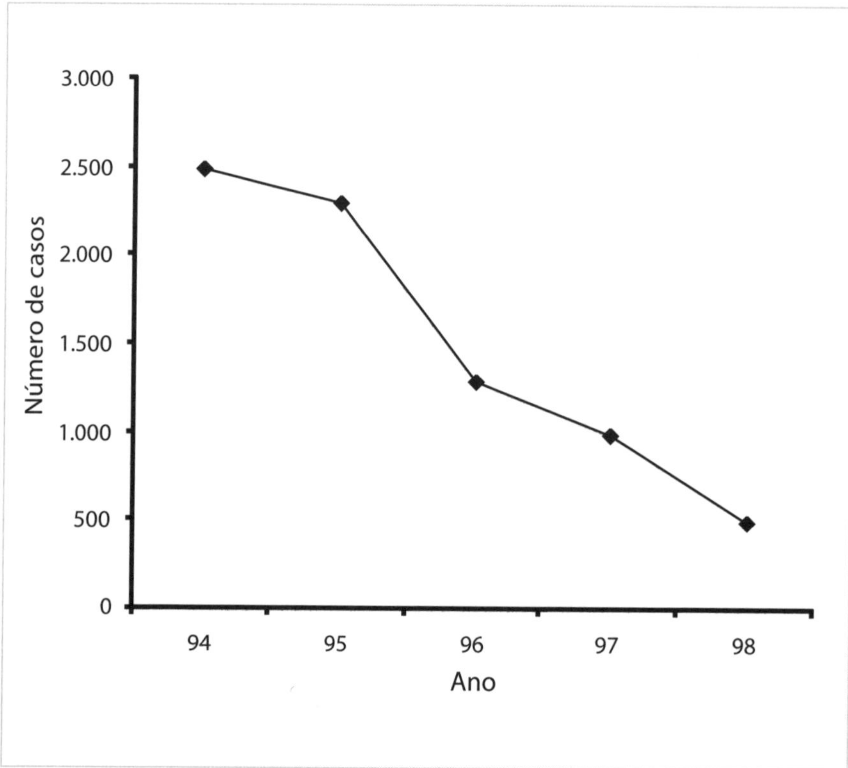

FIGURA 7 Número de casos da doença Y na cidade X, de 1994 a 1998 (dados fictícios).

Em condições normais, a escala que representa a distribuição de frequências deve ter como ponto de início o valor zero, colocado na intersecção entre os dois eixos. Podem existir, entretanto, situações em que todos os valores a serem representados correspondam a números muito elevados, sem grandes oscilações. Isso dificulta a confecção do gráfico em uma escala tradicional, que tenha início no zero e continue normalmente. Em tais situações, é lícito proceder a uma quebra ou amputação do diagrama, artifício que representa interrupção da escala normal logo após seu início, continuando com uma nova escala que seja adequada à representação. Essa situação é ilustrada pelo exemplo mostrado na Figura 8, representando dados da Tabela 4.

TABELA 4 DISTRIBUIÇÃO DOS CASOS DA DOENÇA X DIAGNOSTICADOS NA CIDADE Y, SEGUNDO O ANO DE OCORRÊNCIA, DE 1993 A 1997 (DADOS FICTÍCIOS)

ANO DE OCORRÊNCIA	NÚMERO DE CASOS
1993	10.125
1994	10.750
1995	11.250
1996	11.375
1997	11.875
TOTAL	55.375

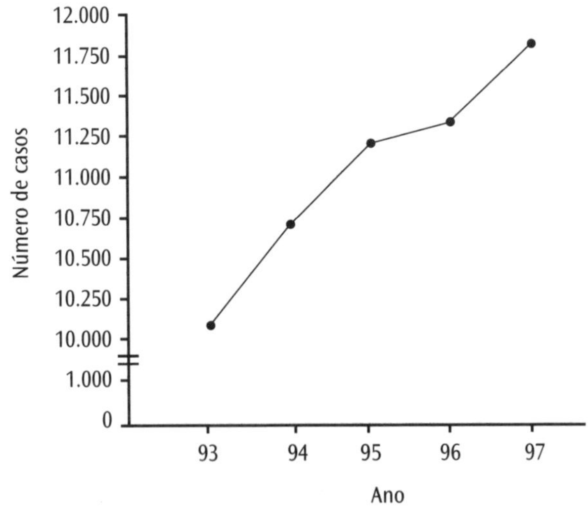

FIGURA 8 Distribuição dos casos da doença Y diagnosticados na cidade X, de 1993 a 1997 (dados fictícios).

A representação das distribuições de frequência de duas variáveis qualitativas em uma mesma figura apresenta dificuldades relacionadas à necessidade de enxergar o fenômeno em sua tridimensionalidade. A inconveniência de tal representação pode ser contornada com a apresentação das distribuições de uma das variáveis para cada valor da outra variável. Dessa maneira, a questão se resume à representação de distribuições de uma única variável qualitativa, sendo, pois, resolvida com o uso de um diagrama de ordenadas ou de barras. Os dados da Tabela 5 e sua representação na Figura 9 ilustram essa questão.

TABELA 5 DISTRIBUIÇÃO DOS CASOS DE AIDS SEGUNDO A CATEGORIA DE TRANSMISSÃO E O SEXO. MUNICÍPIO DE RIBEIRÃO PRETO, SÃO PAULO, DE 1986 A 1997

CATEGORIA DE TRANSMISSÃO	SEXO			
	MASCULINO		FEMININO	
	NÚMERO	%	NÚMERO	%
Vertical	52	3,1	47	8,9
Homossexual e/ou bissexual	209	12,5	–	–
Heterossexual	247	14,7	201	37,3
Usuário de drogas endov. (UDEV)	560	33,4	100	18,6
UDEV + outras	372	22,2	123	22,8
Ignorado	202	12,1	60	11,1
Demais categorias	33	2,0	8	1,5
TOTAL	1.675	100,0	539	100,0

Fonte: Menesia.[7]

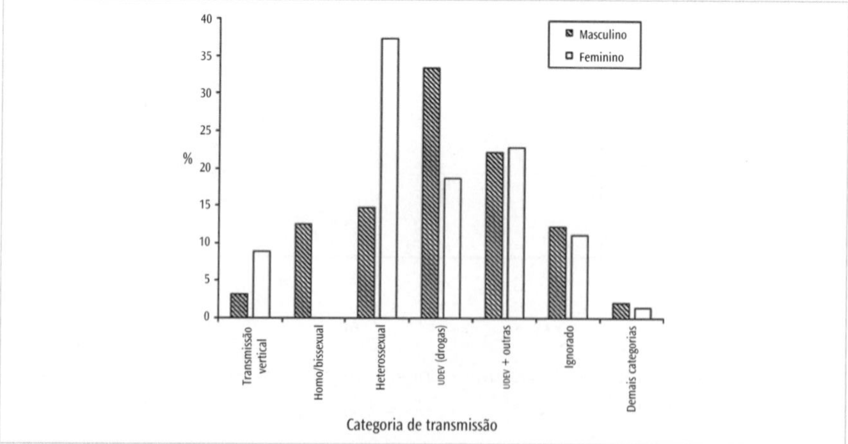

FIGURA 9 Distribuição dos casos de aids, segundo a categoria de transmissão e o sexo. Município de Ribeirão Preto, São Paulo, de 1986 a 1997.

Fonte: Menesia.[7]

Uma outra opção muito utilizada para representação de variáveis de natureza qualitativa é o *diagrama de setores circulares*, popularmente designado "pizza". Nele, a área de um círculo é dividida em partes que correspondem às frequências das categorias da variável em estudo, de tal maneira que o somatório de todas as partes seja equivalente à totalidade da distribuição.

Lembrando que um círculo tem 360°, o que é equivalente a 100% da distribuição, obtém-se a área relativa a cada frequência com sua simples multiplicação por 3,6.

TABELA 6 CASOS DE DOENÇAS E AGRAVOS INVESTIGADOS PELO NÚCLEO DE VIGILÂNCIA EPIDEMIOLÓGICA DO HOSPITAL DAS CLÍNICAS DA FACULDADE DE MEDICINA DE RIBEIRÃO PRETO, DURANTE O ANO DE 1997

DOENÇAS/AGRAVOS	NÚMERO	%
Aids	402	8,0
Hepatites	274	5,5
Meningites	270	5,4
Tuberculose	185	3,7
Acidentes de trânsito	3.147	62,9
Outras	725	14,5
TOTAL	5.003	100,0

Fonte: Hospital das Clínicas da Faculdade de Medicina de Ribeirão Preto.[6]

Tomando como exemplo os dados da Tabela 6, a área correspondente à categoria aids será dada por: 8 × 3,6 = 28,8°; para a categoria hepatites, a área será: 5,5 × 3,6 = 19,8°; e assim sucessivamente para todas as demais categorias. A soma de todas as áreas resultará 360°, equivalente ao total do círculo. O diagrama de setores circulares para esses dados terá a seguinte forma:

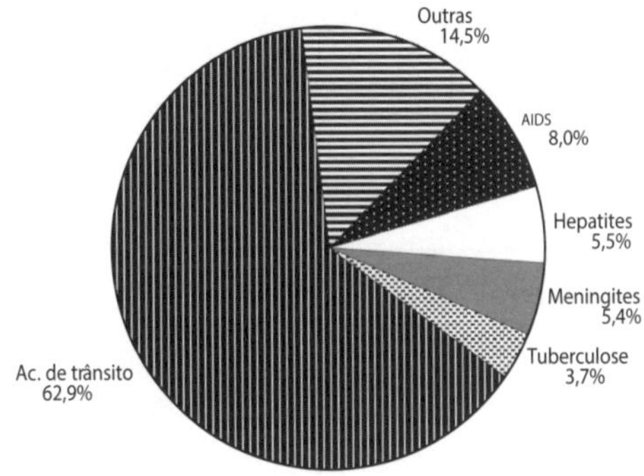

FIGURA 10 Distribuição percentual dos casos de doenças e agravos investigados pelo Núcleo de Vigilância Epidemiológica do Hospital das Clínicas da Faculdade de Medicina de Ribeirão Preto, durante o ano de 1997.

Fonte: Hospital das Clínicas da Faculdade de Medicina de Ribeirão Preto.[6]

Diagramas utilizados para representar variáveis quantitativas

Para a representação gráfica de variáveis de natureza quantitativa é necessário caracterizá-las como descontínuas ou contínuas. Para as variáveis discretas (descontínuas), ou seja, aquelas cujas classes são expressas por valores de um conjunto que pode ser enumerado (número de filhos, por exemplo), usam-se os diagramas de ordenadas e de barras, tal como se a variável fosse de natureza qualitativa. No caso de variáveis contínuas, ou seja, aquelas que podem assumir qualquer valor numérico dentro de um determinado intervalo (estatura, por exemplo), as representações mais frequentes são feitas por *histograma* e por *polígono de frequências.*

O *histograma* é um tipo de diagrama em que as barras são justapostas e suas áreas são proporcionais às frequências das classes representadas. A construção do histograma é bastante simples nas situações em que os intervalos de classes sejam iguais. Em tais condições, fica fácil perceber que as bases dos diferentes retângulos que representam os intervalos terão sempre a mesma amplitude. Como o conceito de área é fundamental na construção do histograma, ela pode ser definida adequadamente pela simples representação de retângulos com alturas proporcionais às frequências das classes. No total, a soma das áreas de todos os retângulos equivalerá a 100% da frequência total da distribuição. O exemplo mostrado na Figura 11, construída com base nos dados da Tabela 7, ilustra a questão.

TABELA 7 DISTRIBUIÇÃO DOS CASOS DE AIDS NOTIFICADOS NO MUNICÍPIO DE RIBEIRÃO PRETO, SÃO PAULO, SEGUNDO A IDADE, EM 1996

IDADE	NÚMERO DE CASOS
0 |– 10	14
10 |– 20	9
20 |– 30	103
30 |– 40	132
40 |– 50	39
50 |– 60	13
TOTAL	310

Fonte: Menesia.[7]

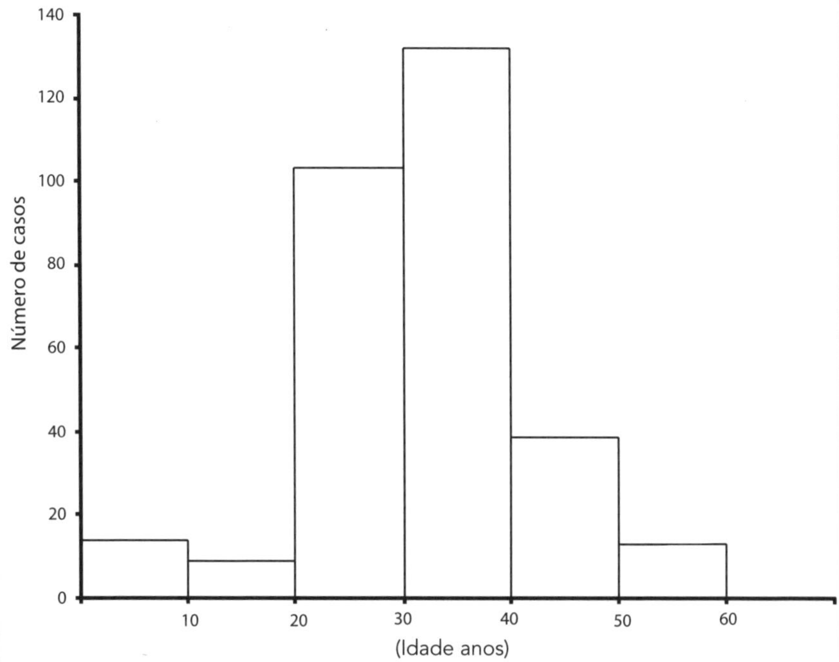

FIGURA 11 Distribuição dos casos de aids notificados no município de Ribeirão Preto, São Paulo, segundo a idade, em 1996.
Fonte: Menesia.[7]

O *polígono de frequências* é uma figura construída com base em um histograma, unindo por linhas retas os pontos médios do topo dos intervalos de classe. Para ser representativo de uma área, que deverá ser proporcional à frequência total da distribuição, o polígono não pode permanecer aberto, com os pontos extremos soltos. Para fechá-lo, os extremos são ligados ao eixo das abscissas, em pontos que corresponderiam ao valor médio de classes hipotéticas, situados imediatamente antes da primeira e imediatamente posterior à última. A Figura 12 demonstra o processo correto de construção do polígono de frequências.

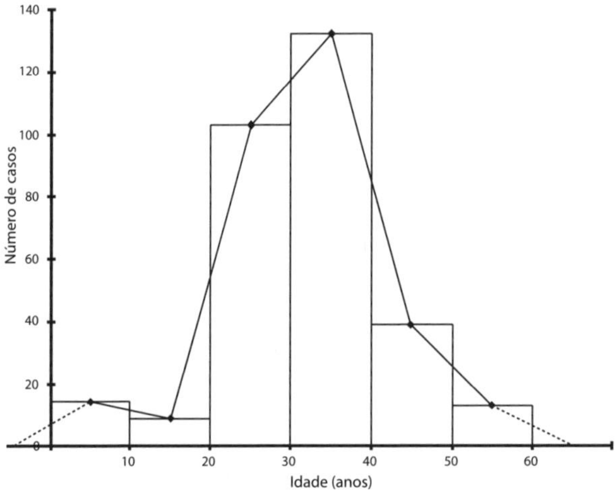

FIGURA 12 Distribuição dos casos de aids notificados no município de Ribeirão Preto, São Paulo, segundo a idade, em 1996.
Fonte: Menesia.[7]

Retirando-se o histograma, a Figura 13 representa o polígono de frequências construído com base nos dados da Tabela 7.

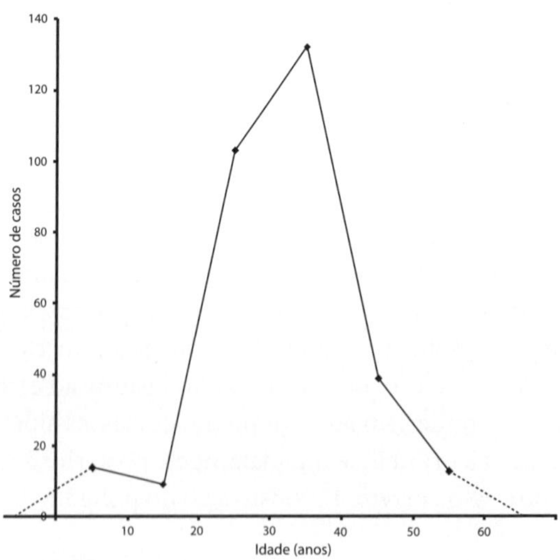

FIGURA 13 Distribuição dos casos de aids notificados no município de Ribeirão Preto, São Paulo, durante o ano de 1996, segundo a idade.
Fonte: Menesia.[7]

A construção do histograma e do polígono de frequências fica um pouco mais complexa quando a variável a ser representada está disposta em intervalos de classes desiguais. O fato de os retângulos terem bases diferentes obriga a um ajuste na representação das frequências, sob pena de a figura geométrica resultante apresentar uma área que não guarde proporção com a frequência de ocorrência da variável. Para a realização desse ajuste, divide-se o número de observações pela amplitude de cada classe, chegando assim ao número de ocorrências em cada unidade de intervalo. Esse processo pode ser visualizado nas Figuras 14 e 15, obtidas com base nos dados da Tabela 8.

TABELA 8 DISTRIBUIÇÃO DOS ÓBITOS POR ACIDENTES DE TRÂNSITO SEGUNDO A IDADE. RIBEIRÃO PRETO, 1996

IDADE	Nº DE ÓBITOS	AMPLITUDE DE CLASSE	Nº DE CASOS POR UNIDADE DE INTERVALO
0 |– 5	4	5	4 ÷ 5 = 0,8
5 |– 10	5	5	5 ÷ 5 = 1,0
10 |– 15	2	5	2 ÷ 5 = 0,4
15 |– 20	15	5	15 ÷ 5 = 3,0
20 |– 30	36	10	36 ÷ 10 = 3,6
30 |– 40	27	10	27 ÷ 10 = 2,7
40 |– 50	18	10	18 ÷ 10 = 1,8
50 |– 70	30	20	30 ÷ 20 = 1,5
TOTAL	137		

Fonte: Prefeitura Municipal de Ribeirão Preto.[12]

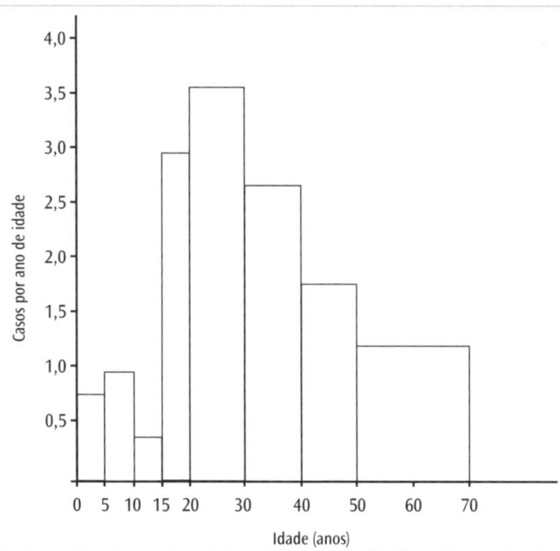

FIGURA 14 Distribuição dos óbitos por acidentes de trânsito segundo a idade. Ribeirão Preto, 1996.

Fonte: Prefeitura Municipal de Ribeirão Preto, 1997.[12]

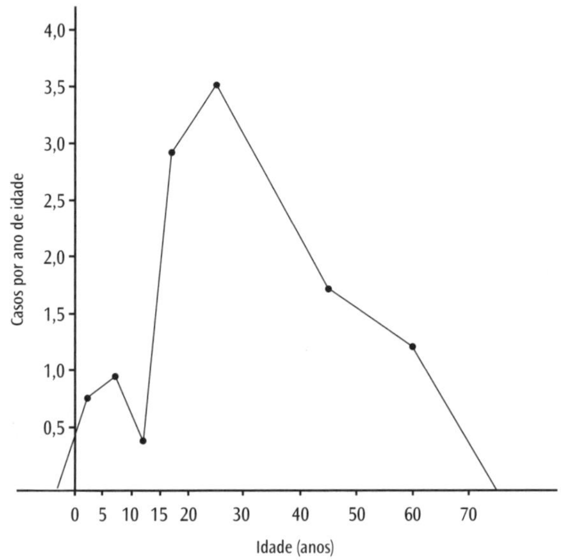

FIGURA 15 Distribuição dos óbitos por acidentes de trânsito segundo a idade. Ribeirão Preto, 1996.

Fonte: Prefeitura Municipal de Ribeirão Preto, 1997.[12]

Evidentemente, tanto o histograma como o polígono de frequências representam os mesmos dados, fornecendo uma ideia de área proporcional à frequência da variável em cada um de seus intervalos. A favor do histograma conta o fato de permitir uma visualização mais facilitada da área correspondente a cada intervalo de classe, uma vez que se acha delimitada em um retângulo. Entretanto, o polígono de frequências apresenta a vantagem de permitir que se incluam mais dados na mesma figura, tal como diferentes categorias da variável em estudo. Isso é ilustrado pela Figura 16, que representa os dados contidos na Tabela 9.

TABELA 9 DISTRIBUIÇÃO DOS CASOS DE INFECÇÃO POR *HELICOBACTER PYLORI* SEGUNDO A IDADE E A ÁREA DE RESIDÊNCIA, EM INDIVÍDUOS ACIMA DE 5 ANOS DE IDADE. CÁSSIA DOS COQUEIROS, SÃO PAULO, 1991

ÁREA DE RESIDÊNCIA / IDADE	URBANA		RURAL	
	CASOS	CASOS POR UNIDADE DE INTERVALO	CASOS	CASOS POR UNIDADE DE INTERVALO
5 |- 10	31	31 ÷ 5 = 6,2	39	39 ÷ 5 = 7,8
10 |- 20	94	94 ÷ 10 = 9,4	104	104 ÷ 10 = 10,4
20 |- 30	81	81 ÷ 10 = 8,1	126	126 ÷ 10 = 12,6
30 |- 40	86	86 ÷ 10 = 8,6	115	115 ÷ 10 = 11,5
40 |- 50	66	66 ÷ 10 = 6,6	92	92 ÷ 10 = 9,2
50 |- 60	55	55 ÷ 10 = 5,5	66	66 ÷ 10 = 6,6
60 |- 70	70	70 ÷ 10 = 7,0	72	72 ÷ 10 = 7,2
TOTAL	483		614	

Fonte: Gomes.[4]

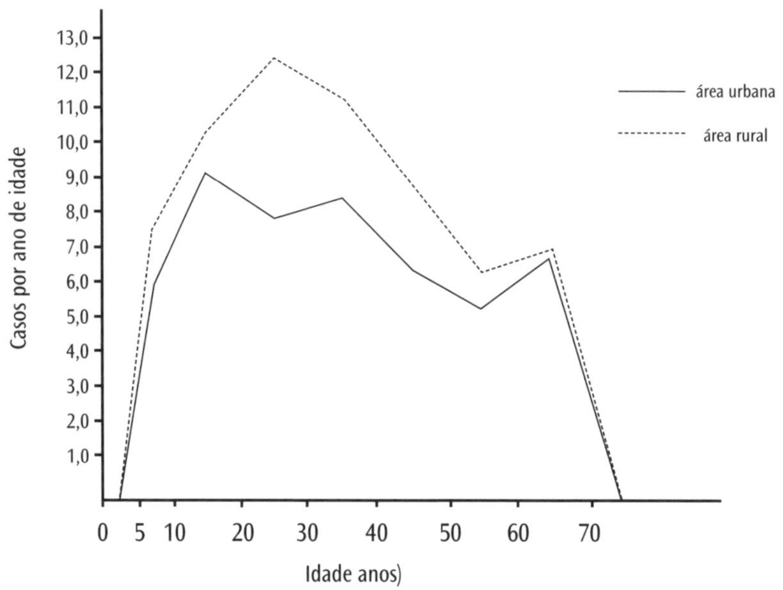

FIGURA 16 Distribuição dos casos de infecção por *Helicobacter pylori* segundo a idade e a área de residência, em indivíduos acima de 5 anos de idade. Cássia dos Coqueiros, São Paulo, 1991.

Fonte: Gomes.[4]

O *polígono de frequências acumuladas*, como definido por sua própria designação, é um gráfico que visa a representar a frequência acumulada de valores de uma variável, permitindo uma visualização rápida do acumulado até a classe que se queira examinar. Para sua construção, é feito o somatório dos valores de cada classe, sucessivamente, obtendo, no final do processo, a frequência total acumulada. A seguir, os valores das frequências acumuladas são projetados no eixo das ordenadas, e os valores superiores de cada intervalo de classe, no eixo das abscissas. Uma vez determinados, esses pontos são ligados entre si, de tal maneira que o primeiro se une ao eixo das abscissas no extremo inferior da primeira classe, e o último no ponto superior da última classe. Neste último ponto de ligação forma-se uma nova escala, geralmente expressa em percentuais, perpendicular ao eixo das abscissas.

A Figura 17, construída com base nos dados da Tabela 10, ilustra o processo. Esse gráfico permite uma visualização simples e bastante aproximada do total acumulado da frequência até determinada classe ou determinado valor da variável. Por exemplo, até a idade de 25 anos ocorrem aproximadamente 31% dos acidentes. Por outro lado, a observação da figura permite também a determinação gráfica de qualquer valor correspondente a uma dada frequência relativa. Como exemplo, a determinação da mediana é feita simplesmente pelo traçado de uma linha que una o valor 50%, na escala à direita, com o polígono traçado, seguindo a projeção desse ponto até o eixo das abscissas.

TABELA 10 DISTRIBUIÇÃO DOS ÓBITOS POR ACIDENTES DE TRÂNSITO SEGUNDO A IDADE. RIBEIRÃO PRETO, 1996

IDADE	N° DE ÓBITOS	FREQUÊNCIA ACUMULADA
0 |– 5	4	4
5 |– 10	5	9
10 |– 15	2	11
15 |– 20	15	26
20 |– 30	36	62
30 |– 40	27	89
40 |– 50	18	107
50 |– 60	13	120
60 |– 70	17	137
TOTAL	137	

Fonte: Prefeitura Municipal de Ribeirão Preto, 1997.[12]

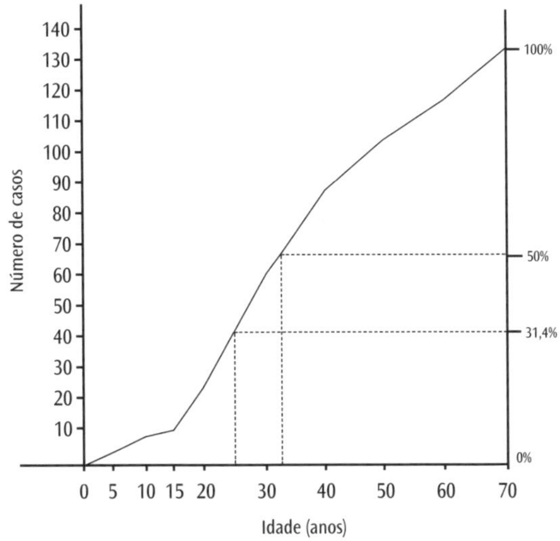

FIGURA 17 Frequências acumuladas dos óbitos por acidentes de trânsito segundo a idade. Ribeirão Preto, 1996.

Fonte: Prefeitura Municipal de Ribeirão Preto, 1997.[12]

Outro gráfico de utilização frequente é o *diagrama de dispersão*, utilizado para representar distribuições de pares de variáveis quantitativas, cada qual obtido das mesmas unidades de estudo. A Tabela 11 mostra os valores percentuais de cobertura com a vacina tríplice (DTP) e os coeficientes de mortalidade em crianças abaixo de 5 anos de idade, em 20 países selecionados. Um diagrama de dispersão construído com esses dados demonstra uma tendência de redução da mortalidade, à medida que se elevam os percentuais de imunização (Figura 18).

Eventualmente, um diagrama pode revelar uma tendência de elevação da variável dependente à medida que também se eleva a variável independente. Nessa situação, o gráfico mostraria um padrão inverso ao visualizado na Figura 18, com os pontos tendendo a concentrar em uma reta ascendente dirigida para o lado direito. No caso de haver completa independência entre as variáveis colocadas no gráfico, ocorrerá uma distribuição aleatória de pontos, sem revelar tendências em qualquer sentido. Esse tipo de gráfico é largamente utilizado para o estudo de correlações entre variáveis quantitativas, razão pela qual também é conhecido como *diagrama de correlação*.

TABELA 11 PERCENTUAIS DA POPULAÇÃO COBERTA COM A VACINA DTP E COEFICIENTES DE MORTALIDADE EM CRIANÇAS ABAIXO DE 5 ANOS DE IDADE, EM VINTE PAÍSES SELECIONADOS, 1989

PAÍS	% DE VACINADOS	COEF. MORTAL. ABAIXO DE 5 ANOS (× 100 MIL)
Bolívia	40	165
Brasil	54	85
Canadá	85	9
China	95	43
Egito	81	94
Estados Unidos	97	12
Etiópia	26	226
Finlândia	90	7
França	95	9
Grécia	83	12
Índia	83	145
Itália	85	11
Iugoslávia	91	27
Japão	83	6
México	65	51
Polônia	98	18
Reino Unido	75	10
Senegal	47	189
Turquia	74	90
União Soviética	79	35

Fonte: United Nations Childrens Fund.[14]

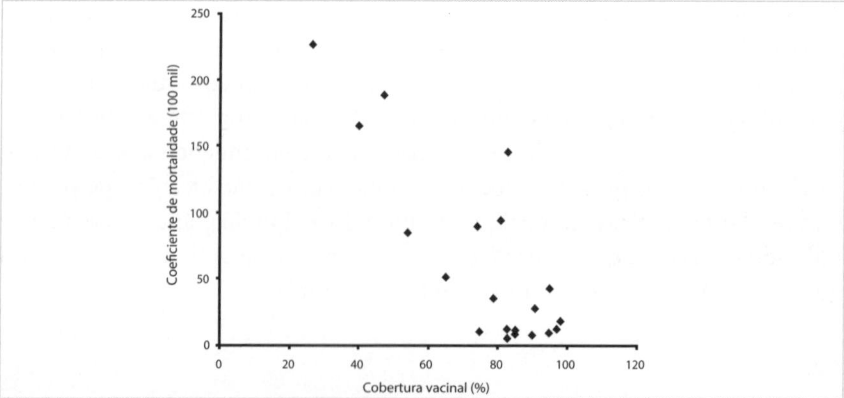

FIGURA 18 Percentuais da população coberta com a vacina DTP e coeficientes de mortalidade em crianças abaixo de 5 anos de idade, em vinte países selecionados, 1989.
Fonte: United Nations Childrens Fund.[14]

Outros tipos de diagramas

Gráfico polar

Para representar um fenômeno que apresente uma variação periódica, seja em dias, meses ou qualquer outra unidade de tempo, é utilizado o *gráfico polar*: um círculo com diferentes números de raios, dependendo das categorias da variável estudada. Nesses raios são colocados os valores da escala, tendo como valor zero o centro do círculo. O gráfico é traçado pela união dos pontos correspondentes aos valores observados em cada categoria. A Figura 19 representa o gráfico polar obtido com base nos dados fornecidos na Tabela 12.

TABELA 12 COEFICIENTES DE INCIDÊNCIA DE DOENÇA MENINGOCÓCICA SEGUNDO O MÊS DE OCORRÊNCIA. RIBEIRÃO PRETO, 1996 E 1997

MÊS	COEFICIENTE DE INCIDÊNCIA (× 100 MIL)	
	1996	1997
Janeiro	0,43	0,42
Fevereiro	0,43	0,21
Março	0,65	0,21
Abril	1,09	0,43
Maio	0,65	0,86
Junho	0,87	0,64
Julho	0,65	0,64
Agosto	0,21	1,08
Setembro	0,21	0,43
Outubro	0,65	0,86
Novembro	0,87	0,43
Dezembro	0,65	–

Fonte: Soares.[13]

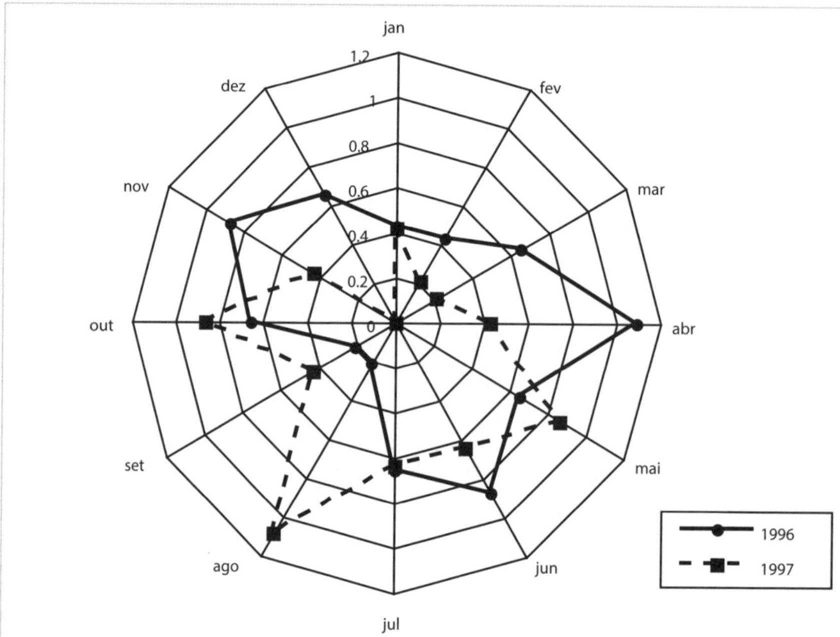

FIGURA 19 Coeficientes de incidência (por 100 mil habitantes) de doença meningocócica segundo o mês de ocorrência. Ribeirão Preto, 1996 e 1997.

Fonte: Soares.[13]

Diagrama semilogarítmico

Existem situações em que a escala aritmética não é a melhor opção para representar uma sequência de dados, preferindo-se então o uso de uma escala logarítmica. Usualmente, tal escala é aplicada no eixo das ordenadas, mantendo-se o eixo das abscissas em escala aritmética. Resulta daí o diagrama *semilogarítmico*, particularmente útil para demonstrar duas ou mais séries de dados que apresentem grandezas muito diferentes entre si, o que acabaria por dificultar a representação dos dados em uma escala aritmética. Além disso, diagramas semilogarítmicos são úteis para demonstrar mudanças em valores relativos, em vez de absolutos.

Por fim, tais diagramas servem para a verificação rápida acerca da possibilidade de o crescimento de um fenômeno ser de natureza geométrica, situação em que o gráfico evidenciará uma linha reta. Como ilustração, os dados da Tabela 13 estão representados na Figura 20.

TABELA 13 COEFICIENTES DE MORTALIDADE POR DOENÇAS DO SISTEMA CIRCULATÓRIO E POR ACIDENTES DE TRÂNSITO SEGUNDO A IDADE, ENTRE INDIVÍDUOS DO SEXO MASCULINO ACIMA DE 5 ANOS. CANADÁ, 1994

IDADE	COEF. MORT. (× 100 MIL) POR DOENÇA DO SIST. CIRCULATÓRIO	COEF. MORT. (× 100 MIL) POR ACIDENTES DE TRÂNSITO
5 |– 15	1,0	4,1
15 |– 25	2,8	29,7
25 |– 35	7,1	16,4
35 |– 45	31,7	13,1
45 |– 55	116,8	11,7
55 |– 65	399,0	13,7
65 |– 75	1.128,6	15,6
> 75	4.035,8	27,1

Fonte: WHO.[16]

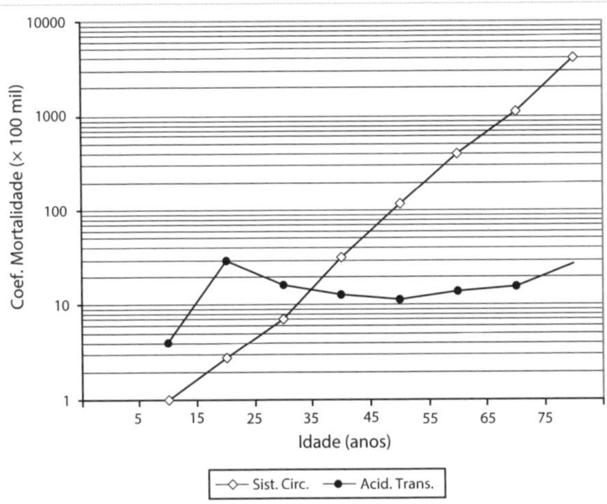

FIGURA 20 Coeficientes de mortalidade por doenças do sistema circulatório e por acidentes de trânsito segundo a idade, entre indivíduos do sexo masculino acima de 5 anos. Canadá, 1994.

Fonte: WHO.[16]

Box plot

O gráfico conhecido como *box plot* é constituído por um eixo único e serve para representar um sumário de dados de natureza quantitativa, de modo a facilitar a visualização da sua distribuição e permitir comparações. O exemplo fornecido pela Figura 21 mostra as distribuições, em anos, das idades de dois grupos de indivíduos: um infectado pelo vírus da hepatite B e outro livre de infecção. Os retângulos centrais estendem-se entre os percentis 25 e 75 (quartis) de cada uma das distribuições e correspondem a valores iguais a 21 e 34, no grupo sem infecção, e 27 e 38, entre os infectados. As linhas que cortam horizontalmente os retângulos correspondem às medianas das distribuições de idade, com valores iguais a 26 e 33, respectivamente, entre os infectados e os não infectados. Caso a linha da mediana (percentil 50) situe-se aproximadamente a meia distância entre os dois quartis, tem-se a indicação de que as observações centrais da distribuição são aproximadamente simétricas. As linhas que se projetam para fora dos retângulos correspondem aos valores adjacentes, entendidos como as observações mais extremas que não ultrapassam uma vez e meia a altura do retângulo, além de cada um dos quartis. Todos os valores situados além desse intervalo são representados por pontos, indicando não serem típicos do conjunto das distribuições.

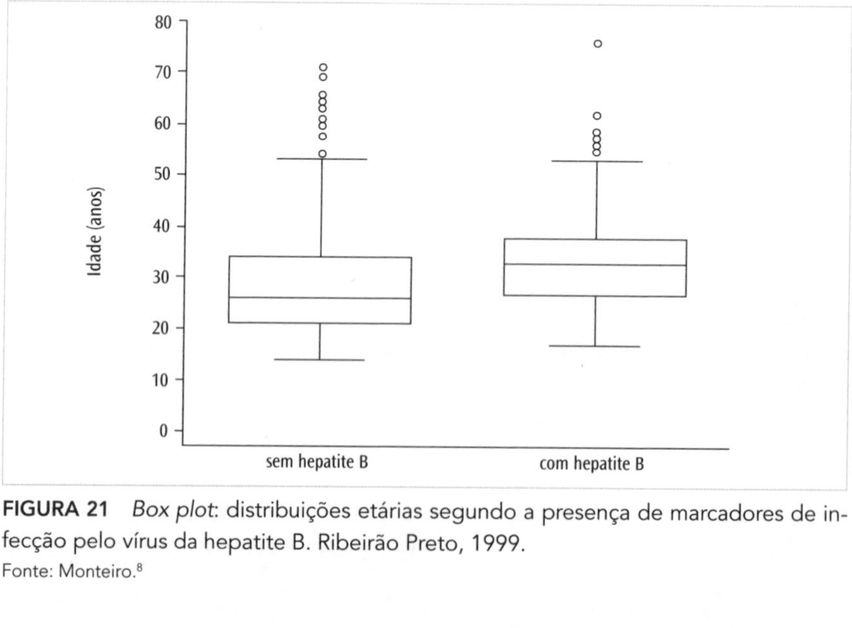

FIGURA 21 *Box plot*: distribuições etárias segundo a presença de marcadores de infecção pelo vírus da hepatite B. Ribeirão Preto, 1999.
Fonte: Monteiro.[8]

• REFERÊNCIAS BIBLIOGRÁFICAS

1. Berquó ES, Souza JMP, Gotlieb SLD. Bioestatística. São Paulo: EPU; 1980.
2. Centro Nacional de Epidemiologia. Coordenação Nacional de Doenças Entéricas. Brasília: MS; 1998. Cólera: informe do dia 07/01/1998.
3. Fundação Instituto Brasileiro de Geografia e Estatística - IBGE. Normas de apresentação tabular. Rio de Janeiro: IBGE; 1979.
4. Gomes ATB, et al. Prevalência de anticorpos anti-Helicobacter pylori no município de Cássia dos Coqueiros, São Paulo. In: Congresso Brasileiro de Gastroenterologia, 35, Salvador, 1998. Programa e resumos. São Paulo: Sociedade Brasileira de Gastroenterologia; 1998. p. 135.
5. Guedes MLS, Guedes JS. Bioestatística para profissionais da saúde. Rio de Janeiro: Ao Livro Técnico; 1988.
6. Hospital das Clínicas da Faculdade de Medicina de Ribeirão Preto - Universidade de São Paulo. Núcleo de Vigilância Epidemiológica (mimeografado).
7. Menesia EO. Estudo epidemiológico sobre a síndrome de imunodeficiência adquirida (aids) no município de Ribeirão Preto, SP, Brasil [dissertação de mestrado]. Ribeirão Preto: Universidade de São Paulo. Faculdade de Medicina de Ribeirão Preto; 1999. 104p.
8. Monteiro MRCC. Marcadores de infecção pelo vírus da hepatite B em uma população com risco de infecção pelo vírus da imunodeficiência humana. Ribeirão Preto, São Paulo, Brasil [dissertação de mestrado]. Ribeirão Preto: Universidade de São Paulo. Faculdade de Medicina de Ribeirão Preto; 1999.
9. Pagano M, Gauvreau K. Principles of biostatistics. Belmont: Wads- worth; 1993.
10. Passos ADC, et al. Influência da migração na prevalência de marcadores sorológicos de hepatite B em comunidade rural. 2 - Análise comparativa de algumas características das populações estudadas. In: Rev Saúde Pública. 1993;27(1): 36-42.
11. Passos ADC, Osanal CH, Reyes S. Resistência in vivo do Plasmodium falciparum às 4-aminoquinoleínas e à associação sulfadoxina-pirime- tamina. II - estudo de Imperatriz, Maranhão, 1983-1984. Rev Soc Bras Med Trop. 1987;20(2):109-13.
12. Prefeitura Municipal de Ribeirão Preto. Secretaria Municipal da Saúde. Departamento de Informática. Bol SICAEV. 1997;5.
13. Soares CS. Estudo da ocorrência da doença meningocócica em Ribeirão Preto, no período de 1978 a 1997 [dissertação de mestrado]. Ribeirão Preto: Universidade de São Paulo. Faculdade de Medicina de Ribeirão Preto; 1999. 120p.
14. United Nations Children's Fund. The State of the World's Children. New York: Oxford University Press; 1991.
15. United States Department of Health and Human Services. Public Health Service. Descriptive Statistics: tables, graphs & charts. Atlanta: Center for Disease Control; 1977.
16. World Health Organization - WHO 1996. Géneve: World Health Statistic Annual; 1998.

6 Coeficientes e índices mais usados em Epidemiologia

Milton Roberto Laprega
Amaury Lelis Dal Fabbro

Em Epidemiologia, vários são os coeficientes e índices usados para medir o nível de vida e saúde de uma população. Medir saúde implica conceituá-la, e a dificuldade que se apresenta é que não existe uma separação nítida entre a saúde e a doença. Dessa forma, ao tentar medir saúde, os indicadores utilizados, na maioria, são negativos, no sentido de estarem medindo mais doença que saúde. Geralmente, medem o evento final da vida, as doenças que levaram o indivíduo à morte.

Segundo Laurenti,[8] existem alguns requisitos básicos para a construção e a utilização de indicadores de saúde: disponibilidade dos dados para toda a população da área considerada, emprego das mesmas definições e procedimentos para todos os países, facilidade de construção e interpretação, reflexo do maior número possível de fatores influenciadores do estado de saúde das populações.

Foram selecionados alguns coeficientes e índices mais usados em Epidemiologia, reunidos em dois grupos: as medidas de morbidade e as de mortalidade.

• MEDIDAS DE MORBIDADE

Dentre as medidas fundamentais para a construção de indicadores de saúde estão as medidas de morbidade, mais difíceis de obter que as de mortalidade, pois, enquanto a morte é evento único e passível de registro obrigatório em uma declaração de óbito (DO), a morbidade é constituída por múltiplos eventos em várias ocasiões da vida. Atualmente, cada vez mais atenção tem sido dada às medidas de morbidade, por refletirem melhor que as de mortalidade o impacto das doenças na vida das pessoas.

Incidência

A incidência de uma doença é definida como o número de casos novos que ocorrem em um determinado período de tempo, em uma população exposta ao risco de adoecer.

A incidência pode ser expressa em número absoluto de casos novos, obtidos por contagem, em um tempo e população definidos. Por exemplo, dois casos de hantavirose foram diagnosticados em trabalhadores agrícolas de um pequeno município, em determinado ano. A incidência expressa como número absoluto de casos é uma importante medida da doença, embora possa haver dificuldade em comparar esses casos com os ocorridos em outros locais. Os casos expressos em números absolutos não são adequados a comparações, pois não levam em conta o tamanho da população sob risco.

A incidência pode ser expressa como um coeficiente, que é a proporção de casos novos de uma doença na população que esteve exposta ao risco de adoecer durante o período considerado. Os coeficientes de incidência são calculados com auxílio da seguinte equação:

$$\text{Coeficiente de incidência} = \frac{\text{número de casos novos da doença em uma população durante o período de tempo especificado}}{\text{número de pessoas sob risco de desenvolver a doença durante o período de tempo especificado}} \times \text{base}$$

A base dessa equação é arbitrária, usualmente 100, 1 mil, 10 mil ou 100 mil, dependendo da frequência de casos. Em um surto de diarreia em uma creche pode ser usada a base 100, porque, em geral, a frequência de casos é alta. Já em estudo sobre câncer em diversas regiões do país pode-se usar a base 100 mil, pelo motivo contrário.

Voltando ao exemplo da hantavirose, sabendo-se que o município tem 3 mil habitantes e que ocorreram dois casos da doença em 2001, obtém-se o seguinte coeficiente de incidência:

$$\text{Coeficiente de incidÍncia} = \frac{2}{3.000} \times 1.000$$

$$= 0{,}66 \text{ caso/1.000 habitantes}$$

Esse resultado permite a comparação com outros locais. Em um outro município, com 1.000 habitantes, ocorreu, no mesmo período, um caso de hantavirose. O coeficiente de incidência resultou em 1 caso/1 mil habitantes, maior que o anterior. A comparação do número absoluto de casos levaria à conclusão inversa.

A incidência é uma medida de eventos, o que significa que a doença se desenvolve em pessoas previamente não doentes. São casos novos, e não se pode incluir no numerador casos que já vinham sendo acompanhados em período anterior.

Quanto à população exposta ao risco, devem ser incluídas apenas as pessoas que realmente estiveram sob risco de adoecer no período. Na prática, nem sempre é possível saber quem esteve exposto ao risco de adoecer. No exemplo da hantavirose, foi considerada população de risco toda a população residente no município, 3 mil habitantes, embora uma parte dessa população não estivesse realmente exposta ao risco de contrair hantavirose. Como a verdadeira população sob risco não é conhecida, a população total do município serviu como denominador, supondo que toda ela estivesse sob igual risco de adoecer.

O período a ser definido para o cálculo do coeficiente de incidência também é arbitrário. Poderá ser um dia, uma semana, um mês, um ano. O importante é que o período seja claramente especificado, e todos os indivíduos incluídos no cálculo devem ter sido expostos durante todo o tempo. Quando toda a população puder ser observada durante todo o período, calcula-se a *incidência acumulada*.

Conceito de pessoa-tempo

Caso nem todos os indivíduos tenham sido expostos durante todo o período, calcula-se a densidade de incidência, somando, no denominador, a quantidade de tempo em que cada indivíduo foi exposto. O resultado será expresso por pessoas-tempo. Por exemplo, em uma classe de dez alunos, oito frequentaram a escola durante 12 meses, um frequentou durante três meses, e um, durante um mês. Juntos, frequentaram a classe durante [8×12+1×3+1×1] = 100 meses. Se um caso de meningite tivesse ocorrido nesse ano na classe, o coeficiente de incidência poderia ser expresso por:

$$CI = 1/100 \text{ pessoas-mês}$$

Uma pessoa-mês equivale a uma pessoa observada durante um mês. Cem pessoas-mês equivalem a cem pessoas observadas durante um mês ou dez pessoas sendo observadas por dez meses, e assim por diante.

Se todos os alunos tivessem frequentado a classe durante um ano, ou doze meses, teríamos $[10 \times 12] = 120$ pessoas-mês de observação. Caso o cálculo do coeficiente de incidência tivesse sido feito sem levar em consideração os diferentes tempos de exposição, teríamos CI = 1/120 pessoas-mês. Quando se calcula o coeficiente de incidência para uma população de um município, por exemplo, em geral admite-se que todos estiveram expostos igualmente por todo o período, o que pode não corresponder à verdade.

Prevalência

O coeficiente de prevalência é definido como o número de casos de uma doença existentes em determinada população em um período de tempo especificado, dividido pelo número de pessoas nessa população no mesmo período. O cálculo é feito com a seguinte equação:

$$\text{Coeficiente de prevalência} = \frac{\text{número de casos existentes da doença em uma população durante o tempo especificado}}{\text{número de pessoas na população durante o tempo especificado}} \times \text{base}$$

Exemplificando, em um estudo populacional pode haver interesse em saber quantos hipertensos existem em determinada comunidade. Para isso é realizado um inquérito e verificado o número de pessoas com diagnóstico de hipertensão arterial, que será o numerador da proporção descrita, e o denominador será a população da comunidade sob investigação. A prevalência é uma "fotografia instantânea" da população com relação a uma determinada doença ou agravo. Isso significa que a prevalência é a soma de casos novos e antigos, que permanecem na comunidade no período estudado. Se o estudo for feito em outro momento, a prevalência provavelmente será diferente, porque novos casos terão surgido, e outros terão deixado de existir por migração, cura ou morte.

Prevalência e incidência são conceitos diferentes. A prevalência informa sobre a situação da doença em um instante ou em um período, mas não estima o risco de adoecer, porque casos novos e casos já existentes na população são contados em conjunto. A incidência nos informa sobre a dinâmica de entrada de casos novos e permite uma estimativa do risco de adoecer da população exposta. A prevalência é informação fundamental para administração e planejamento em saúde, uma vez que atendimentos, medicamentos e pessoal são calculados levando em conta os dados de prevalência.

A prevalência é chamada *prevalência no ponto ou instantânea* quando escolhido um determinado instante para seu cálculo, por exemplo, determinado dia ou mês. É chamada *prevalência no período* quando o cálculo se baseia em um intervalo de tempo, um ano, por exemplo. Na Figura 1, pode-se observar melhor a diferença entre incidência e prevalência.

A Figura 1 mostra quatro casos hipotéticos de uma doença para determinado ano. O caso 1 foi diagnosticado antes do início do período, tendo ido a óbito no início do mês de outubro; o caso 2 foi diagnosticado em julho e continuou sendo acompanhado após o final do período; o caso 3 foi diagnosticado em março e deixou de ser acompanhado em outubro, por mudança de endereço; o caso 4 já vinha sendo acompanhado antes do início do período e assim permaneceu após o final. Supondo que sejam casos de tuberculose acompanhados em uma unidade de saúde, verifica-se que os casos 2 e 3 são incidentes e novos, cuja incidência é de dois casos, desconsiderando o denominador da fórmula. A prevalência no período de janeiro a dezembro é de quatro casos e no início de abril, de três casos.

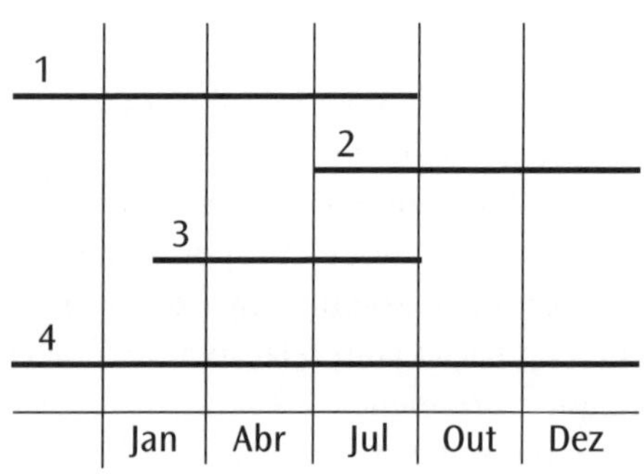

FIGURA 1 Casos de uma doença em um período de tempo.

Relação entre incidência e prevalência

A prevalência de uma doença pode ser em função de sua incidência. Quanto maior a incidência, maior é a prevalência, dependendo da duração da doença, assim como de curas, óbitos e perda de acompanhamento. A prevalência é o resultado final, para um período de tempo, da soma das entradas (casos novos) menos a soma das saídas (curas, mortes e perdas de acompanhamento).

Uma doença aguda de curta duração, em geral, é avaliada pela incidência. Durante uma epidemia de dengue, por exemplo, os casos novos representam a incidência, mas, após o período epidêmico, a incidência tende a cair. Se a avaliação da prevalência for feita após a epidemia, ela poderá não refletir a real dimensão da doença.

Considerando uma doença crônica de longa duração, diabetes, por exemplo, com incidência baixa: a prevalência poderá ser alta, porque os pacientes com diabetes tendem a sobreviver por muitos anos, havendo um acúmulo de casos ao longo do tempo. Um bom programa de controle de diabetes poderá resultar no aumento da prevalência dessa doença, seja por melhora no diagnóstico, seja por aumento da sobrevida dos pacientes, prolongando a duração da doença. Prevalência e incidência avaliam aspectos diferentes da ocorrência de doenças.

Em situações nas quais há certa estabilidade populacional, com incidência estável, é possível afirmar que a prevalência será igual à incidência multiplicada pela duração da doença. Essa relação entre incidência e prevalência foi demonstrada matematicamente pela primeira vez por Ruffino-Neto:[16]

$$P = I \times D$$

Em que: P = prevalência; I = incidência; D = duração da doença.

Fonte de dados de morbidade

As fontes de dados de morbidade e mortalidade são estudadas em outro capítulo deste livro. A intenção de voltar a essa discussão refere-se à importância que as fontes de dados têm na avaliação da incidência e da prevalência.

A estimativa de incidência e prevalência de doenças depende da fonte de dados utilizada, sendo que nenhuma delas pode ser considerada completa. A avaliação da morbidade depende do uso de fontes de dados confiáveis, que refletem aspectos diferentes da morbidade. Seria como ver um objeto sob vários ângulos, cada fonte de dados sendo um diferente modo de ver a morbidade. Supondo que um pesquisador esteja interessado em estudar a prevalência de certa doença em uma comunidade, haveria várias maneiras de obter dados: poderia se dirigir à unidade de saúde local e verificar os registros dos prontuários dos pacientes em busca de informações; ir ao hospital, onde provavelmente encontraria casos de maior gravidade; ou verificar registros de laboratórios com exames que indicassem o diagnóstico da doença sob estudo. Caso a doença fosse de notificação compulsória, recorreria aos registros de doenças notificadas à vigilância epidemiológica. Poderia realizar inquérito populacional para avaliar a presença da doença entre os moradores. Ou verificar se ocorreram óbitos pela doença, checando as declarações de óbitos. Todavia, em nenhuma das situações teria o quadro completo da morbidade.

Como os cálculos de incidência e prevalência dependem das fontes de dados utilizadas, é prudente checar se satisfazem aos objetivos do estudo. Em geral é utilizada mais de uma fonte de dados para avaliar determinada doença em uma comunidade.

As principais fontes de dados de morbidade são:

- Estatísticas ambulatoriais: rede básica de unidades de saúde, consultórios particulares, empresas médicas, ambulatórios em indústrias, escolas.
- Estatísticas hospitalares: hospitais públicos e privados, conveniados ou não com o SUS.
- Notificação compulsória de doenças: vigilância epidemiológica e sanitária.
- Inquéritos de morbidade: realizados com a função específica de avaliar uma situação de saúde ou inquéritos sistemáticos.
- Registros de óbitos.
- Registros especiais: algumas doenças como o câncer, por exemplo.
- Outras fontes: empresas de seguro-saúde, entidades não governamentais.

Doenças de notificação compulsória

Entre as fontes de dados de morbidade utilizadas estão as doenças de notificação compulsória, atualmente organizadas pelo Ministério da Saúde no Sistema de Informações de Agravos de Notificação (Sinan). É possível obter dados de doenças dessa lista para o país, estados e municípios, bem como para outras subdivisões regionais. Como exemplo, na Tabela 1 são apresentadas algumas doenças de notificação compulsória no estado de São Paulo, no ano de 2001, e seus respectivos coeficientes.

TABELA 1 CASOS CONFIRMADOS E COEFICIENTES DE INCIDÊNCIA DE CASOS AUTÓCTONES DE ALGUMAS DOENÇAS DE NOTIFICAÇÃO COMPULSÓRIA NO ESTADO DE SÃO PAULO, 2001

DOENÇA/AGRAVO	N. DE CASOS	COEF./100 MIL
Dengue	51.668	141,3
Doença diarreica aguda	144.664	766,2
Doença meningocócica	1.196	3,2
Outras meningites	10.041	26,7
Hantavirose	8	0,0
Hepatite A (casos em surtos)	942	2,4
Rubéola	1.493	3,9
Sarampo	1	0,0
Tracoma	649	1,8
Tuberculose	18.354	48,8

Fonte: Secretaria de Estado da Saúde – Centro de Vigilância Epidemiológica.

Morbidade hospitalar

O estudo da morbidade hospitalar é outra fonte importante de dados para construção de indicadores que avaliam o estado de saúde de uma população. Com base na folha de alta hospitalar, preenchida ao final da internação hospitalar, é possível compilar informações sobre as doenças que resultaram em internação, procedimentos realizados, cirurgias, condição da alta e dados sociodemográficos. Esse trabalho tem sido feito pelo Centro de Processamento de Dados Hospitalares do Hospital das Clínicas de Ribeirão Preto da Universidade de São Paulo, com a vantagem de englobar leitos hospitalares pagos pelo SUS e leitos privados, conforme dados apresentados na Tabela 2, para o ano de 2001.

TABELA 2 DISTRIBUIÇÃO DAS ALTAS HOSPITALARES SEGUNDO OS CAPÍTULOS DA CID-10, EM HOSPITAIS DE RIBEIRÃO PRETO E REGIÃO, 2001

	CAPÍTULO DA CID-10	%
Doenças infecciosas e parasitárias	6.196	3,8
Neoplasias	9.616	5,8
Doenças do sangue e dos órgãos hematopoéticos e alguns transtornos imunitários	1.007	0,6

(continua)

TABELA 2 DISTRIBUIÇÃO DAS ALTAS HOSPITALARES SEGUNDO OS CAPÍTULOS DA CID-10, EM HOSPITAIS DE RIBEIRÃO PRETO E REGIÃO, 2001 *(CONTINUAÇÃO)*

	CAPÍTULO DA CID-10	%
Doenças endócrinas, nutricionais e metabólicas	4.454	2,7
Transtornos mentais e comportamentais	2.513	1,5
Doenças do sistema nervoso	3.617	2,2
Doenças do olho e anexos	1.086	0,7
Doenças do ouvido e da apófise mastoide	768	0,5
Doenças do aparelho circulatório	18.857	11,5
Doenças do aparelho respiratório	15.938	9,7
Doenças do aparelho digestivo	15.469	9,4
Doenças da pele e do tecido subcutâneo	1.637	1,0
Doenças do sistema osteomuscular e do tecido conjuntivo	6.703	4,1
Doenças do aparelho geniturinário	12.347	7,5
Gravidez, parto e puerpério	24.388	14,8
Algumas afecções originadas no período perinatal	2.404	1,5
Malformações congênitas, deformidades e anomalias cromossômicas	1.773	1,1
Sintomas, sinais e achados anormais de exames clínicos e de laboratório não classificado em outra parte	3.635	2,2
Lesões, envenenamento e algumas outras consequências de causas externas	11.495	7,0
Fatores que influenciam o estado de saúde e o contato com os serviços de saúde	20.655	12,6
Total	164.558	100,0

Fonte: Centro de Processamento de Dados Hospitalares – HCRP – USP.[1]

O Datasus, órgão do Ministério da Saúde, tem trabalhado as estatísticas hospitalares utilizando como fonte de informação as Autorizações de Internação Hospitalar (AIHS), que, pela abrangência nacional e pela facilidade de acesso, são também importante fonte de informações de morbidade hospitalar. Como exemplo, apresentam-se na Tabela 3 dados relativos a causas externas de internações hospitalares do Brasil, no ano 2000, por regiões do país.

TABELA 3 PROPORÇÃO (%) DE INTERNAÇÕES HOSPITALARES PAGAS PELO SUS POR CAUSAS EXTERNAS, BRASIL E REGIÕES, 2000

REGIÃO	QUEDAS	ACIDENTES DE TRANSPORTE	INTOXICAÇÕES	AGRESSÕES	LESÕES AUTOPROVOCADAS	DEMAIS
Brasil	42,2	18,2	3,3	5,8	1,6	29,1
Norte	40,6	10,9	2,1	10,9	1,3	34,1
Nordeste	32,9	18,4	2,8	5,6	1,1	39,2
Sudeste	47,0	21,2	3,1	5,7	2,0	21,0
Sul	47,4	13,7	4,6	3,9	1,2	29,2
Centro-oeste	35,0	17,4	4,5	4,5	1,4	37,3

Fonte: Ministério da Saúde.[11]

Registro de câncer de base populacional

Dados sobre câncer são coletados de populações bem definidas para avaliação de incidência populacional, como os inquéritos populacionais sistemáticos feitos pelo Instituto Nacional do Câncer (Inca), do Ministério da Saúde. A Tabela 4 permite a visualização dos dados de estimativas de incidência para o estado de São Paulo em 2002.

TABELA 4 ESTIMATIVAS DAS TAXAS BRUTAS DE INCIDÊNCIA POR 100 MIL HOMENS E MULHERES E DO NÚMERO DE CASOS NOVOS POR CÂNCER, SEGUNDO LOCALIZAÇÃO PRIMÁRIA. ESTADO DE SÃO PAULO, 2002

LOCALIZAÇÃO PRIMÁRIA NEOPLASIA MALIGNA	ESTIMATIVA DOS CASOS NOVOS			
	MASCULINO		FEMININO	
	CASOS	TAXA/100 MIL	CASOS	TAXA/100 MIL
Pele não melanoma	10.400	55,64	10.190	52,33
Mama feminina	–	–	12.890	66,21
Traqueia, brônquios e pulmão	4.840	25,91	2.060	10,56
Estômago	4.690	25,09	2.250	11,54
Próstata	8.500	45,46	–	–
Colo do útero	–	–	4.120	21,15
Cólon e reto	3.720	19,90	3.960	20,32
Esôfago	2.130	11,39	550	2,82

(continua)

TABELA 4 ESTIMATIVAS DAS TAXAS BRUTAS DE INCIDÊNCIA POR 100 MIL HOMENS E MULHERES E DO NÚMERO DE CASOS NOVOS POR CÂNCER, SEGUNDO LOCALIZAÇÃO PRIMÁRIA. ESTADO DE SÃO PAULO, 2002 *(CONTINUAÇÃO)*

LOCALIZAÇÃO PRIMÁRIA NEOPLASIA MALIGNA	ESTIMATIVA DOS CASOS NOVOS			
	MASCULINO		FEMININO	
	CASOS	TAXA/100 MIL	CASOS	TAXA/100 MIL
Leucemias	1.300	6,93	1.060	5,46
Boca	3.220	17,23	1.030	5,26
Pele melanoma	740	3,94	860	4,40
Outras localizações	19.015	101,73	20.030	102,88

Fonte: Ministério da Saúde.[12]

Morbidade ambulatorial

Outra fonte de dados importante para a construção de indicadores de saúde é a morbidade ambulatorial. Embora de difícil padronização, tendo em vista que os diagnósticos são muito heterogêneos, o que dificulta a comparação de áreas diferentes, vários indicadores de atenção básica estão disponíveis, apresentados pelo Ministério da Saúde. A Tabela 5 apresenta, como exemplo, o percentual de assistência pré-natal e parto, no Brasil e em suas regiões, em 2001.

TABELA 5 ASSISTÊNCIA PRÉ-NATAL E TIPOS DE PARTOS, BRASIL E REGIÕES, 2001

REGIÃO	PRÉ-NATAL[1] %	PARTOS HOSPITALARES[2] %	PARTOS CESÁREOS[3] %	PARTOS CESÁREOS SUS[4] %
Brasil	50,7	97,0	38,0	24,0
Norte	34,2	92,0	29,0	20,0
Nordeste	45,3	93,0	26,0	19,0
Sudeste	56,7	99,0	46,0	28,0
Sul	54,0	99,0	41,0	27,0
Centro-oeste	51,5	99,0	43,0	26,0

[1] Proporção de gestantes com atendimento pré-natal (sete consultas).
[2] Proporção de partos hospitalares.
[3] Proporção de partos cesáreos totais.
[4] Proporção de partos cesáreos do SUS.
Fonte: Ministério da Saúde.[11]

Gravidade

Não só a ocorrência de doenças, mas também sua gravidade tem sido motivo de preocupação de autoridades sanitárias, em especial da Organização Mundial de Saúde (OMS). Essa preocupação diz respeito às consequências para as pessoas em termos de qualidade de vida após a ocorrência da doença. Três consequências são definidas como importantes e dizem respeito a deficiências, incapacidades e desvantagens. A doença pode provocar uma deficiência qualquer, que terá consequências em termos de incapacidades que resultam daquela deficiência. Essas incapacidades poderão levar o indivíduo a ter desvantagens em sua vida. Segundo Laurenti,[7] deficiência é "qualquer perda ou anormalidade da estrutura ou função psicológica, fisiológica ou anatômica"; incapacidade (*disability*) "corresponde a qualquer redução ou falta (resultante de uma deficiência) de capacidade para exercer essa atividade nos limites considerados normais para o homem" e desvantagem "um impedimento para uma dada pessoa, resultante de uma deficiência ou de uma incapacidade, que lhe limita ou impede o desempenho de uma atividade considerada normal (levando em consideração a idade, o sexo e fatores sociais e culturais)".

Mortalidade e letalidade (ou fatalidade) são outras medidas que medem a gravidade, discutidas mais adiante neste capítulo.

Carga da doença

Em seu Relatório Anual de 1999, a OMS[15] faz uso de indicadores que levam em conta a carga total com que as doenças poderiam afetar a vida saudável das pessoas. É eleito um indicador, baseado nos trabalhos de Murray e Lopez,[5] conhecido como Daly (*Disability-Adjusted Life Year*), que expressa anos de vida perdidos por morte prematura e anos vividos com incapacidade, ajustados para a gravidade da incapacidade. Um Daly seria um ano de vida saudável perdido. A morte prematura é definida como aquela que ocorre antes da idade que a pessoa poderia esperar viver se pertencesse a uma população-modelo padronizada, com uma esperança de vida ao nascer igual a mais longeva população do mundo, a população japonesa. A carga da doença seria a diferença entre o *status* atual da população e um *status* de referência.

A importância do uso desses indicadores que medem a carga da doença pode ser expressa pelo fato de que algumas doenças, apesar de pouco importantes quando consideradas em termos de mortalidade, surgem como prioritárias quando se mede o impacto que causam na qualidade de vida de populações. Por exemplo, usando-se o indicador Daly para doenças não infecciosas em países de renda baixa ou média, verificou-se que as doenças mentais foram responsáveis por 10% da carga das doenças; as doenças cardiovasculares, por 10%; câncer, 5%; e lesões, 16%.[15] Doenças mentais, em geral, têm pouca importância em termos de mortalidade, mas grande mportância em termos de morbidade e da carga que representam na vida das pessoas. Como afirma o relatório, há novos desafios quando é usada essa perspectiva de avaliação.

• MEDIDAS DE MORTALIDADE

Coeficiente de Mortalidade Geral (CMG)

O Coeficiente de Mortalidade Geral é calculado pela fórmula:

$$CMG = \frac{M}{P} \times 10^k$$

Em que: M = total de óbitos de uma área determinada em um dado ano; P = população dessa área estimada para o meio desse ano; k = variável, mas usualmente tem o valor 3.

O Coeficiente de Mortalidade Geral é uma medida global da quantidade total de mortes ocorridas em uma população em um período determinado. O CMG é utilizado em saúde pública para uma comparação geral da mortalidade entre áreas diferentes ou momentos diferentes de uma mesma área. Aparentemente, uma área com CMG maior do que outra tem pior nível de saúde, pois, em relação a um mesmo tamanho de população, tem maior número de óbitos. A Tabela 6 mostra o CMG para alguns estados brasileiros.

TABELA 6 NÚMERO DE ÓBITOS, POPULAÇÃO E CMG PARA ALGUNS ESTADOS BRASILEIROS, 2000

ESTADOS	POPULAÇÃO	N. DE ÓBITOS	CMG (1 MIL HAB.)
Rio Grande do Sul	10.187.798	67.953	6,7
São Paulo	37.032.403	238.959	6,4
Mato Grosso	2.504.353	11.466	4,6
Piauí	2.843.278	11.623	4,1
Pará	6.192.307	21.497	3,5

Fonte: Ministério da Saúde.[11]

A análise do CMG deve ser feita com cuidado, uma vez que sofre influência marcante da composição da população, em particular de sua estrutura etária. Afirmar que no Rio Grande do Sul, em 2000, o CMG era de 6,7 significa apenas que para cada mil habitantes ocorreram 6,7 mortes naquele ano. Se nos anos seguintes, por hipótese, detectarmos uma diminuição do CMG, desde que não ocorram alterações na estrutura da população, podemos supor que melhoraram as condições de saúde ou de atendimento médico à população.

Quando se comparam regiões, países ou populações diferentes é preciso tomar cuidado com essas afirmações. Observando a Tabela 6, podemos dizer que as condições de vida ou saúde do Piauí ou do Pará são melhores que as do Rio Grande do Sul ou de São Paulo? Embora as condições de vida e saúde venham melhorando progressivamente no país, convivemos com marcantes diferenças regionais que nos desautorizam a aceitar tal conclusão. As diferentes estruturas etárias desses estados poderiam explicar parcialmente as diferenças observadas no CMG. Para corrigir essa dificuldade e permitir a comparação entre regiões diferentes é preciso proceder à padronização dos coeficientes.

Mortalidade segundo a idade

Vários indicadores foram propostos e padronizados para estudar a mortalidade segundo a idade, por meio de coeficientes ou taxas e proporções.

Coeficiente de Mortalidade Infantil

O Coeficiente ou Taxa de Mortalidade Infantil (TMI) talvez seja o mais conhecido e utilizado indicador de saúde e representa o número de óbitos de crianças menores de 1 ano para cada mil nascidos vivos em uma área e período definidos. A TMI pode ser calculada pela seguinte equação:

$$\text{TMI} = \frac{\text{Número de óbitos de menores de 1 ano}}{\text{Número de nascidos vivos}} \times 1.000$$

A TMI pode ser desdobrada em dois componentes: a Taxa de Mortalidade Infantil Neonatal, que mede o número de óbitos de menores de 28 dias para cada mil nascidos vivos, e a Taxa de Mortalidade Infantil Pós-Neonatal, que mede a mortalidade de crianças entre 28 dias e menos de 1 ano, para cada mil nascidos vivos.

$$\text{TMI neonatal} = \frac{\text{Número de óbitos de crianças de zero a 27 dias}}{\text{Número de nascidos vivos}} \times 1.000$$

$$\text{TMI pós-neonatal} = \frac{\text{Número de óbitos de crianças de 28 dias a menores de 1 ano}}{\text{Número de nascidos vivos}} \times 1.000$$

Essas duas taxas têm significados diferentes. A TMI neonatal reflete as condições da gestação e do parto e é medida indireta da qualidade da assistência pré-natal, ao parto e aos primeiros dias de vida. Já a TMI pós-neonatal sofre influência de fatores ambientais, como os processos infecciosos e nutricionais.

Nos países e regiões pouco desenvolvidos, a Taxa de Mortalidade Infantil é alta e existe predomínio do componente pós-neonatal em relação ao neonatal.

A experiência mostra que à medida que ocorre o desenvolvimento econômico e social há uma tendência de queda das taxas de mortalidade infantil e de seus dois componentes principais, mas com velocidade maior de queda para a mortalidade pós-neonatal, que em níveis baixos torna-se menor que a mortalidade neonatal. Um exemplo dessa tendência pode ser visto na Figura 2.

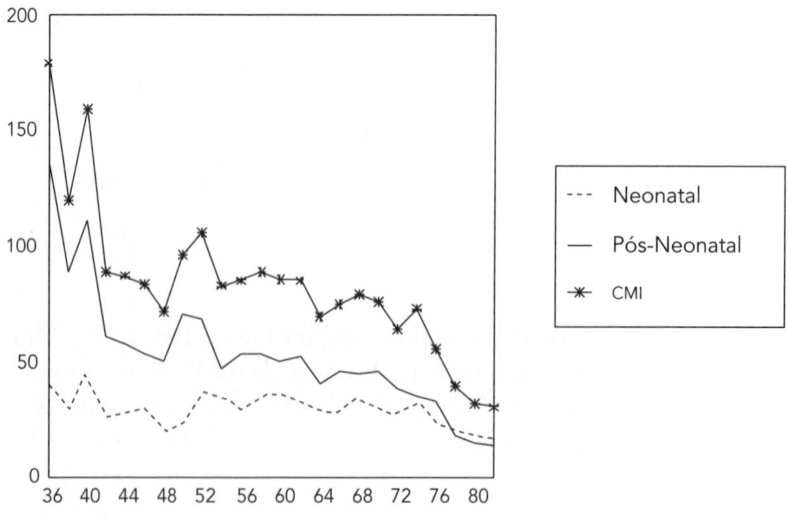

FIGURA 2 Coeficiente de mortalidade infantil em Londrina-PR, de 1936 a 1982.

Outras taxas podem ser utilizadas para analisar a morte infantil, dependendo dos objetivos. A taxa de mortalidade infantil neonatal pode ser dividida em precoce ou tardia, conforme as fórmulas a seguir. Também podem ser estudadas a mortalidade perinatal (TMP) ou a natimortalidade (TNM).

$$\text{TMI neonatal precoce} = \frac{\text{Número de óbitos de crianças de zero a seis dias}}{\text{Número de nascidos vivos}} \times 1.000$$

$$\text{TMI neonatal tardia} = \frac{\text{Número de óbitos de crianças de sete a 27 dias}}{\text{Número de nascidos vivos}} \times 1.000$$

$$\text{TMP} = \frac{\text{Número de óbitos de crianças de zero a seis dias + perdas fetais com 22 semanas ou + de gestação}}{\text{Número de nascidos vivos + nascidos mortos}} \times 1.000$$

Mortalidade segundo o sexo

A análise da mortalidade segundo o sexo é mais comumente realizada utilizando a proporção de óbitos do sexo masculino e do feminino, mas pode ser feita também por meio de uma taxa, como na seguinte equação:

$$\text{TM sexo} = \frac{\text{Número de óbitos de pessoas do sexo determinado}}{\text{Número total de habitantes do mesmo sexo}} \times 1.000$$

O estudo da mortalidade por sexo é bastante importante no estudo do perfil epidemiológico de uma dada população, principalmente quando combinada com outras variáveis, como idade e causas.

Mortalidade materna

A taxa de mortalidade materna é um indicador bastante utilizado porque reflete as mortes ocorridas por complicações da gravidez, parto e puerpério, sendo, dessa maneira, indicador dos níveis de saúde da população feminina e da qualidade de assistência à sua saúde.

A taxa de mortalidade materna pode ser calculada pela equação:

$$\text{TM materna} = \frac{\text{M}}{\text{NV}} \times 10^{k}$$

Em que: M = total de óbitos maternos de uma área determinada em um dado ano; NV = total de nascidos vivos; k = uma variável, mas usualmente tem o valor 4 ou 5.

A Tabela 7 mostra valores de taxa de mortalidade materna para alguns estados brasileiros, comparados com alguns países.

TABELA 7 TAXA DE MORTALIDADE MATERNA PARA ALGUNS ESTADOS BRASILEIROS, 1998. COMPARAÇÃO COM ALGUNS PAÍSES ESTRANGEIROS EM 1995

ESTADOS BRASILEIROS	TAXA DE MORTALIDADE MATERNA (PARA 100 MIL NASCIDOS VIVOS)
Minas Gerais	86,6
Espírito Santo	51,3
Rio de Janeiro	79,4
São Paulo	55,7
Paraná	84,2
Santa Catarina	43,7
Rio Grande do Sul	85,6
Mato Grosso do Sul	54,9
Goiás	44,2
PAÍSES ESTRANGEIROS	
Canadá	6,0
Cuba	24,0
Estados Unidos	12,0

Fonte: Mello Jorge et al.[3]

Mortalidade segundo causas

As causas podem ser estudadas utilizando taxas ou proporções, da mesma forma que todos os indicadores anteriores. Dependendo dos objetivos, podem ser agrupadas por capítulos da CID, grupos de doenças, ou mesmo uma doença específica. A Taxa de Mortalidade por causa pode ser calculada com a equação:

$$\text{TM por uma causa} = \frac{M}{P} \times 10^k$$

Em que: M = total de óbitos pela causa específica de uma área determinada em um dado ano; P = população dessa área estimada para o meio desse ano; k = uma variável, mas usualmente tem o valor 5.

A Tabela 8 exemplifica a utilização desse indicador, apresentando a mortalidade por homicídios no Brasil, no período de 1996 a 1999.

TABELA 8 PROPORÇÃO DE ÓBITOS POR HOMICÍDIOS EM RELAÇÃO AO TOTAL DE CAUSAS EXTERNAS E TAXA DE MORTALIDADE POR HOMICÍDIOS PARA 100 MIL HABITANTES. BRASIL, PERÍODO DE 1996 A 1999

ANO	%	TAXA
1996	32,7	24,8
1997	33,9	25,4
1998	35,7	25,9
1999	36,7	26,2

Fonte: Mello Jorge et al.[3]

Letalidade

O *coeficiente de letalidade* ou de *fatalidade* pode ser calculado com a seguinte equação:

$$CL = \frac{\text{número de óbitos pela doença}}{\text{número de casos da doença}} \times \text{base}$$

A base usualmente é igual a 100 e o coeficiente é medido para um determinado período, geralmente 1 ano. O coeficiente de letalidade é fundamental para o prognóstico médico. Basta lembrar que a letalidade da febre tifoide era de 10%, antes do advento dos antibióticos, passando recentemente para menos de 1%, mostrando como melhorou o prognóstico dessa doença.

Esperança de vida

A esperança de vida é o número médio de anos que uma pessoa em uma determinada idade poderia ainda viver se as condições de vida e saúde permanecerem inalteradas em relação ao ano considerado. Pode ser estimada para qualquer idade e, caso seja calculada para recém-nascidos, é conhecida como esperança de vida ao nascer. Segundo Laurenti,[8] é um bom indicador de saúde, pois sintetiza o efeito da mortalidade agindo em todas as idades. A esperança de vida ao nascer vai aumentando conforme vão melhorando as condições de vida de uma população. A Tabela 9 apresenta um exemplo de uma série histórica do estado de São Paulo.

TABELA 9 ESPERANÇA DE VIDA AO NASCER POR SEXO, ESTADO DE SÃO PAULO, 1940-2000

ANO	TOTAL	HOMENS	MULHERES
1939/41	45,4	44,3	46,7
1949/51	54,2	52,8	55,9
1959/61	61,2	59,0	63,7
1970/71	62,6	59,3	65,5
1979/81	66,7	63,3	70,0
1989/91	68,9	64,9	73,2
1995/96	69,0	64,8	73,7
2000/01	70,7	66,4	75,3

Fonte: Fundação Seade.

Padronização de coeficientes

Para comparar dois coeficientes é necessário primeiro padronizá-los. Em geral, a padronização é feita por idade, mas poderá também ser feita por sexo ou outras variáveis. A padronização é necessária porque uma população com maior proporção de idosos poderá ter coeficientes gerais de mortalidade maiores pela simples razão de que as pessoas idosas morrerão algum dia, e isso não significa que tenham um nível de saúde pior, apenas que o ciclo de vida se encerrou.

Há vários métodos de padronização de coeficientes, diretos (população-padrão) e indiretos (coeficiente-padrão).

Método direto

O método direto de padronização de coeficientes utiliza uma população como padrão. Essa população-padrão poderá ser a população mundial, a população de países como EUA, Inglaterra, Suécia, ou a população brasileira. Poderá ser a soma das populações que se deseja comparar ou, ainda, pode-se usar uma delas como padrão.

No exemplo a seguir compara-se o Coeficiente de Mortalidade Geral (CMG) de duas regiões do estado de São Paulo, uma considerada de alto nível de renda e outra de nível mais baixo. A região A, de alta renda, tem o CMG igual a 6,08 óbitos/1 mil habitantes e a região B, de baixa renda, tem o CMG de 6,22 óbitos/1 mil habitantes, ambas para o ano de 2001. Aparentemente, os dois coeficientes são bem próximos, mas devemos padronizá-los por idade.

Foi escolhida como população-padrão a população do estado de São Paulo para o ano 2000, dividida em três faixas etárias, para simplificar os cálculos. São os seguintes os passos para a padronização dos coeficientes:

- Obter para cada população (A e B) os respectivos CMG para cada uma das faixas etárias.
- Com esses coeficientes (A e B) calcular para cada faixa etária os óbitos esperados na população-padrão.
- Somar os óbitos esperados de cada população e dividir pela população-padrão, calculando os respectivos CMG padronizados (A e B).

A Tabela 10 ajuda a compreender os cálculos.

TABELA 10 PADRONIZAÇÃO DE COEFICIENTES PELO MÉTODO DIRETO, POPULAÇÃO DO ESTADO DE SÃO PAULO (2000) COMO PADRÃO

FAIXA ETÁRIA	POPULAÇÃO-PADRÃO ESTADO DE SÃO PAULO (2000)	COEFICIENTES REGIÃO A (/1 MIL HAB.)	ÓBITOS ESPERADOS NA POPULAÇÃO-PADRÃO COM COEFICIENTE A	COEFICIENTES REGIÃO B (/1 MIL HAB.)	ÓBITOS ESPERADOS NA POPULAÇÃO-PADRÃO COM COEFICIENTE B
0-19	13.383.952	1,17	15.659	1,73	23.943
20-59	20.331.494	3,63	73.803	4,30	87.425
60 e +	3.316.957	38,32	127.039	38,13	126.376
Total	37.032.403	6,08	216.501	6,22	237.774

$$\text{CMG padronizado A} = [216.501/37.032.403] \times 1.000 = \frac{5{,}85 \text{ óbitos}}{1.000 \text{ hab}}$$

$$\text{CMG padronizado B} = [237.774/37.032.403] \times 1.000 = \frac{6{,}42 \text{ óbitos}}{1.000 \text{ hab}}$$

Após a padronização as diferenças aumentaram, sendo que a região B, com renda mais baixa, apresentou coeficiente maior. Coeficientes padronizados só servem para comparações; os verdadeiros coeficientes são aqueles obtidos com dados brutos, não padronizados.

Método indireto

O método indireto considera o Coeficiente Geral de Mortalidade de uma das populações como padrão, para cada uma das faixas etárias. Esses coeficientes-padrão serão aplicados napopulação da outra região, para obter o número de mortes esperadas nessa população, caso ela fosse exposta aos mesmos coeficientes. Seria como responder a seguinte pergunta: se a região B tivesse os mesmos coeficientes da região A, quantas mortes seriam esperadas? Com base no cálculo das mortes esperadas para a região B calcula-se a Razão de Mortalidade Padronizada (RMP), que é igual a:

$$\text{RMP} = [\text{mortes observadas}/\text{mortes esperadas}] \times 100$$

A Tabela 11 ajuda a entender os cálculos.

TABELA 11 PADRONIZAÇÃO DE COEFICIENTES PELO MÉTODO INDIRETO, COEFICIENTES DA REGIÃO A COMO PADRÃO

FAIXA ETÁRIA	COEFICIENTES REGIÃO A (/1 MIL HAB.)	POPULAÇÃO DA REGIÃO B	ÓBITOS ESPERADOS NA POPULAÇÃO DA REGIÃO B COM COEFICIENTES DA REGIÃO A	ÓBITOS OBSERVADOS NA REGIÃO B
0-19	1,17	116.315	136	–
20-59	3,63	129.846	471	–
60 e +	38,32	24.153	925	–
Total	6,08	270.315	1.532	1.680

A Razão de Mortalidade Padronizada (RMP) será calculada para a região B, igual a: RMP = [1.680/1.532] × 100 = 109,7%.

Portanto, a região B teria 9,7% de óbitos a mais que o esperado caso estivesse exposta ao risco de morrer da região A. Veja que se chegou à mesma conclusão pelos dois métodos, ou seja, a região B, de menor renda, tem um CMG maior.

• REFERÊNCIAS BIBLIOGRÁFICAS

1. Centro de Processamento de Dados Hospitalares - HCRP-USP. Informe técnico, mimeografado; 2001.
2. Gordis L. Epidemiology. Philadelphia: W.B. Saunders Company; 1996.
3. Mello Jorge MHP, Gotlieb SLD, Laurenti R. A saúde no Brasil: Análise do período 1996 a 1999. Brasília: Organização Pan-Americana da Saúde; 2001.
4. Moraes NLA. Níveis de saúde de coletividades brasileiras. In: Rev Serv Saúde Pública. Rio de Janeiro, 1959;10:403-97.
5. Murray CJL, Lopez AD (eds.). The global burden of disease: A comprehensive assessment of mortality and disability from diseases, injuries, and risk factors in 1900 and projected to 2020. Cambridge: Harvard School of Public Health on behalf of the World - Health Organization and The World Bank; 1996;1 (Global Burden of Disease and Injuries Series).
6. Laprega MR. Evolução da mortalidade no município de Londrina, Paraná, no período de 1930 a 1982 - contribuição ao estudo de seus determinantes [tese de doutorado]. Ribeirão Preto: Universidade de São Paulo. Faculdade de Medicina de Ribeirão Preto; 1994.
7. Laurenti R. Medidas das doenças. In: Forattini OP. Ecologia, epidemiologia e sociedade. São Paulo: Artes Médicas/Edusp; 1992.
8. Laurenti R (org.). Estatísticas de saúde. São Paulo: EPU/Edusp; 1985.
9. Leser W, et al. Elementos de epidemiologia geral. Rio de Janeiro: Atheneu; 1988.
10. Pereira MG. Epidemiologia: Teoria e prática. Rio de Janeiro: Guanabara-Koogan; 1995.
11. Ministério da Saúde, Rede Interagencial de Informações para a Saúde - Ripsa. Indicadores básicos para a saúde. Brasília: Ministério da Saúde; 2001. Disponível em: http://www.datasus.gov.br.
12. Ministério da Saúde, Instituto Nacional do Câncer. Registro de câncer de base populacional. Disponível em: http://www.fosp.saude. sp.gov.br.
13. Rouquayrol MZ, Almeida-Filho N. Epidemiologia & saúde. Rio de Janeiro: Medsi; 1999.
14. Swaroop PS, Uemura K. Proportional mortality of 50 years and above suggested indicator of the component health including demographic conditions in the measurement of levels of living. In: Bull World Health Organ. 1957;17:439-81.
15. World Health Organization - WHO. The world health report 1999: Making a difference. Genebra: World Health Organization; 1999.
16. Ruffino-Neto A. Relação entre prevalência, incidência e duração média da doença. Rev Saúde Públ. 1973;7:331-4.

7 Características dos instrumentos de medida

Afonso Dinis Costa Passos
Antonio Ruffino-Netto

A medida de presença ou ausência de uma variável de interesse em um indivíduo é feita com o uso de indicadores. Por indicador entende-se o instrumento ou meio que permite transportar a informação do nível sensível (mundo empírico) para o nível lógico. Indicadores podem ser representados pela simples observação de determinadas características de uma pessoa (presença ou não de icterícia, por exemplo) ou por instrumentos ou testes diagnósticos. Desta maneira, o estudo desses instrumentos reveste-se de fundamental importância, uma vez que o ato de medir é algo inerente a diversas atividades humanas, destacando-se aí as desempenhadas pelos profissionais da saúde. Com efeito, mesmo não se dando conta disso, um médico está continuamente medindo a possível presença de algumas variáveis de interesse nos seus pacientes. Ao fazê-lo, o profissional visa a chegar a um diagnóstico, seja ele de presença ou de ausência da doença. Nessas circunstâncias, o médico utiliza instrumentos e testes cujos resultados vão contribuir para reforçar ou afastar uma hipótese diagnóstica.

Ao aplicar um instrumento de medida e observar o seu resultado, o profissional deve ter em mente algumas características essenciais próprias do instrumento, que podem influenciar decisivamente na interpretação dos resultados.

Considere um experimento de laboratório no qual um investigador toma 200 cobaias saudáveis e injeta *Tripanosoma cruzi* na cavidade peritoneal de 100 delas, deixando as demais como controles. Assume-se, então, que todas as cobaias injetadas desenvolverão doença de Chagas, cuja presença o investigador deseja medir usando um novo teste diagnóstico. Após a aplicação deste, existirão quatro diferentes possibilidades em relação aos indivíduos, como pode ser visto na Figura 1. Esta mesma representação pode ser visualizada de outra maneira, usando-se a Tabela 1 (2 x 2).

É fácil perceber que as caselas **a** e **d** correspondem a acertos dos resultados do teste (verdadeiros positivos e verdadeiros negativos, respectivamente). Por outro lado, as caselas **b** e **c** correspondem a erros dos resultados dos testes (falso-positivos e falso-negativos, respectivamente).

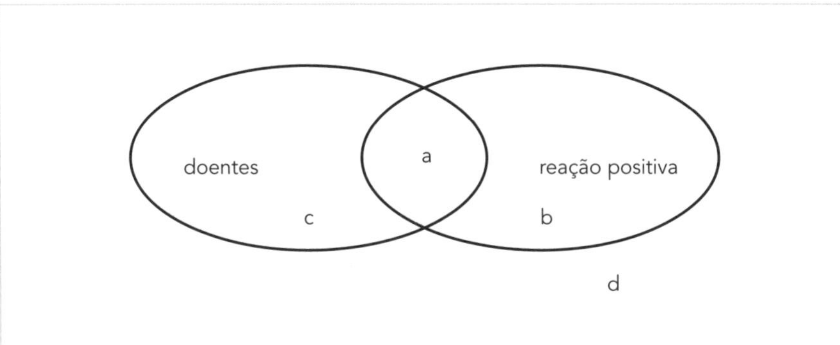

FIGURA 1 Distribuição de doentes, sadios, resultados positivos e negativos.

TABELA 1 DISTRIBUIÇÃO DE DOENTES, SADIOS, RESULTADOS POSITIVOS E NEGATIVOS

	DOENÇA PRESENTE	DOENÇA AUSENTE	TOTAL
Teste positivo	a	b	a + b
Teste negativo	c	d	c + d
TOTAL	a + c	b + d	n

A avaliação de um teste diagnóstico é feita a partir da medida da sua *validade* e da sua *precisão*. Por validade entende-se a capacidade do teste de separar os doentes dos sadios, sendo ela medida por duas características fundamentais: *sensibilidade* e *especificidade*.

Sensibilidade: definida como a probabilidade de um teste resultar positivo dado que o indivíduo testado apresente a doença.

$$S = \frac{a}{a+c}$$

Supondo que o teste aplicado nas 100 cobaias infectadas resultasse positivo em 95, a sensibilidade desse teste seria igual a 95%, ou seja, um teste com esta característica produziria 5% de falso-negativos.

Especificidade: definida como a probabilidade de um teste resultar negativo dado que o indivíduo testado não apresente a doença.

$$E = \frac{d}{b+d}$$

Supondo que o teste aplicado nas 100 cobaias não infectadas resultasse negativo em 90, a especificidade deste teste seria igual a 90%, ou seja, um teste com essa característica produziria 10% de falso-positivos.

Assim, a sensibilidade indica a positividade do teste na presença da doença, enquanto a especificidade indica a negatividade do teste na ausência da doença. O ideal seria usar testes com sensibilidade e especificidade iguais a 100%, situação em que não ocorreriam resultados falso-positivos e tampouco falso-negativos. No mundo real, todavia, isso nunca é alcançado. A sensibilidade e a especificidade têm uma relação inversa entre si, tendendo à redução de uma à medida que ocorre um aumento na outra.

Isso pode ser facilmente visualizado nas Figuras 2 e 3, que retratam as variações na sensibilidade e na especificidade da determinação da glicose sanguínea para o diagnóstico de *diabetes*, quando se alteram os pontos de corte a partir dos quais se considera um indivíduo como portador dessa doença. Na Figura 2, adotando-se um ponto de corte igual a 60, o teste mostra uma sensibilidade de 100%, uma vez que todos os resultados positivos corresponderão a indivíduos realmente diabéticos. Todavia, muitos indivíduos sem diabetes serão rotulados como doentes, acarretando uma especificidade muito baixa.

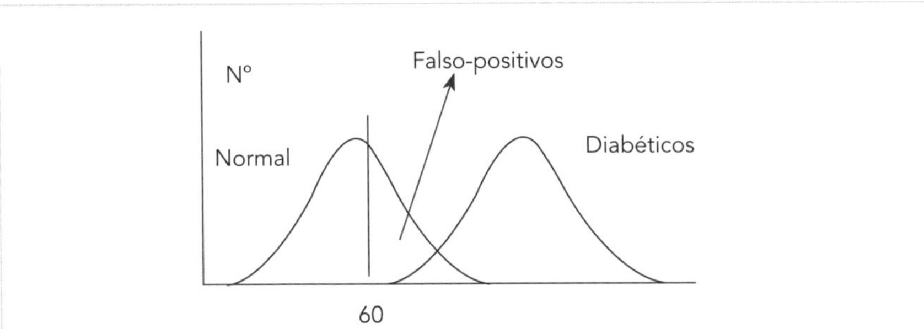

FIGURA 2 Variação dos falso-positivos e falso-negativos segundo a definição do nível de glicemia para diagnóstico de diabetes.

Na Figura 3, ao contrário, decidiu-se usar como ponto de corte o valor de 180. Percebe-se que todos os indivíduos normais terão resultados negativos, fazendo que o teste tenha uma especificidade de 100%. Entretanto, muitos diabéticos também terão resultados falsamente negativos, reduzindo em muito a sensibilidade do teste.

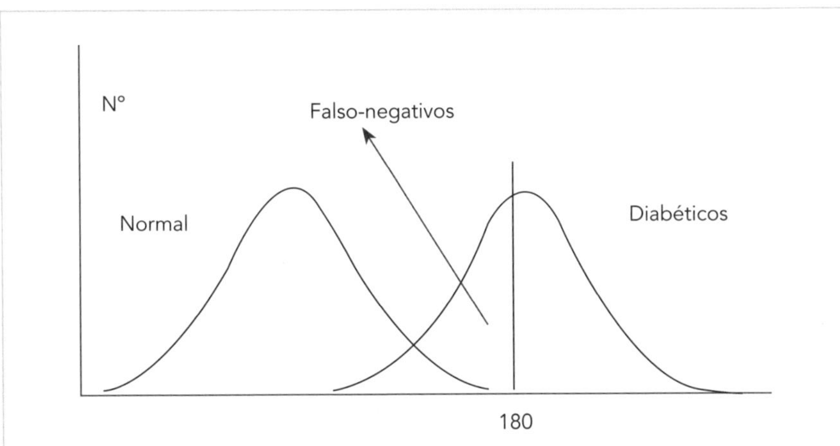

FIGURA 3 Variação dos falso-positivos e falso-negativos segundo a definição do nível de glicemia para diagnóstico de diabetes.

Assim, o ganho em sensibilidade traz como decorrência uma perda na especificidade e vice-versa. Na prática, trabalha-se com pontos de corte que reduzam, simultaneamente, a um mínimo possível a ocorrência de exames falso-positivos e falso-negativos. Nesse sentido, um bom recurso gráfico que auxilia a tomada de decisão é a chamada curva ROC (*Receiver Operator Characteristic*), que é a representação dos valores de sensibilidade e especificidade correspondentes a diferentes pontos de corte. Como exemplo, serão usadas as informações contidas na Tabela 2.

TABELA 2 VALORES DE SENSIBILIDADE E DE ESPECIFICIDADE DA DETECÇÃO DO NÍVEL DE GLICOSE PÓS-PRANDIAL MEDIDA APÓS 2 HORAS, DE ACORDO COM DIFERENTES PONTOS DE CORTE

PONTO DE CORTE (MG/100 ML)	SENSIBILIDADE	ESPECIFICIDADE
70	98,6	8,8
80	97,1	25,5
90	94,3	47,6
100	88,6	69,8
110	85,7	84,1
120	71,4	92,5
130	64,3	96,9
140	57,1	99,4
150	50,0	99,6
160	47,1	99,8
170	42,9	100,0
180	38,6	100,0
190	34,3	100,0
200	27,1	100,0

Fonte: Public Health Service.[4]

A colocação desses dados em um gráfico em que os valores de sensibilidade sejam postos no eixo das ordenadas (vertical) e os valores de especificidade no eixo das abscissas (horizontal) permitirá a construção da curva ROC, mostrada na Figura 4. Deve-se atentar para o fato de que, na elaboração dessa curva, os valores colocados no eixo das abscissas correspondem ao complemento da especificidade (1-E). Portanto, o ponto de junção dos dois eixos, no quadrante inferior esquerdo, representa valores iguais a 0 e 100 para sensibilidade e especificidade, respectivamente. A partir daí, a sensibilidade tende a 100% à medida que se sobe no eixo vertical, ao passo que a especificidade tende a zero à medida que se caminha da esquerda para a direita no eixo horizontal. Deduz-se que o ponto localizado no quadrante superior esquerdo representa valores de 100%, tanto de sensibilidade como de especificidade. Ou seja, quanto mais próximo o ponto de corte estiver desse quadrante, melhor será a validade do teste. No exemplo, o ponto de corte correspondente a 110 é aquele que combina os melhores valores de sensibilidade e de especificidade.

Em resumo, a curva ROC é obtida pela construção de um gráfico no qual se cotejam os verdadeiros positivos (sensibilidade) contra os falso-positivos (1-E). Testes de boa validade, capazes de promover discriminação razoável entre doentes e sadios, apresentam uma formatação da curva ROC que se aproxima do quadrante superior esquerdo, gerando uma grande área sob a curva.

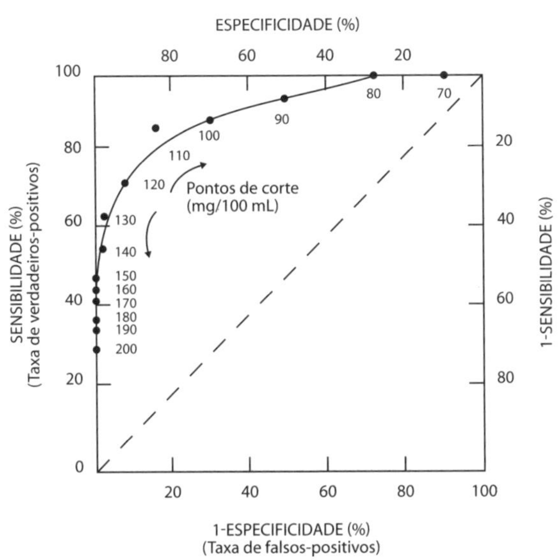

FIGURA 4 Curva ROC dos valores de glicose sanguínea 2 horas pós-prandial.
Fonte: Public Health Service.[4]

Quanto maior essa área resultante, melhor será a capacidade discriminatória do teste. Evidentemente, um traçado que seguisse a linha diagonal que une os quadrantes inferior esquerdo e superior direito seria obtido nas condições em que o teste não acrescenta ganho algum em termos diagnósticos, equivalendo--se aos resultados que seriam obtidos meramente ao acaso.

A sensibilidade é particularmente importante nas situações em que um exame falso-negativo possa acarretar graves prejuízos. É o caso, por exemplo, dos bancos de sangue, onde a liberação de uma bolsa falsamente rotulada como negativa para aids ou hepatites virais acarretará a provável contaminação de todos aqueles que vierem a receber hemoderivados desta bolsa. Em uma situação como essa, usam-se pontos de corte mais baixos, de modo a elevar a sensibilidade a 100%. Claro que o "preço a ser pago" é o aumento dos exames falso-positivos, que deverão ser submetidos a testes confirmatórios de elevada especificidade. Por outro lado, existem situações em que um exame falso-positivo pode acarretar consequências graves, devendo ser evitado a todo custo. É o caso, por exemplo, de um teste que decidirá pela realização ou não de procedimentos agressivos ao paciente, como uma quimioterapia. Nesse caso, a especificidade é crucial, uma vez que não se deseja a introdução de procedimentos potencialmente lesivos em uma situação em que não sejam realmente necessários.

Nas situações em que se queira comparar os resultados de dois testes diagnósticos para verificar o seu nível de concordância, ou a concordância entre as leituras feitas por dois ou mais investigadores, ou por um investigador em dois momentos diferentes, as expressões correspondentes à sensibilidade e à especificidade passam a se chamar, respectivamente, copositividade e conegatividade.

Supondo, por exemplo, que uma série de *n* exames radiológicos de tórax seja examinada por dois radiologistas, observando a presença de um determinado velamento pulmonar. Um deles, certamente o mais experiente em tal exame, assumiria o papel de referência, cujos diagnósticos, tanto de presença como de ausência do velamento, seriam considerados sempre acertados. Um segundo radiologista repetiria os mesmos exames, cujos resultados seriam cotejados com os fornecidos pela referência. Representando os resultados hipotéticos em uma tabela 2 x 2, tem-se:

	VELAMENTO PRESENTE	VELAMENTO AUSENTE	TOTAL
VELAMENTO PRESENTE	a	b	a + b
VELAMENTO AUSENTE	c	d	c + d
TOTAL	a + c	b + d	n

Nessa situação, a expressão:

$$\frac{a}{a+c}$$

corresponde à probabilidade do segundo examinador dar o diagnóstico de presença do velamento dado que o padrão de referência também o detectou. A isso se chama *copositividade*.

Analogamente, a expressão:

$$\frac{d}{b+d}$$

corresponde à probabilidade do segundo examinador dar o diagnóstico de ausência do velamento dado que o primeiro examinador chegou ao mesmo resultado. A isso se chama *conegatividade*.

Precisão ou *reprodutibilidade* é a capacidade do teste de fornecer resultados consistentes consigo mesmo, ou seja, que não variem quando aplicados às mesmas pessoas em diferentes momentos, desde que não exista uma razão de natureza biológica que justifique essa variação. Assim, um indivíduo com um teste positivo para uma doença ou infecção que permaneça ativa por um determinado período deverá ter resultados também positivos ao mesmo teste enquanto perdurarem as condições que mantenham a doença ou infecção. Analogamente, pessoas sem a doença ou infecção deverão ter testes negativos enquanto persistir a ausência de tais condições.

Um modo prático de medir a precisão ou reprodutibilidade consiste na comparação dos resultados da aplicação simultânea de dois testes que utilizem o mesmo kit diagnóstico, aplicados ao mesmo material biológico.

Bons testes devem ser ao mesmo tempo válidos (boa sensibilidade e boa especificidade) e precisos (consistentes consigo mesmo).

Além da validade e da precisão, outra característica dos testes diagnósticos é a chamada *acuidade* ou *acurácia*, definida como a soma dos verdadeiros positivos e dos verdadeiros negativos, no total dos exames realizados.

$$A = \frac{a+d}{n}$$

Em outras palavras, a acuidade mede a capacidade do teste de fornecer resultados corretos, sejam eles positivos ou negativos. Assim como a sensibilidade e a especificidade, a acuidade pode ser também uma maneira de medir a validade de um teste diagnóstico.

Muito embora a sensibilidade e a especificidade sejam fundamentais para a definição de um bom teste diagnóstico e, consequentemente, para a decisão de usá-lo ou não, elas deixam de ser relevantes uma vez que se disponha de um resultado, seja ele positivo ou negativo. Isso porque aquelas duas características indicam a probabilidade de que o teste seja positivo ou negativo em indivíduos realmente doentes ou sadios, mas quem solicitou o exame para o seu paciente não tem condições de saber se ele tem ou não a doença, a partir do resultado do exame. É aqui que entram em cena duas outras características absolutamente fundamentais para a interpretação dos testes. São elas: valor preditivo positivo e valor preditivo negativo.

Valor preditivo positivo é definido como a probabilidade de o paciente ter a doença dado que o teste resulte positivo. A partir da tabela apresentada no início deste capítulo (Tabela 1), o valor preditivo positivo é dado por:

$$VP+ = \frac{a}{a+b}$$

Supondo que a doença realmente se faça presente em 70 pessoas entre 100 com resultado positivo, o VP+ do teste será igual a 70%. Nessa situação, 30% dos indivíduos têm resultados falso-positivos.

Valor preditivo negativo é definido como a probabilidade de o paciente não ter a doença dado que o teste resulte negativo:

$$VP- = \frac{d}{c+d}$$

Supondo que a doença não se faça presente em 80 pessoas entre 100 com resultado negativo, o VP– do teste será 80%. Nessa situação, 20% dos indivíduos têm resultados falso-negativos.

Enquanto a sensibilidade e a especificidade são valores fixos e característicos do teste, os valores preditivos positivo e negativo variam de acordo com a prevalência da doença na população de origem da pessoa submetida ao exame. Essa variação se faz de modos diferentes, com o valor preditivo positivo se mostrando diretamente proporcional à prevalência, enquanto o valor preditivo negativo varia de modo inversamente proporcional a ela. Em outras palavras, o aumento da prevalência da doença eleva o valor preditivo positivo e diminui o valor preditivo negativo. Ou seja, prevalências elevadas tornam mais confiável a interpretação da presença da doença em uma pessoa com o teste positivo e menos confiável a interpretação da ausência da doença em uma pessoa com o teste negativo.

O exemplo seguinte permite um melhor entendimento da questão. Trata-se da aplicação em massa de um teste para diagnóstico de sífilis em duas cidades (A e B), uma com prevalência de 20% e outra de 1%. O teste utilizado em ambas as cidades é o mesmo, com valores de sensibilidade e de especificidade respectivamente iguais a 90 e 80%.

Na cidade A, teremos:

	SÍFILIS PRESENTE	SÍFILIS AUSENTE	TOTAL
TESTE POSITIVO	180	160	340
TESTE NEGATIVO	20	640	660
TOTAL	200	800	1.000

VP+ = 180/340 = 52,9%

VP– = 640/660 = 97,0%

Na cidade B, teremos:

	SÍFILIS PRESENTE	SÍFILIS AUSENTE	TOTAL
TESTE POSITIVO	9	198	207
TESTE NEGATIVO	1	792	793
TOTAL	10	990	1.000

VP+ = 9/207 = 4,3

VP– = 792/793 = 99,9

Assim, na cidade A, um indivíduo tomado ao acaso na população e que apresente um resultado positivo para o teste tem uma probabilidade de ter sífilis igual a 52,9%, ocorrendo 47,1% de probabilidade de ser um falso-positivo. Em contrapartida, um indivíduo com teste negativo tem uma probabilidade de não ter a doença igual a 97%, ocorrendo 3% de falso-negativos.

Ao reduzir-se a prevalência de 20% para 1% (cidade B), o VP+ caiu para 4,3%, indicando ser esta a probabilidade de realmente ocorrer a doença entre aqueles com um resultado positivo tomados ao acaso nessa população, ou seja, a probabilidade de um falso-positivo elevou-se a 95,7%. Por sua vez, o valor preditivo negativo sofreu um aumento discreto, passando a 99,9%. Isso significa que praticamente todos os indivíduos com teste negativo não têm realmente a infecção.

As relações entre os valores preditivos positivo e negativo em função da prevalência da doença são representadas na Figura 5, que demonstra que um aumento da prevalência até valores da ordem de 40% provoca uma rápida ascensão do VP+ e uma lenta queda do VP–, tal como ilustrado numericamente

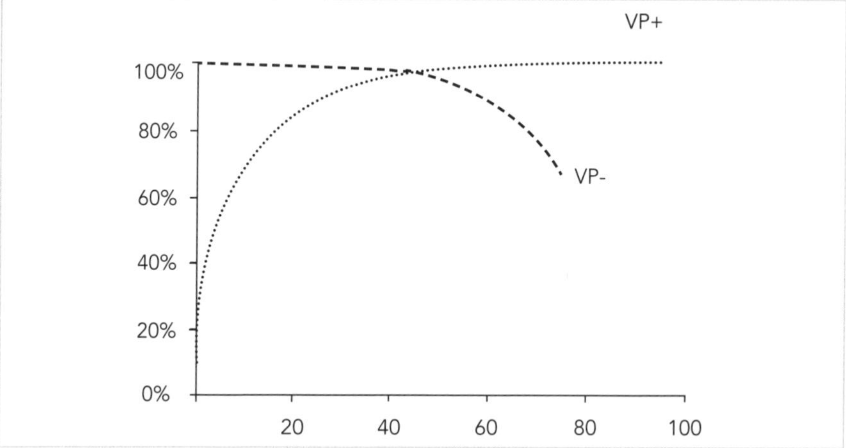

FIGURA 5 Relações entre a prevalência da doença e os valores preditivos, com valores de sensibilidade e de especificidade constantes de 95%.
Fonte: Vecchio, 1966.

no exemplo anterior. Todavia, aumentos da prevalência acima de 50% produzem uma rápida diminuição do valor preditivo negativo.

Traduzidos para as atividades do dia a dia, os traçados dos valores preditivos positivo e negativo são absolutamente intuitivos. Imaginando-se uma situação limite em que não existam casos da doença em uma certa população (febre da floresta de Kyasanur em Ribeirão Preto, por exemplo), um teste para tal doença que resulte positivo quando aplicado ao acaso em um residente dessa cidade deve ser, seguramente, um falso-positivo. Da mesma maneira, imaginando-se outra situação limite em que, hipoteticamente, todos os habitantes de uma comunidade tivessem uma certa doença, um teste negativo em um desses indivíduos deve ser, seguramente, um falso-negativo. Ou seja, intuitivamente atribui-se maior credibilidade a um teste positivo quando muitas pessoas na comunidade apresentam a doença. Também intuitivamente, atribui-se maior credibilidade a um teste negativo quando esta doença for rara na população.

• CIRCUNSTÂNCIAS EM QUE SÃO UTILIZADOS TESTES DIAGNÓSTICOS

Existem quatro situações em que testes diagnósticos são utilizados na prática. São elas: inquérito epidemiológico, triagem (ou *screening*), achado de casos (ou *case finding*) e diagnóstico clínico individual.

Cada uma dessas quatro situações apresenta características próprias, fazendo com que as diferentes propriedades dos testes diagnósticos, anteriormente estudadas, sejam mais ou menos necessárias de acordo com o tipo de utilização do teste

1. Características do inquérito epidemiológico:
- Envolve a medida de características demográficas, sociais, biológicas e comportamentais em amostras representativas da população.
- O objetivo é obter conhecimento novo.
- Não está implícito benefício direto para a saúde dos participantes.

2. Características da triagem (ou *screening*):
- Envolve o exame de voluntários aparentemente sadios.
- O objetivo é separar pessoas sob alto risco de alguma doença, para diagnóstico precoce.
- Não mede prevalência.
- Não há preocupação direta com a saúde da comunidade.
- Implica algum benefício para os indivíduos (seguimento e tratamento).

3. Características do achado de casos (ou *case finding*):
- Envolve o exame de pacientes que procuram atenção médica por qualquer razão.
- O objetivo é proporcionar uma atenção mais abrangente das condições de saúde.
- Não implica garantia de que o paciente será beneficiado diretamente.

4. Característica do diagnóstico clínico individual:
- Envolve a aplicação de uma variedade de perguntas e exames a pacientes que voluntariamente procuram os serviços de saúde com a finalidade de identificar a causa exata das queixas.

Em artigo publicado em 1975, Sackett[5] criou a seguinte escala de prioridades em relação às características dos testes a serem usados em cada uma das situações anteriormente ilustradas:

- 0 irrelevante.
- \+ importância reduzida.
- ++ importância moderada.
- +++ importância grande.
- ++++ importância crucial.

A aplicação dessa escala, segundo Sackett, às quatro situações em que testes são utilizados pode ser resumida na Tabela 3.

Percebe-se que a relevância de cada uma das propriedades listadas sofre grande variação de acordo com a circunstância de utilização do teste. Particularmente, chama a atenção o contraste entre inquérito epidemiológico e diagnóstico. No primeiro, priorizam-se características como simplicidade e aceitabilidade, além do custo. Perfeitamente compreensível quando se considera que os participantes são convidados a fazer parte da investigação, podendo não ter, a *priori*, interesse maior na sua inclusão e, em função disso, resistirem a exames complexos e invasivos. Por outro lado, um indivíduo sofrendo algum processo que o incomode muito, como dor, por exemplo, terá maior facilidade em aceitar procedimentos mais invasivos, desde que representem alguma esperança de solução para o seu problema. Interessante, também, destacar as diferenças no que diz respeito à precisão e à acuidade. Em inquéritos epidemiológicos, essas duas características mostram-se de importância crucial em termos grupais e não em termos individuais, uma vez que o que interessa é a medida da prevalência de determinadas situações no grupo como um todo. Assim, variações dos resultados em indivíduos não são tão relevantes, desde que a precisão grupal seja mantida. Já para o diagnóstico, a situação se inverte: uma vez que o objetivo é detectar algo na pessoa, e não no grupo, exige-se que o teste apresente precisão e acuidade elevadas no nível individual.

Contraste entre inquérito e diagnóstico é observado também no que diz respeito a sensibilidade, especificidade e valores preditivos. É possível utilizar um teste de reduzida validade em inquérito, desde que os baixos valores de sensibilidade e de especificidade sejam conhecidos, de maneira a possibilitar a aplicação de um fator de correção aos resultados obtidos. Para efeito de diagnóstico, evidentemente, tais características assumem grande relevância clínica.

Quando trabalhando com achado de casos, as exigências quanto às características dos testes são bastante semelhantes àquelas esperadas para diagnóstico. Em situações de triagem, quando se deseja selecionar doentes dentro de um grupo de pessoas, a sensibilidade é a principal característica que se exige do teste.

TABELA 3 IMPORTÂNCIA DAS PROPRIEDADES DOS TESTES SEGUNDO A SUA UTILIZAÇÃO

PROPRIEDADE	UTILIZAÇÃO			
	INQUÉRITO	TRIAGEM	ACHADO DE CASOS	DIAGNÓSTICO
Simplicidade	+ + + +	+ +	0	0
Aceitabilidade	+ + + +	+ + +	+	0
Custo	+ + + +	+ +	0	0
Precisão	+ (individual) + + + + (grupal)	+ +	+ + + +	+ + + +
Acuidade	+ (individual) + + + + (grupal)	+ +	+ + + +	+ + + +
Sensibilidade	+	+ + + +	+ + +	+ + +
Especificidade	+	+ +	+ + + +	+ + + +
Valores preditivos	+	+ +	+ + + +	+ + + +

• REFERÊNCIAS BIBLIOGRÁFICAS

1. Hennekens CH, Buring J. Epidemiology in medicine. Boston: Little, Brown and Company; 1987.
2. MacMahon B, Trichopoulos D. Epidemiology, principles and methods. 2.ed. Boston: Little, Brown and Company; 1996.
3. Pereira MG. Epidemiologia: Teoria e prática. Rio de Janeiro: Guanabara-Koogan; 1995.
4. Public Health Service. Diabetes program guide. Publication n. 506. Washington, DC: US Government Printing Office; 1960.
5. Sackett DL. Controversy in the detection of disease. The Lancet. 1975;357.

8 Epidemiologia descritiva

Laércio Joel Franco

• ESTUDOS DESCRITIVOS

Os estudos descritivos descrevem os padrões de ocorrência de doenças, ou de agravos à saúde, em uma população, de acordo com certas características, particularmente em relação à pessoa, ao lugar e ao tempo. As características das pessoas incluem fatores demográficos como idade, sexo, etnia, ocupação, estado civil, classe social, procedência, bem como variáveis relacionadas ao estilo de vida, como práticas alimentares, consumo de álcool e de certas medicações ou drogas ilícitas, hábito de fumar, atividade física. As características de lugar se referem à distribuição geográfica das doenças, incluindo variações entre países, regiões, municípios ou entre zona urbana e rural. Em relação ao tempo, os estudos descritivos podem explorar as variações cíclicas e sazonais na ocorrência das doenças, bem como comparar a frequência atual da doença com a de cinco, dez, 50 ou 100 anos atrás.

A ocorrência de uma doença em uma população depende da interação do conjunto de fatores relativos ao hospedeiro, ao agente e ao meio. Variando a resultante da ação dessa multiplicidade de fatores, como decorrência de pequenas variações da intensidade de atuação de cada um deles, haverá uma variação na frequência da doença. Quando nenhum dos fatores, especialmente os de maior relevância, está operando com atividade fora da usualmente prevista, diz-se que a doença ocorre na forma de endemia. Isto é, com o número de casos acontecendo dentro de uma faixa de variação casual, em torno de um valor médio, o que caracteriza o nível endêmico da doença. Para facilitar o entendimento e a visualização desse evento costuma-se utilizar a distribuição normal ou de Gauss-Laplace, apesar das limitações dessa distribuição de probabilidades quando aplicada à ocorrência de doenças na comunidade. Quando as variações no tempo se caracterizam por sua irregularidade, ocorrendo em uma população, durante um determinado tempo, um número de casos maior do que o esperado em função da frequência dos anos anteriores, temos o que se denomina epidemia.

As técnicas para o diagnóstico de uma epidemia serão detalhadas em capítulo específico deste livro.

Distribuindo os casos observados de uma determinada doença durante os meses ou semanas do ano, muitas vezes observa-se que essa distribuição não é uniforme, apresentando variações que acompanham a sequência de estações, maiores do que as oscilações casuais que se poderia esperar. Essas variações são chamadas de *sazonais* ou *estacionais*.

Existem doenças que apresentam o máximo de incidência nos meses mais quentes (febre tifoide, infecções entéricas, malária e outras doenças transmitidas por vetores biológicos, por exemplo), enquanto outras são mais frequentes nos meses mais frios (infecções transmitidas por via respiratória, como gripe, resfriado, difteria, meningite, ou por ectoparasitas, como escabiose e tifo exantemático, por exemplo). Deve ser salientado que o relacionamento com as estações do ano não se limita às doenças transmissíveis, podendo ser lembrado o caso de doenças alérgicas, dependentes de alérgenos mais abundantes em determinada época do ano; vítimas de acidentes de trânsito nos meses de férias de verão; e de queimaduras no período das festas juninas, entre outros.

Quando se analisam os coeficientes de mortalidade ou de morbidade para uma série de anos em relação a algumas doenças, às vezes pode-se observar uma elevação em seus valores, em intervalos de tempo mais ou menos regulares, tornando possível a previsão da repetição desse aumento de casos ao fim de intervalos de tempo aproximadamente iguais. Essas variações são denominadas cíclicas. Exemplos bem conhecidos e estudados são fornecidos pelo sarampo, pela rubéola e pela difteria. Uma explicação plausível para esse fenômeno envolve a concentração de suscetíveis na população. Se a porcentagem de suscetíveis for alta, a introdução do agente causal nessa comunidade provocará uma grande elevação do número de casos, os quais poderão se tornar imunes pelo desenvolvimento de anticorpos ou, eventualmente, falecer pela doença. Dessa maneira, tenderá a ocorrer o que se chama esgotamento de suscetíveis, podendo-se chegar a um ponto em que a grande maioria dos indivíduos se torna imune à doença, causando uma redução da sua incidência. Com o passar do tempo, novos suscetíveis poderão ser incorporados à população, por nascimentos, movimentos migratórios ou mesmo pela perda da resistência por parte daqueles que já haviam desenvolvido a doença.

Assim, quando o número de indivíduos que passam de suscetíveis a imunes for menor que o de novos suscetíveis que surgem, a presença desses na população tem tendência a crescer. Quando essa proporção de suscetíveis alcança determinado valor crítico, surgem as condições que favorecem a ocorrência de maior número de casos, reiniciando desse modo um novo período ascendente. Para o sarampo, por exemplo, foi estimado que esse valor crítico corresponde a cerca de 40% de suscetíveis e que ele é alcançado, na ausência de vacinação específica, cerca de três anos após um período epidêmico.

O esgotamento de suscetíveis ocorre por ação da própria doença, caracterizando a variação cíclica, ou pode ser induzido por vacinações. Ao estado imunitário de uma população dá-se o nome de *imunidade de rebanho*, a qual pode variar de zero a 100%. Evidentemente, uma imunidade de rebanho muito baixa corresponde a um grande acúmulo de suscetíveis, o que pode propiciar o aparecimento de maior número de casos e, eventualmente, uma epidemia. Por outro lado, alta imunidade de rebanho corresponde a reduzido número de suscetíveis, dificultando ou mesmo impedindo a circulação de um agente causal na comunidade. De fato, um percentual de imunes da ordem de 95% reduz de tal maneira a possibilidade de transmissão que permite aos 5% restantes uma probabilidade muito baixa de adoecerem, mesmo permanecendo suscetíveis. Reside aí a lógica das grandes campanhas de vacinação que, comumente, objetivam alcançar uma cobertura da ordem de 95% da comunidade.

O esgotamento de suscetíveis e a imunidade de rebanho estão na raiz da própria sobrevivência da espécie humana ao longo da sua existência. Com efeito, mesmo as mais devastadoras epidemias do passado foram contidas naturalmente, em algum momento das suas evoluções, por força da redução do número de suscetíveis, mesmo em épocas em que o conhecimento médico-sanitário sobre os determinantes dessas epidemias era praticamente inexistente.

Existem variações que ocorrem gradualmente, durante longos períodos de tempo, décadas ou séculos, sendo por isso denominadas *variações* ou *tendências seculares*. Seu estudo apresenta usualmente grandes dificuldades, mas a importância dos resultados que podem ser alcançados justifica os esforços investidos na sua compreensão. Entre as diversas razões para explicar essas variações figuram:

- Melhoria nos critérios ou técnicas de diagnóstico, que podem levar a um relato de maior número de casos, mesmo que a doença não tenha se tornado mais frequente.
- Modificações em conceitos e terminologias.

- Mudanças ocorridas na qualidade dos métodos para enumerar a população sob risco de desenvolver a doença, resultando em alterações no cálculo das taxas, que por sua vez não estariam refletindo mudanças na frequência da doença.
- Modificações na composição etária da população, que pode influenciar o cálculo das taxas não ajustadas por idade.
- Mudanças na sobrevida dos pacientes acometidos por determinada doença, em consequência da melhoria do tratamento, ou mesmo pelo tratamento habitual aplicado mais precocemente por melhoria no diagnóstico.
- Mudanças na incidência atual da doença, em decorrência de alterações ambientais ou de estilo de vida.
- Variações na virulência do agente infeccioso.

Os dados descritivos constituem elementos importantes para a avaliação das condições de saúde de uma comunidade, orientando as ações a serem desenvolvidas. O conhecimento da ocorrência das doenças em uma população, em seus diferentes grupos, ao longo do tempo, capacita os responsáveis pela saúde a agirem adequadamente e a estabelecerem programas de saúde com definição de prioridades, bem como para avaliação dos resultados de medidas adotadas. Os elementos fornecidos pelos estudos descritivos, quanto à distribuição de doenças no tempo, no espaço e segundo os atributos da população, frequentemente fornecem as primeiras pistas sobre os determinantes de doenças. Permitem a verificação de associações estatísticas que conduzem à formulação de hipóteses referentes a fatores ou causas das doenças, que podem ser testadas, subsequentemente, com estudos analíticos específicos.

Os estudos descritivos são considerados a primeira etapa do método epidemiológico. Frequentemente utilizam informações já disponíveis sobre diversas características de pessoas, lugar e tempo, permitindo que possam ser realizados em curto período. Outras vezes, as informações podem ser obtidas por meio de levantamentos ou inquéritos, alcançando toda a população, ou amostras dela extraídas. Os levantamentos ou inquéritos, em sua maioria, são considerados estudos transversais, que são uma transição entre estudos descritivos e analíticos, e serão motivo de maior detalhamento em capítulo específico deste livro.

Na atualidade, ainda são escassas as informações sobre componentes positivos da saúde, visando à determinação de eventuais associações entre características de certos indivíduos, ou grupos populacionais, e condições de saúde, na ausência de doença. Ao contrário, os dados mais utilizados são os referentes à morbidade (número de casos) e à mortalidade (número de óbitos) por uma determinada doença, por um grupo delas ou por todas elas.

Esses dados podem existir como resultado de processos rotineiros de coleta ou serem obtidos por meio de estudos especiais. Os processos rotineiros de coleta de informações são apresentados no Capítulo 4 deste livro.

Para certas doenças, o conhecimento da frequência é facilitado pela existência de serviços assistenciais especializados a que recorre, se não a totalidade, pelo menos grande parcela dos doentes. Como exemplos podem ser citados os dados de hanseníase, tuberculose, aids, doenças mentais, insuficiência renal crônica e deficiência de hormônio de crescimento.

No caso do câncer, vêm sendo instituídos os chamados Registros de Câncer que visam à centralização de dados provenientes de todas as instituições que dão atendimento a esses doentes, tendo em vista os aspectos ainda desconhecidos na história natural das doenças que se agrupam sob essa designação.

Dados de morbidade podem também ser coligidos dos registros de organizações, instituições ou entidades que dão assistência médica a parcelas mais ou menos amplas da população. É o caso do Sistema Único de Saúde (SUS) e de cooperativas médicas, por exemplo, os serviços de saúde das Forças Armadas.

Deve ser ressaltado que cabem restrições, tanto nos dados de morbidade como nos de mortalidade, quanto à exatidão do diagnóstico. Além disso, especialmente quando se pretende comparar os dados entre diferentes populações, entre diferentes regiões ou entre diferentes períodos, é necessário considerar a possibilidade de diferenças nos critérios ou nos recursos propedêuticos para o diagnóstico, bem como diferenças no acesso aos serviços de saúde.

• TIPOS DE ESTUDOS DESCRITIVOS

Estudos de correlação ou ecológicos

Utilizam dados populacionais para comparar a frequência de doenças entre diferentes grupos durante o mesmo período ou na mesma população em diferentes períodos. Como exemplo de comparação entre populações de diversos países, estudos de correlação têm sugerido que certos componentes da dieta habitual possam predispor à ocorrência de câncer de cólon. Armstrong e Doll[1] descreveram uma interessante correlação entre o consumo *per capita* diário de carne e taxas de câncer de cólon em mulheres de vários países. Observou-se uma acentuada associação positiva. Países com baixa ingestão de carne possuíam as taxas mais baixas de câncer de cólon; aqueles com maior consumo de carne apresentavam as maiores taxas desse tipo de câncer. É claro que um achado dessa natureza não significa certeza quanto a uma possível associação, uma vez que as pessoas não são estudadas individualmente quanto a seu consumo de carne e quanto a sua incidência de câncer. Estudam-se dados populacionais referentes a essas duas variáveis, não sendo conhecido se as pessoas que mais consomem carne são efetivamente aquelas com maior risco da doença. Entretanto, esses estudos servem como excelentes geradores de hipóteses referentes a possíveis associações causais.

Em relação à mudança na frequência da doença dentro de uma mesma população, podemos exemplificar com o estudo sobre a frequência de diabetes na comunidade nipo-brasileira da cidade de Bauru/SP.[2] Em 1993, a prevalência de diabetes na população adulta de segunda geração (nissei) era da ordem de 20%; estudo repetido no ano de 2000, focalizando a mesma população, evidenciou que a prevalência havia aumentado para 36%. Esses dados sugerem algumas explicações, como uma certa predisposição genética e a adoção de certos hábitos de vida favorecendo o aparecimento do diabetes nessa população, permitindo sugerir que as estratégias de prevenção podem ser intensificadas e centralizadas na mudança de hábitos, em direção a estilos de vida mais saudáveis.

Os estudos de correlação, pelo fato de focalizarem comparações entre continentes, ou partes de continentes, países, regiões de países, entre localidades ou partes de uma localidade, são também conhecidos pela designação de *estudos ecológicos*.

As associações encontradas em estudos de correlação são úteis para a formulação de hipóteses sobre as causas ou os fatores que interferem na ocorrência das doenças. Entretanto, deve ser salientado que as associações encontradas nesse tipo de estudo possuem algumas limitações quanto à sua generalização, por diversas razões, entre as quais:

- Não permitem associações individuais entre exposição e doença.
- Seus resultados representam uma exposição média, em vez de valores individuais.
- As informações sobres as variáveis são provenientes de várias fontes, que podem apresentar diferenças quanto à qualidade.
- Apresentam dificuldades no controle de fatores de tendenciosidade ou vieses.

Relato de caso ou série de casos

O relato de caso é um tipo de estudo descritivo bastante simples, que consiste em uma descrição cuidadosa e detalhada por um ou mais profissionais de saúde, geralmente médicos, das características clínicas de um único paciente. Um exemplo é o caso relatado por Jordan,[3] descrevendo uma mulher de 40 anos que desenvolveu um quadro de embolia pulmonar após cinco semanas de uso de contraceptivo oral. Pelo fato de a embolia pulmonar ser mais comum em pessoas com idade mais avançada, foi aventada a possibilidade de que o contraceptivo oral pudesse ter alguma responsabilidade nessa ocorrência incomum. Por outro lado, seria possível que outras características da paciente, ou seus antecedentes de saúde, pudessem ter relação com esse episódio, sendo o uso de contraceptivo oral apenas uma coincidência. Faltava um estudo, com tamanho de amostra adequado, usando um grupo-controle apropriado, para testar essa hipótese. Posteriormente, esse tipo de estudo foi desenvolvido, mostrando uma associação entre o uso de contraceptivos orais e o risco de fenômenos tromboembólicos.

O relato de um caso pode ser expandido para uma série de casos, quando são descritas as características de um número de pacientes com determinada condição de saúde ou doença. Um exemplo notável são os casos descritos pelo Centers for Disease Control,[4] relatando as condições de cinco jovens homossexuais, previamente sadios, nos quais foi diagnosticada pneumonia por *Pneumocystis carinii* em três hospitais de Los Angeles – EUA, durante um período de seis meses. Esse grupo de casos chamou a atenção, pois até então essa forma de pneumonia era vista exclusivamente em idosos ou imunodeprimidos. Essa circunstância atípica sugeriu que esses indivíduos estavam com uma doença desconhecida, depois denominada síndrome de imunodeficiência adquirida – sida ou aids. O fato de que esses casos foram identificados em jovens homossexuais permitiu levantar a hipótese de que algumas condições relativas ao comportamento sexual poderiam estar associadas com o risco de adquirir essa doença.

Inquérito e levantamento

São dois modelos de estudos epidemiológicos muito utilizados e, embora distintos, com frequência são confundidos e erroneamente utilizados como sinônimos.

Inquérito é um estudo elaborado pelo pesquisador para obtenção de informações de modo transversal. Geralmente é do tipo amostral, envolvendo uma busca ativa de dados inexistentes, incompletos, insuficientes ou com pouca confiabilidade. Como exemplos podemos citar inquéritos para estimar a prevalência de algumas doenças (diabetes, hipertensão, esquistossomose, hepatite), coberturas vacinais, avaliar eficácia de medidas de controle de determinado programa, ou até mesmo para verificar a ausência de determinada doença.

Levantamento é um estudo realizado para analisar dados já existentes nos registros de serviços de saúde ou de sistemas de informação. Não é necessariamente um estudo amostral e é desenvolvido para analisar e complementar informações já disponibilizadas. Como exemplos de levantamentos podemos mencionar as séries históricas para análise de tendências temporais de mortalidade (geral ou específicas), de hospitalizações, de acidentes de trânsito fatais ou do comportamento de algumas doenças de notificação compulsória.

Estudos transversais

Os estudos transversais representam uma transição entre os estudos descritivos e os analíticos, podendo ser classificados em qualquer uma dessas categorias.

Nesse tipo de estudo, a presença ou ausência da exposição e da doença é verificada em um determinado momento. São estudos realizados em toda a população, mais frequentemente em amostras dela extraídas. A frequência de várias doenças, os agravos à saúde e outros desfechos de saúde são calculados e analisados em relação a idade, sexo, etnia, características socioeconômicas, uso de medicação e tabagismo, por exemplo. São de grande utilidade para avaliar as condições de saúde da população.

Entretanto, desde que a doença e a exposição sejam obtidas em um mesmo momento, esses estudos não permitem estabelecer se a exposição precedeu a doença ou se a presença da doença afetou o nível de exposição do indivíduo. Em geral, são muito úteis para formular hipóteses a serem testadas em estudos analíticos. Esses estudos serão objeto de maiores detalhes em capítulo específico, na discussão dos estudos analíticos.

• FORMULAÇÃO DE HIPÓTESES

Após a coleta, os dados sobre morbidade e mortalidade são tabulados para a obtenção de distribuições de frequência segundo as classes de variáveis para as quais se disponha de informação. Assim, são possíveis, por exemplo, as distribuições de frequência (número de casos ou de óbitos) segundo sexo, faixa etária, residência em zona urbana ou rural, grau de escolaridade, ou combinação dessas variáveis.

A comparação de coeficientes que possam ser calculados pode conduzir à verificação de associações estatísticas. Foi verificado, por exemplo, que a mortalidade por câncer de pulmão é maior em fumantes que em não fumantes; que a aids tem frequência muito elevada em usuários de drogas ilícitas injetáveis; que o diabetes é mais comum em indivíduos obesos. Situações como essas conduzem o pesquisador a procurar fatores ou causas que expliquem as diferenças. Ele precisa acrescentar aos dados epidemiológicos existentes todos os conhecimentos disponíveis, tanto sobre a doença como sobre as variáveis em causa.[5]

Com base nessa soma de conhecimentos, o epidemiologista tentará formular hipóteses referentes aos fatores ou causas procuradas. Como apontam McMahon e Pugh:[6]

> na epidemiologia, como na ciência em geral, uma hipótese nova e convincente pode ser uma das forças mais poderosas no influenciar a direção de futura pesquisa, e o sucesso ou fracasso dessa pesquisa depende da solidez da fundamentação da hipótese.

Quatro métodos de encaminhamento do raciocínio para a formação de hipóteses são propostos por esses autores.

Método da diferença

Se a frequência de uma doença é marcadamente diferente em duas circunstâncias distintas e algum fator pode ser identificado em uma delas, estando ausente na outra, a presença de tal fator, ou sua ausência, pode ser causa da doença. A dificuldade desse método não é a identificação de um fato presente em uma circunstância e ausente na outra (ou mais frequente em uma que na outra), mas a multiplicidade de tais fatores que podem ser reconhecidos. Qualquer comparação de dados descritivos, mesmo que revele uma característica notável da distribuição de frequências da doença em estudo, não é suficiente para o estabelecimento de uma hipótese explicativa bem fundamentada.

Há casos, entretanto, em que as características de uma única comparação são suficientes para indicar e fundamentar uma hipótese, como na situação exemplificada da diferença de mortalidade por câncer de pulmão entre fumantes e não fumantes.

Método da concordância

Se há um fator comum presente em várias circunstâncias associadas à presença de uma doença, tal fator pode ser a causa da doença. Por exemplo, a ocorrência de câncer de colo do útero se associa positivamente à precocidade sexual, à promiscuidade sexual e a condições socioeconômicas desfavoráveis. Um fator comum a essas variáveis é a possibilidade de maior transmissão, por contato sexual, de um agente, tornando plausível a etiologia viral dessa doença.

Método da variação concomitante

Se um fator varia, em frequência ou intensidade, concomitantemente à frequência da doença, pode ser a causa da doença. As bases do raciocínio são as mesmas utilizadas nos métodos da diferença e da concordância, mas a forma de apreciação é quantitativa e não apenas dicotômica. Como exemplo pode ser citada a tentativa de relacionar as frequências de vários componentes da dieta habitual com a incidência de doença coronariana, ou as concentrações de fluoreto na água usada para beber, em diferentes áreas, com a ocorrência de cárie dentária.

Método da analogia

A distribuição de uma doença pode ser semelhante à de outra, a respeito da qual já dispomos de conhecimento quanto a causas, para sugerir a hipótese de que certas causas possam ser comuns às duas. Assim, por exemplo, a observação da similaridade da distribuição geográfica do linfoma de Burkitt, na África, com a da malária levou à formulação da hipótese de que houvesse a participação de um vetor na transmissão desse linfoma.

O método da analogia pode, entretanto, levar a conclusões errôneas, exigindo cautelosa interpretação dos fatos. Como exemplo simples, há a semelhança das distribuições da incidência da malária e das doenças diarreicas ao longo do ano, em certas regiões, acompanhando as variações da densidade de anofelinos; isso poderia fazer supor que esses vetores pudessem ter participação na transmissão de agentes da diarreia, hipótese sabidamente errônea.

• CONSIDERAÇÕES FINAIS

Informações derivadas de estudos descritivos são úteis para os administradores de saúde pública, para planejar e avaliar ações de saúde e para definir prioridades e alocação de recursos. São úteis para os epidemiologistas descreverem os padrões da doença e para a formulação de hipóteses. Esses estudos fornecem informações importantes e úteis sobre quem está adquirindo a doença (pessoa), onde é mais ou menos frequente (lugar) e quando está ocorrendo (tempo). Os estudos descritivos não testam hipóteses etiológicas. Para isso é necessária a utilização de estudos analíticos, que serão apresentados em capítulo específico.

• REFERÊNCIAS BIBLIOGRÁFICAS

1. Armstrong BK, Doll R. Environmental factors and cancer incidence and mortality in different countries, with special reference to dietary practices. Int J Cancer. 1975;15:617-31.
2. Gimeno AS, et al. Prevalence and 7 year incidence of type 2 diabetes mellitus in a Japanese-Brazilian population. Diabetologia 2003;45:1.635-8.
3. Jordan WM. Pulmonary embolism. Lancet. 1961;2:1.146.
4. Centers for Disease Control. Pneumocystis pneumonia – Los Angeles. MMWR. 1981;30:250.
5. Leser W, et al. Elementos de epidemiologia geral. São Paulo: Atheneu; 1988.
6. McMahon B, Pugh TF. Epidemiology: principles and methods. Boston: Little, Brown and Company; 1970.

9 Epidemias: técnicas de diagnóstico

Afonso Dinis Costa Passos
Antonio Ruffino-Netto

No imaginário popular, o termo "epidemia" associa-se à acentuada elevação do número de casos de uma doença, muitas vezes produzindo grande sofrimento e mortalidade. Embora aceito sem grandes restrições pela maioria das pessoas, tal conceito não se aplica a todas as situações epidêmicas.

Conceitualmente, uma epidemia deve ser entendida como o aumento do número de casos de determinada doença em uma população e em um período definido, *claramente em excesso ao esperado para essa população e para esse período*. Ou seja, o que irá definir uma situação epidêmica será o aparecimento de um número de casos da doença que ultrapasse certo valor-limite esperado nas condições vigentes. Assim, do ponto de vista conceitual, pode haver uma epidemia com poucos casos da doença. Em uma situação-limite, em que uma moléstia não ocorra em determinada área, o surgimento de um único caso poderá configurar uma epidemia, porque o esperado para essa região corresponde a zero.

Portanto, toda a discussão conceitual sobre epidemia é centrada na definição do número esperado de casos para uma dada população e para um certo período. O aparecimento súbito de centenas ou milhares de casos de uma doença em certa área geográfica pode representar um acontecimento tão chamativo e inusitado que o diagnóstico da epidemia torna-se óbvio para a população leiga e para os órgãos da imprensa, dispensando qualquer discussão de natureza teórica. No dia a dia da prática da saúde pública, todavia, o diagnóstico de presença de uma epidemia deve ser feito em situações nas quais o número de casos não se apresente tão elevado a ponto de chamar a atenção de imediato. Para a realização desse diagnóstico usa-se um instrumento denominado *diagrama de controle*, ou *carta-controle*, cujos fundamentos baseiam-se na comparação da situação atual da doença com sua situação passada, na mesma população e em períodos correspondentes.

Assim, a definição do número esperado de casos em uma população toma como base a experiência prévia dessa população com a doença, ou seja, o número de casos que usualmente ocorreu, ou ocorre, entre seus habitantes. A opção mais utilizada para construção do diagrama de controle usa a média aritmética dos coeficientes de incidência em um período mais ou menos longo, geralmente os últimos dez anos. Tendo em conta que a doença pode sofrer variação de natureza sazonal, calculam-se as médias para cada mês, obtendo assim valores esperados de coeficientes de incidência para todos os meses do ano.

A média aritmética é um número hipotético, representativo de um conjunto de dados caso todos eles apresentassem valores iguais. É expressa pela seguinte fórmula:

$$\overline{x} = \frac{\sum x}{n}$$

Em que: x = cada valor assumido pela variável (no caso, cada valor do coeficiente de incidência para um determinado mês, nos dez anos de observação). O cálculo da média é feito para cada um dos 12 meses do ano.

Obviamente, as incidências verificadas em cada mês não são iguais ao longo de dez anos, tornando fundamental o cálculo de uma medida que forneça a variabilidade dos coeficientes nesse período. Essa medida de variabilidade da média é fornecida pelo desvio-padrão, que representa a raiz quadrada da variância e é dado pela seguinte fórmula:

$$s = \sqrt{\frac{\sum (x - \overline{x})^2}{n-1}}$$

Em que: x = cada valor assumido pela variável; $\overline{x}$ = valor médio da variável; n = número de observações.

Aplicada ao coeficiente de incidência da doença em um mês qualquer, janeiro, por exemplo, x seria cada valor do coeficiente nos diferentes meses de janeiro dos dez anos de observação; $\overline{x}$ seria o valor médio dos coeficientes dos dez meses de janeiro; e n seria o número de meses de janeiro observados.

De posse dos valores das médias e dos desvios-padrão de ocorrência da doença nos dez anos anteriores, pode-se calcular os limites máximo e mínimo (ou superior e inferior, respectivamente) de casos esperados. Para tanto usa-se a curva normal, cuja teoria diz que o intervalo definido pela média mais ou menos 1,96 desvio-padrão engloba 95% da distribuição.

Dessa maneira, é definido que o valor representado pela média mais 1,96 desvio-padrão, para cada um dos meses do ano, representa o limite máximo esperado para o coeficiente de incidência em cada um desses meses. De modo análogo, o valor definido pela média menos 1,96 desvio-padrão representa o limite mínimo esperado para cada um dos meses.

Na eventualidade de algum(ns) ano(s) da série histórica utilizada ter(em) sido epidêmico(s), deve(m) ser eliminado(s) do cálculo dos níveis esperados, sob pena de elevar indevidamente os valores da média e do desvio-padrão e, como consequência, do limite máximo esperado. O mesmo raciocínio aplica-se a anos em que os valores registrados de incidência foram anormalmente reduzidos, situações que tendem a ocorrer quando os serviços de vigilância apresentam problemas operacionais que os impedem de manter de modo adequado as atividades de coleta rotineira de dados. A exclusão desses anos de incidências anormalmente baixas evita reduções indevidas nos valores. O(s) ano(s) excluído(s) pode(m) ser substituído(s) por outro(s) cuja(s) incidência(s) não tenha(m) sido anormalmente reduzida(s) ou elevada(s), permitindo que os cálculos sejam feitos com uma série de dez anos. Na eventualidade de não haver dez anos com incidências sem grandes discrepâncias, utiliza-se o que estiver disponível. Essa redução, contudo, não deve ultrapassar cinco anos, já que séries muito pequenas podem apresentar instabilidades capazes de prejudicar a interpretação do diagrama.

A técnica de construção do diagrama de controle é mais bem entendida com um exemplo concreto. Tomemos a evolução, mês a mês, dos coeficientes de incidência (por 100 mil habitantes) da doença meningocócica no Brasil no período 1984-1993, conforme dados oficiais do Ministério da Saúde (Tabela 1). Assumindo que nenhum desses dez anos tenha apresentado valores anormalmente elevados ou reduzidos, vamos utilizá-los como base para a construção do diagrama de controle. A tabela mostra também os valores das médias e dos desvios-padrão calculados com base nas incidências mês a mês, bem como os limites máximo e mínimo.

TABELA 1 COEFICIENTES DE INCIDÊNCIA, VALORES MÉDIOS, DESVIOS-PADRÃO E LIMITES SUPERIOR E INFERIOR DA DOENÇA MENINGOCÓCICA SEGUNDO ANO E MÊS DE OCORRÊNCIA. BRASIL, 1984 A 1993

ANO	JAN	FEV	MAR	ABR	MAI	JUN	JUL	AGO	SET	OUT	NOV	DEZ
1984	0,08	0,07	0,07	0,08	0,11	0,09	0,11	0,10	0,08	0,10	0,09	0,07
1985	0,06	0,05	0,05	0,06	0,07	0,06	0,07	0,07	0,06	0,07	0,06	0,05
1986	0,11	0,08	0,10	0,07	0,10	0,11	0,17	0,15	0,12	0,13	0,12	0,10
1987	0,15	0,11	0,17	0,15	0,17	0,16	0,17	0,12	0,13	0,15	0,13	0,11
1988	0,12	0,11	0,14	0,18	0,17	0,22	0,30	0,29	0,17	0,15	0,17	0,17
1989	0,14	0,13	0,15	0,17	0,24	0,27	0,31	0,27	0,20	0,20	0,19	0,15
1990	0,24	0,16	0,20	0,18	0,25	0,26	0,30	0,28	0,32	0,28	0,24	0,22
1991	0,22	0,17	0,18	0,19	0,21	0,23	0,30	0,28	0,28	0,30	0,21	0,20
1992	0,20	0,19	0,25	0,22	0,23	0,25	0,29	0,29	0,28	0,29	0,20	0,21
1993	0,22	0,23	0,29	0,36	0,36	0,31	0,36	0,34	0,30	0,29	0,24	0,22
média	0,15	0,13	0,16	0,17	0,19	0,20	0,24	0,22	0,19	0,20	0,17	0,15
desvio	0,06	0,06	0,08	0,09	0,09	0,09	0,10	0,10	0,10	0,09	0,06	0,06
lim. máx.	0,28	0,24	0,31	0,34	0,36	0,36	0,43	0,41	0,38	0,37	0,29	0,28
lim. mín.	0,03	0,02	0,01	0,00	0,02	0,03	0,04	0,03	0,01	0,02	0,04	0,03

Fonte: Brasil.[1]

Utilizando os valores correspondentes aos limites máximo e mínimo são traçadas as curvas que definem o diagrama de controle (Figura 1).

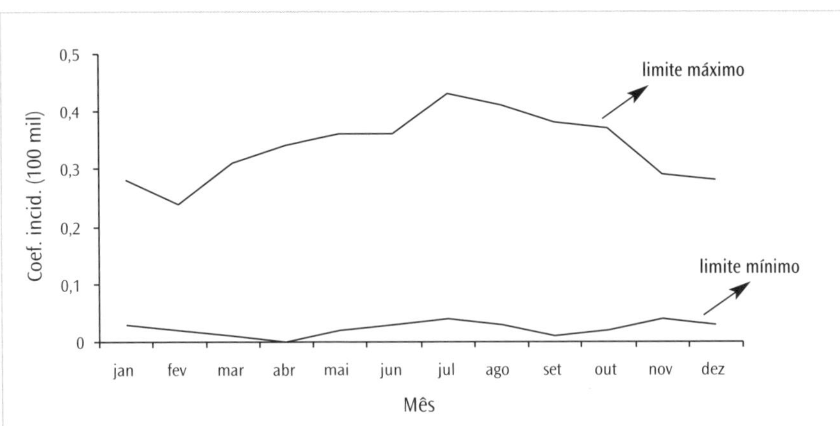

FIGURA 1

O espaço delimitado por essas duas curvas é o canal endêmico, ou seja, o esperado em termos de incidência para a doença objeto de estudo no ano seguinte (1994). Há uma elevação esperada dos casos nos meses de inverno, decorrente da sazonalidade da doença meningocócica, caracteristicamente mais comum nos meses frios.

Uma vez definido o diagrama de controle, os serviços de vigilância epidemiológica passam a registrar nele os coeficientes de incidência para o ano em estudo. No nosso exemplo, usando o ano de 1994, os coeficientes de incidência corresponderam aos seguintes valores:

ano	jan	fev	mar	abr	mai	jun	jul	ago	set	set	nov	dez
1994	0,29	0,21	0,27	0,28	0,31	0,41	0,49	0,44	0,40	0,32	0,31	0,27

Graficamente, a ocorrência da doença meningocócica é representada na Figura 2.

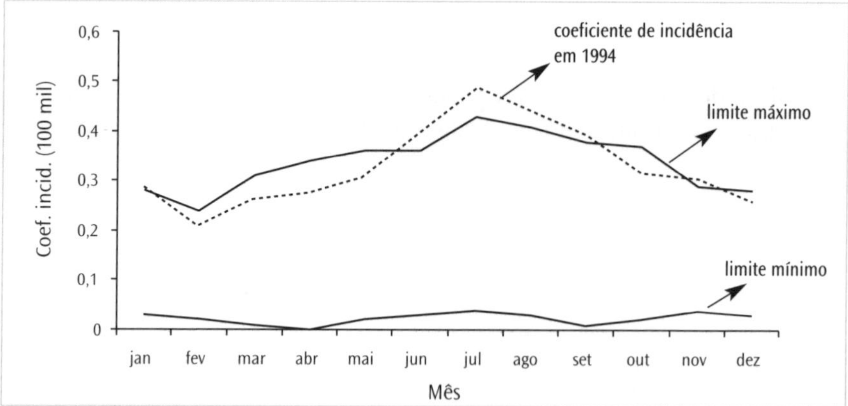

FIGURA 2

Desde o início de 1994, os coeficientes de incidência da doença meningocócica situavam-se em níveis bastante elevados, prenunciando a possível ocorrência de uma epidemia. Objetivamente, o surgimento da epidemia ocorreu a partir de junho, quando o coeficiente ultrapassou o limite máximo esperado para este mês. Os valores permaneceram anormalmente elevados ao longo de julho, agosto e setembro, tendo caído abaixo do limite máximo esperado em outubro e retornado a níveis epidêmicos em novembro.

A construção do diagrama de controle com base em médias e desvios-padrão de uma série histórica é a opção mais utilizada pelos serviços de saúde. Todavia, apresenta problemas que não podem ser desconsiderados. Um dos principais reside no fato de sua construção assumir que os coeficientes de incidência das doenças distribuem-se na população segundo uma curva normal, o que, comumente, não corresponde à realidade. A doença em uma comunidade constitui, geralmente, fato raro, e fenômenos de ocorrência pouco comum tendem a seguir outras distribuições de probabilidades, como, por exemplo, a distribuição de Poisson. Entretanto, as facilidades de construção e de interpretação oferecidas pela distribuição normal consagraram o uso do diagrama construído com base nas médias e nos desvios-padrão.

Uma opção menos comum de construção de diagrama de controle utiliza a mediana de uma série histórica, em vez da média. Com isso, evitam-se os problemas decorrentes da inclusão de anos com incidências anormalmente baixas ou altas, já que a mediana não é afetada por valores extremos. Para a definição dos limites máximo e mínimo esperados fixam-se percentis da série histórica, que deu origem à construção do diagrama. Por exemplo, pode-se usar os percentis cinco e 95 dos coeficientes de incidência de cada mês, dos últimos dez anos, como pontos que definam as linhas correspondentes aos limites mínimo e máximo esperados, respectivamente. Eventualmente, podem ser usados como pontos-limite os percentis dez e 90, ou o primeiro e o terceiro quartis (percentis 25 e 75), para definir as linhas referentes aos limites mínimo e máximo. Todavia, os diagramas construídos com base na média e nos desvios-padrão são os de uso mais frequente em nosso meio.

É importante salientar que um diagrama de controle deve ser considerado um elemento auxiliar dos serviços de vigilância epidemiológica, sem conferir a ele um caráter absoluto para a tomada de decisões. No caso da doença meningocócica no Brasil, por exemplo, a evolução dos coeficientes já nos três primeiros meses de 1994 demonstrava valores elevados, sinalizando o risco iminente de uma epidemia. Tal fato deve originar uma resposta dos órgãos de saúde no sentido de priorizar a vigilância e a tomada de medidas preventivas, não fazendo o menor sentido retardá-las até o momento em que os coeficientes de incidência ultrapassem a linha do limite máximo esperado.

Uma última observação acerca do diagrama de controle diz respeito à utilidade da linha representativa do limite inferior e à interpretação a ser dada às situações em que a incidência da doença em um determinado ano caia abaixo desse limite. Embora teoricamente seja possível que tal evento seja indicativo de uma sensível redução na ocorrência da doença, o mais provável é que denote perda de qualidade nas atividades de notificação dos casos, com muitos deles passando despercebidos pelos serviços de saúde pública. O limite mínimo serve, portanto, muito mais como indicador de qualidade das atividades da vigilância epidemiológica.

Contrapondo-se ao conceito de epidemia, há a noção de endemia, incidência esperada de casos de uma doença em certa população em um certo período. Uma doença comporta-se como endêmica, portanto, quando o número de casos situa-se no espaço compreendido entre os limites superior e inferior do seu correspondente diagrama de controle.

Por fim, observa-se a utilização dos termos *surto* e *surto epidêmico*, muitas vezes usados na tentativa de acalmar a opinião pública, sinalizando que a situação de uma doença não é tão grave para ser caracterizada como epidêmica. Do ponto de vista conceitual, entretanto, as ideias de surto e epidemia não se apresentam substancialmente diferentes, uma vez que ambas denotam ocorrência de casos acima dos níveis esperados. A única diferença é que o termo *surto* costuma ser aplicado às situações em que epidemias ocorrem em comunidades fechadas ou limitadas geograficamente, tais como quartéis, escolas e asilos. Dessa maneira, é inadequado, embora frequente em nosso meio, que epidemias disseminadas em comunidades inteiras sejam rotuladas de surtos ou, no máximo, de surtos epidêmicos. Tais classificações refletem mais uma tentativa de manipulação da opinião pública por parte de algumas autoridades de saúde, receosas de terem seus nomes associados a situações potencialmente capazes de comprometê-las.

• REFERÊNCIAS BIBLIOGRÁFICAS

1. Brasil. Guia de vigilância epidemiológica. 5.ed. v. 1. Brasília: Fundação Nacional de Saúde; 2002.
2. Moraes JC, Guedes JS, Barata MCB. Método de estudo do processo epidêmico. Curso de Epidemiologia de Doenças Transmissíveis. XVIII Congresso da Sociedade Brasileira de Medicina Tropical. Ribeirão Preto; 1982.
3. Pereira MG. Epidemiologia: Teoria e prática. Rio de Janeiro: Guanabara-Koogan; 1995.

10 Introdução aos estudos epidemiológicos analíticos

Afonso Dinis Costa Passos
Antonio Ruffino-Netto

Uma definição clássica da Epidemiologia é a formulada por Bryan MacMahon et al., em 1960: *estudo da distribuição e dos determinantes da prevalência da doença nos seres humanos*. A despeito de críticas que possa merecer, tal definição apresenta uma vantagem de caráter didático, na medida em que sinaliza de imediato que o método epidemiológico apresenta dois componentes bem distintos: um descritivo, que se refere ao estudo da distribuição de um evento em uma população; e um analítico, que busca estabelecer relações entre uma possível causa e o evento objeto de estudo.

Dessa maneira, a abordagem epidemiológica de uma determinada situação inicia necessariamente por sua descrição em termos de variáveis ligadas às pessoas, ao local de ocorrência e ao tempo, o que constitui o domínio da chamada epidemiologia descritiva, já abordada em capítulo específico neste livro. A adequada descrição do evento propicia o estabelecimento de uma ou mais hipóteses acerca do possível fator que o determina. Uma vez tendo formulado a hipótese, é preciso testá-la mediante um processo que permita verificar evidências de associação causal entre um fator suspeito e o evento, ou condição sob estudo. As técnicas para testar a hipótese de associação entre a possível causa e o efeito observado constituem o domínio da epidemiologia analítica, objeto deste capítulo.

Didaticamente, esse processo pode ser representado pelo que se convencionou chamar de ciclo epidemiológico, representado na Figura 1. Com base na realização de um estudo analítico e no teste da hipótese formulada, pode-se chegar a conclusões acerca da possível existência de uma relação causal ou, eventualmente, perceber que novos estudos descritivos são necessários para que outra(s) hipótese(s) possa(m) ser formulada(s).

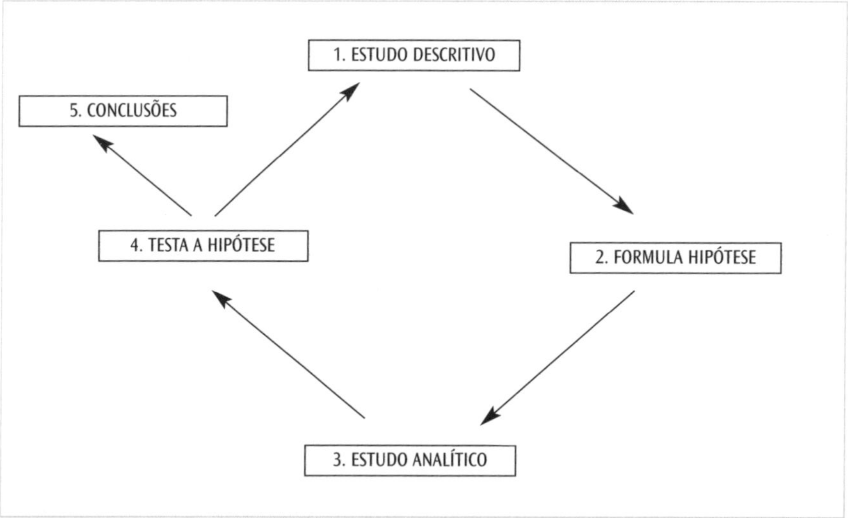

FIGURA 1

Epidemiologia analítica, portanto, pode ser entendida como a parte do método epidemiológico que se ocupa de testar hipóteses de associação entre possíveis causas e determinados efeitos. Em termos médicos, isso significa, normalmente, definir a existência de associação entre exposição a um determinado fator causal e o aparecimento de certa doença ou condição. Por isso a relevância para a formação biomédica do conhecimento de princípios básicos de Epidemiologia em geral e dos métodos analíticos em particular, uma vez que com sua utilização adequada é que são obtidas e estudadas todas as relações conhecidas de causalidade entre exposições e efeitos, ou seja, entre fatores de risco e doenças.

Em termos epidemiológicos, o efeito ou condição é chamado de variável *dependente*, enquanto o fator causal suspeito é chamado de variável *independente*. A hipótese a ser testada é que a variável dependente sofra influência da variável independente, caracterizando uma associação entre ambas.

Essas relações são facilmente visualizáveis com o uso de uma tabela 2 × 2, tal como mostrado na Tabela 1.

TABELA 1

	DOENÇA PRESENTE	DOENÇA AUSENTE	TOTAL
EXPOSIÇÃO PRESENTE	a	b	a + b
EXPOSIÇÃO AUSENTE	c	d	c + d
TOTAL	a + c	b + d	n

Nessa tabela, há quatro conjuntos de marginais:

1. Total de expostos ao fator causal suspeito: a + b
2. Total de não expostos ao fator causal suspeito: c + d
3. Total de doentes: a + c
4. Total de não doentes: b + d

O somatório desses conjuntos (a + b + c + d) é designado por **n**, representando a totalidade dos indivíduos em estudo. Cada um deles estará situado em uma das quatro diferentes possibilidades:

1. Exposto ao fator causal suspeito e doente: a
2. Exposto ao fator causal suspeito e não doente: b
3. Não exposto ao fator causal suspeito e doente: c
4. Não exposto ao fator causal suspeito e não doente: d

A observação da tabela permite antever três possibilidades de iniciar um estudo com o intuito de testar uma hipótese de associação entre exposição e doença.

A. Na primeira, parte-se da *variável independente*, ou seja, de indivíduos expostos ao fator causal suspeito (a + b) e de não expostos a ele (c + d) (Tabela 2).

TABELA 2

	DOENÇA PRESENTE	DOENÇA AUSENTE	TOTAL
→ EXPOSIÇÃO PRESENTE	a	b	a + b
→ EXPOSIÇÃO AUSENTE	c	d	c + d
TOTAL	a + c	b + d	n

Ao fim de um certo tempo, comparam-se os coeficientes de incidência da doença nesses dois grupos:

$$\frac{a}{a+b} \text{ com } \frac{c}{c+d}$$

Uma possível associação entre a exposição a um fator causal suspeito e o aparecimento de certa doença ou condição será sugerida pelo achado de um coeficiente de incidência entre os expostos mais elevado do que o coeficiente de incidência entre os não expostos, ou seja:

$$\frac{a}{a+b} > \frac{c}{c+d}$$

B. Na segunda possibilidade, parte-se da *variável dependente*, ou seja, de indivíduos doentes (a + c) e não doentes (b + d) (Tabela 3).

TABELA 3

	DOENÇA PRESENTE	DOENÇA AUSENTE	TOTAL
EXPOSIÇÃO PRESENTE	a	b	a + b
EXPOSIÇÃO AUSENTE	c	d	c + d
TOTAL	a + c	b + d	n

Nesses dois grupos, pesquisa-se o antecedente de exposição ao fator causal suspeito, fazendo a comparação de:

$$\frac{a}{a+c} \text{ com } \frac{b}{b+d}$$

Ao contrário da situação anterior, a comparação nesse caso não envolve coeficientes de incidência, uma vez que os denominadores não correspondem a grupos de expostos e não expostos, sendo constituídos tão somente de um grupo de indivíduos com a doença e de um grupo sem a doença. A existência de associação entre o fator causal suspeito e a doença será sugerida pelo achado de uma proporção mais elevada de expostos entre os doentes, quando comparada com os não doentes. Assim:

$$\frac{a}{a+c} > \frac{b}{b+d}$$

C. Na terceira possibilidade, parte-se da população (n) ou de uma mostra, sem conhecimento prévio de doentes, não doentes, expostos e não expostos (Tabela 4).

TABELA 4

	DOENÇA PRESENTE	DOENÇA AUSENTE	TOTAL
EXPOSIÇÃO PRESENTE	a	b	a + b
EXPOSIÇÃO AUSENTE	c	d	c + d
TOTAL	a + c	b + d	n

Nessa condição, uma vez selecionada a população ou uma amostra, são identificados os grupos de doentes (a + c), não doentes (b + d), expostos (a + b) e não expostos (c + d). Usualmente, procura-se a existência de associação entre o fator causal suspeito e a doença pela comparação das prevalências desta última entre os expostos e os não expostos, ou seja:

$$\frac{a}{a+b} \text{ com } \frac{c}{c+d}$$

É importante entender que embora essa comparação aparente ser idêntica à mostrada na opção A, existe entre elas uma diferença conceitual relevante. Na primeira situação (A), partia-se de indivíduos sem a doença, expostos ou não expostos a um fator causal suspeito. Portanto, cada caso da doença que aparecesse nestes grupos ao longo da investigação seria um *caso novo*, permitindo assim o cálculo dos *coeficientes de incidência* entre os expostos e entre os não expostos. Já na situação C, inicia-se a investigação com uma amostra populacional da qual não se sabe, a princípio, quem tem ou não a doença e quem está ou não exposto (ambas as informações serão obtidas por meio da investigação, mediante aplicação de questionários e de outros testes diagnósticos). Assim, quando se identifica, por exemplo, que um indivíduo tem a infecção ou a doença de interesse, não se pode saber com certeza se representa um caso novo ou antigo, o que dificulta falar em *incidência*. Nesta situação, calculam-se e comparam-se os *coeficientes de prevalência* entre expostos e não expostos.

Dependendo do ponto do qual se inicia a realização do estudo, as investigações epidemiológicas analíticas podem ser classificadas em diferentes modelos, classificação que sofre algumas variações de acordo com os diversos autores. Neste livro, os estudos analíticos serão classificados da seguinte maneira:

1. Experimentais
2. Não experimentais ou observacionais
   2.1. Transversais
   2.2. Longitudinais
      2 2.1 Caso-controle
      2 2.2 Coorte
         2.2.2.1. Prospectivos
         2.2.2.2. Retrospectivos

Os capítulos seguintes abordarão com detalhes cada uma dessas diferentes opções metodológicas.

• REFERÊNCIAS BIBLIOGRÁFICAS

1. Hennekens CH, Buring J. Epidemiology in medicine. Boston: Little, Brown and Company; 1987.
2. MacMahon B, Trichopoulos D. Epidemiology, principles and methods. 2.ed. Boston: Little, Brown and Company; 1996.
3. Mausner J, Kramer S. Mausner & Bahn epidemiology – An introductory text. 2.ed. Philadelphia: W. B. Saunders; 1985.

11 Estudos experimentais

Afonso Dinis Costa Passos
Antonio Ruffino-Netto

Também conhecidos como estudos de intervenção, *clinical trials* (quando aplicados a conjuntos de indivíduos) ou *community trials* (quando aplicados a comunidades inteiras), os estudos experimentais caracterizam-se pelo fato de o investigador determinar os grupos de expostos (a + b) e de não expostos (c + d) a um certo fator e, posteriormente, medir os resultados. O ponto de partida do estudo, portanto, é a variável independente, e a distribuição dos participantes nos grupos de expostos e de não expostos se faz de modo intencional por parte do pesquisador. Em uma tabela 2 × 2 (Tabela 1), os estudos experimentais podem ser representados esquematicamente.

TABELA 1

	DOENÇA PRESENTE	DOENÇA AUSENTE	TOTAL
→ EXPOSIÇÃO PRESENTE	a	b	a + b
→ EXPOSIÇÃO AUSENTE	c	d	c + d
TOTAL	a + c	b + d	n

A representação em apenas dois grupos (expostos e não expostos a um determinado fator) tem como objetivo simplificar o entendimento do modelo. Nada impede que um estudo experimental seja utilizado para testar o papel de múltiplos níveis de exposição no aparecimento de um determinado resultado, situação em que a Tabela 1 teria três ou mais entradas à esquerda.

De modo esquemático, um modelo experimental pode ser representado da seguinte maneira (Figura 1).

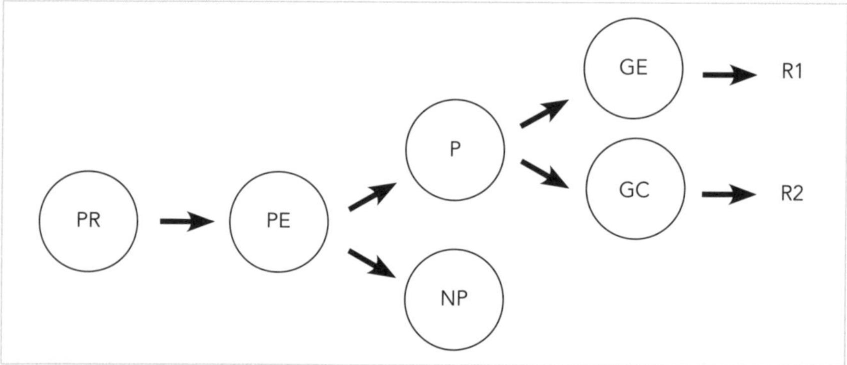

FIGURA 1

Em que:

- PR = população de referência: a população sobre a qual se imagina aplicável a hipótese e se pretende generalizar os resultados obtidos na investigação.
- PE = população de estudo: aquela sobre a qual se pretende realizar a investigação. A população de estudo é retirada da população de referência, constituindo uma amostra desta.
- P = participantes: os indivíduos que efetivamente farão parte da pesquisa.
- NP = não participantes: os indivíduos que não cumpriram os critérios de inclusão definidos para a pesquisa e foram dela excluídos.
- GE = grupo de estudo: os indivíduos que serão submetidos à exposição a um ou mais fatores cuja ação pretende-se estudar. Corresponde ao grupo a + b da Tabela 1.
- GC = grupo-controle: os indivíduos que não foram submetidos à exposição do(s) fator(es) cuja ação pretende-se estudar. Corresponde ao grupo c + d da Tabela 1. O grupo-controle é fundamental no estudo analítico, pois funciona como elemento de medida para testar a hipótese. Sem ele, o estudo seria meramente descritivo.
- R1 = resultados obtidos no grupo de estudo.
- R2 = resultados obtidos no grupo-controle.

Como já mencionado, a separação em apenas dois grupos atende a finalidades puramente didáticas. Em um experimento destinado a avaliar a eficácia de uma nova droga contra hipertensão arterial, é possível avaliar esse novo produto (ministrado ao grupo de estudo) contra um esquema padrão de tratamento (ministrado ao grupo-controle), comparando os resultados em cada um deles (R1 e R2). Por um lado, o grupo-controle pode receber um placebo, isto é, uma substância inerte, sem eficácia terapêutica, administrada com a finalidade de medir o possível efeito na redução da doença causado apenas pelo ato de o indivíduo ingerir uma substância que acredita ser um medicamento. Por outro lado, o investigador pode estar interessado em testar a nova droga contra dois ou mais esquemas tradicionais. Nesse caso, os participantes seriam colocados nos diferentes grupos, cada um correspondente a um esquema terapêutico, procedendo-se a comparação de R1 com R2, R3 etc.

O esquema proposto apresenta vários pontos críticos na realização de um estudo experimental que merecem a adequada atenção para sua realização e para a análise de seus aspectos metodológicos.

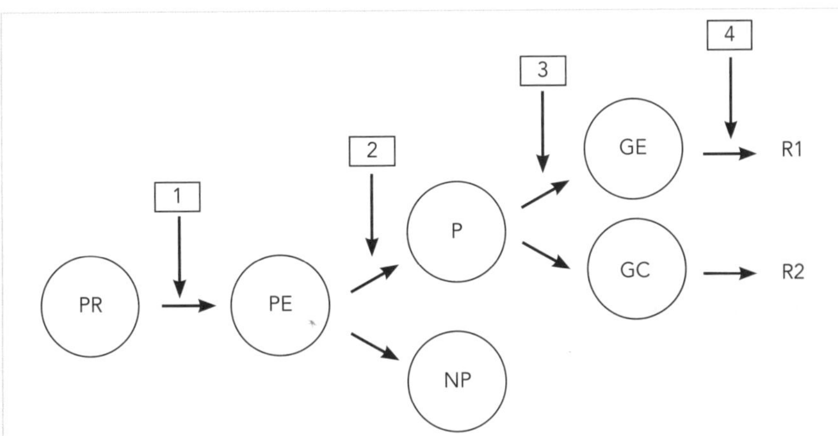

FIGURA 2

O ponto 1 da Figura 2 refere-se à escolha da população de estudo (amostra) a partir da população de referência e à adequação necessária para se generalizar para esta os resultados obtidos na primeira. A generalização externa do experimento consiste na capacidade de projetar para o todo (população de referência) o que se observa na amostra (população de estudo). Para que isso ocorra, a população de estudo deve ser representativa da população de referência, ou seja, deve ter suas características gerais e apresentar uma incidência do evento esperado que seja compatível com o tamanho amostral mínimo definido para o experimento, de maneira a permitir inferências. Generalizações indevidas, mais ou menos grosseiras, podem ser vistas com frequência na imprensa leiga e até mesmo em trabalhos pouco cuidadosos publicados na literatura médica. Muitas vezes são projetados para a população de uma cidade, ou mesmo de um país, os achados obtidos em populações restritas, tais como de um determinado bairro ou hospital.

O ponto 2 da Figura 2 refere-se à seleção dos participantes a partir da população de estudo, que deve obedecer a critérios bem definidos e claramente explicitados. Assim, tome-se como exemplo uma população de estudo formada por gestantes atendidas em um determinado serviço de pré-natal. Se o objetivo do pesquisador é fazer um acompanhamento frequente, que obrigue as participantes a comparecerem diariamente ao serviço, residir no próprio município pode ser um critério de inclusão na pesquisa. Assim, seriam automaticamente excluídas todas as que residem em outras cidades, uma vez que estariam impossibilitadas de cumprir o requisito de acompanhamento contínuo. Critérios de inclusão (e de exclusão) podem ser definidos por variáveis de qualquer natureza, devendo sempre ser mencionados com clareza. Naturalmente, a adoção desses critérios refletirá na generalização externa do experimento, limitando-a de acordo com a maior ou menor extensão dos critérios de seleção dos participantes.

O ponto 3 da Figura 2 refere-se ao processo de disposição dos participantes nos diferentes grupos que comporão a investigação. Chamado de *alocação*, deve ser capaz de garantir a homogeneidade dos grupos no que diz respeito às características gerais dos participantes. Em outras palavras, os grupos deverão ser semelhantes quanto a composição etária, distribuição por sexo, procedência e quaisquer outras variáveis que possam interferir nos resultados. Essa homogeneização dos grupos é conseguida por meio de uma alocação que deverá ser necessariamente *casual* e *probabilística*, isto é, deverá dar a cada participante a mesma probabilidade de pertencer a cada um dos grupos formados para o estudo. Esse processo, muitas vezes chamado de *randomização*, constitui a grande vantagem dos estudos experimentais sobre os observacionais, pois, ao igualar os diferentes grupos no que diz respeito às suas características gerais, as diferenças observadas entre eles após a intervenção serão provavelmente devidas a ela, e não a outros fatores.

Quando o experimento lida com pequenos tamanhos amostrais, mesmo a alocação casual e probabilística pode não garantir a confiabilidade de que os grupos serão comparáveis em relação a algumas variáveis que, eventualmente, poderão interferir nos resultados. Nesses casos, pode-se conseguir homogeneidade dos grupos por meio de um processo conhecido como *estratificação*, pelo qual a alocação dos indivíduos em grupo de estudo ou de controle é feita dentro de estratos previamente definidos, criados com base nas variáveis potencialmente capazes de interferir nos resultados. Como exemplo, se eventuais diferenças entre os grupos em relação às variáveis sexo e idade forem consideradas como capazes de influenciar os resultados do experimento, e esse for conduzido com reduzido número de participantes, de maneira a não garantir homogeneidade por meio da tradicional alocação casual e probabilística, preparam-se estratos relativos a sexo e idade. Se for do interesse do investigador que a idade seja homogeneizada em três grupos (menores de cinco anos, cinco a 15 anos e acima de 15 anos), deverão ser criados os seis estratos a seguir:

1. Sexo masculino, abaixo de 5 anos.
2. Sexo feminino, abaixo de 5 anos.
3. Sexo masculino, entre 5 e 15 anos.
4. Sexo feminino, entre 5 e 15 anos.
5. Sexo masculino, acima de 15 anos.
6. Sexo feminino, acima de 15 anos.

Uma vez iniciado o experimento, os participantes que satisfizerem os critérios de inclusão deverão ser alocados no grupo de estudo ou de controle dentro do estrato que lhes corresponde. No caso, por exemplo, de adentrar o estudo uma criança do sexo feminino, com idade entre 5 e 15 anos, ela será inicialmente sorteada quanto ao grupo que deverá participar. Caso o resultado do sorteio tenha apontado para o grupo dos controles, automaticamente a segunda criança do mesmo sexo e da mesma faixa etária que adentrar o estudo estará alocada para o grupo dos casos. A seguir, repete-se o processo para os pares de crianças que forem sendo incorporadas ao experimento, de tal maneira que, dentro de cada estrato, exista o mesmo número de crianças como casos e como controles. O que se faz, na realidade, é uma alocação também casual e probabilística, porém realizada dentro de estratos previamente definidos. A seleção das variáveis e de suas categorias a serem estratificadas deverá ser feita de maneira parcimoniosa, uma vez que o número final de estratos sofre um efeito multiplicativo. No exemplo, caso o investigador criasse uma quarta categoria de idade, o número de estratos passaria de seis para oito. Se fosse acrescentada uma terceira variável que comportasse duas categorias (local de nascimento, por exemplo, classificado como Ribeirão Preto ou outras cidades), o número de estratos passaria a 16 e assim sucessivamente.

Já nos estudos observacionais, a alocação é feita pela natureza e não pelo observador, que simplesmente observa de modo sistemático uma realidade que não foi manipulada por ele. Assim sendo, eventuais diferenças nos resultados entre os grupos poderão ser devidas a diferenças em suas composições, e não a diferentes exposições. Isso é facilmente entendido quando os grupos diferem em variáveis de fácil percepção, como sexo e idade, e o aparecimento da doença for diretamente relacionado a tais variáveis. Evidentemente, ao estudar o papel de um fator suspeito de elevar o risco de infarto do miocárdio na população, a ninguém ocorreria utilizar dois grupos que diferissem substancialmente entre si em relação às variáveis sexo e idade, uma vez que ambas se associam à doença em investigação. Todavia, as diferenças entre os grupos podem ser muito mais sutis e não facilmente perceptíveis.

Um exemplo pode ajudar a entender essa questão. Há a hipótese, surgida em anos recentes, de que o consumo de pequenas quantidades de vinho tinto reduz o risco de doença coronariana. Tal hipótese não pode ser testada por meio de um modelo experimental, uma vez que questões de natureza ética impedem a alocação de seres humanos em grupos de expostos e não expostos, deliberadamente, ao consumo de bebidas alcoólicas. Portanto, para testar tal hipótese deve-se recorrer a um modelo não experimental, em que a alocação em consumidores e não consumidores de vinho tinto se faz naturalmente, sem a interferência de um pesquisador. Ou seja, aproveitando o fato de as pessoas distribuírem-se, por decisão própria, nesses grupos, acompanham-se os participantes por um certo tempo, medindo-se os coeficientes de incidência de doença coronariana entre os expostos e os não expostos. Esse modelo recebe o nome de coorte prospectivo e será objeto de abordagem específica na parte referente a estudos não experimentais. O achado final de coeficientes mais baixos de doença coronariana entre os consumidores pode ser devido à real ação protetora do vinho tinto. Todavia, esse achado pode ser completamente independente do consumo de vinho, resultando apenas de diferenças na composição dos grupos de estudo. Supondo, por exemplo, que os não consumidores de vinho tinto apresentem a característica de serem mais estressados que os consumidores do produto, e sabendo que o estresse é um fator de risco para doença coronariana, é possível que a maior incidência dessa doença no grupo de abstêmios se deva ao estresse, e não à abstenção do vinho. O estresse, nesse caso, é um fator que se associa à exposição e é diretamente responsável pelo aparecimento da doença. Ou seja, uma terceira variável, que confunde uma possível associação entre a exposição e a doença. A isso se dá o nome de *variável geradora de confusão*, que representa uma das principais dificuldades para interpretação de estudos epidemiológicos de associação.

Esquematicamente, a situação pode ser representada como na Figura 3.

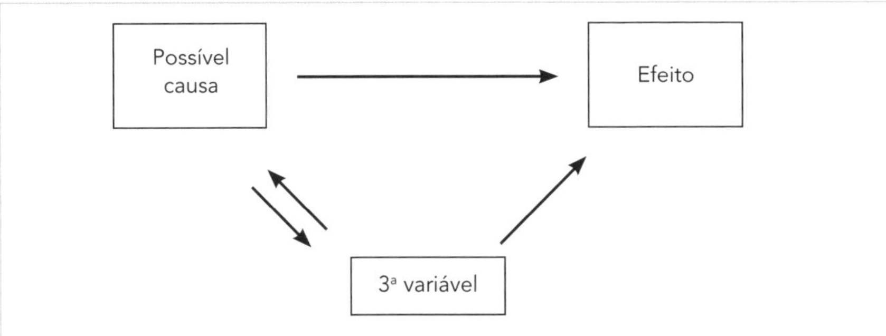

FIGURA 3

A grande vantagem do modelo experimental sobre o não experimental é a alocação casual e probabilística ser um poderoso meio de controlar as variáveis geradoras de confusão, uma vez que torna os grupos homogêneos em relação a elas.

O ponto 4 da Figura 2 refere-se à comparação final dos resultados entre os grupos de expostos e de não expostos, que deverá ser realizada com o mesmo cuidado e rigor que as demais etapas, baseando-se em critérios sensíveis e específicos na investigação dos resultados em ambos os grupos. Se a hipótese de trabalho for, por exemplo, de que uma nova droga apresenta melhores resultados que uma droga padrão no controle da hipertensão arterial, a comparação dos níveis pressóricos nos indivíduos que receberam a droga nova e naqueles que permaneceram no esquema padrão deverá ser feita por medições realizadas de modo exatamente igual, utilizando-se os mesmos instrumentos e as mesmas condições.

Para evitar o efeito da subjetividade dos participantes, que poderia influenciar os resultados da experimentação, o estudo deve ser conduzido de maneira *cega*: a pessoa deve ingerir o produto correspondente a seu grupo de alocação sem conhecer sua natureza. Claro que, por questões éticas, ao adentrar a investigação, o participante deve ser perfeitamente esclarecido de que poderá ser alocado para receber um medicamento ou um placebo, mas o resultado dessa alocação não poderá ser de seu conhecimento.

Por outro lado, fatores subjetivos ligados a quem ministra os produtos também podem influenciar a investigação e seus resultados. Para contornar essa possibilidade o estudo deve ser *duplo-cego*, isto é, o desconhecimento sobre a natureza dos produtos testados deve se estender também a quem os ministra. Recomenda-se esse desconhecimento também ao responsável pela análise estatística dos resultados, evitando uma possível influência subjetiva na escolha dos testes e em sua aplicação. Um estudo com essas características é chamado de *triplo-cego*.

Muito embora o controle sobre a alocação represente um avanço metodológico importante, é também um limitante ao uso generalizado da metodologia experimental com seres humanos em função de questões éticas, que inviabilizam o uso de tal modelo em inúmeras situações. É o caso, por exemplo, do uso de um modelo experimental para testar uma possível associação entre uma exposição suspeita e um maior risco de desenvolvimento de uma certa doença. Ora, se já existe alguma indicação da existência de tal associação, não seria eticamente aceitável submeter um grupo de indivíduos à exposição suspeita. Nessas situações, utilizam-se modelos epidemiológicos analíticos não experimentais ou observacionais, que serão discutidos em outros capítulos deste livro. Por outro lado, os modelos experimentais são criticamente necessários quando se deseja testar a eficácia de novas drogas ou vacinas, encontrando aí a sua maior utilização na área da saúde. A propósito das questões éticas, regras muito rígidas devem ser seguidas na execução de um projeto experimental, cabendo aos Comitês de Ética em Pesquisa um pronunciamento sobre sua adequação. No Brasil, essas regras foram definidas pelo Ministério da Saúde por meio da Resolução n. 466, de 12 de dezembro de 2012.

A título de ilustração, mostra-se a seguir o delineamento de uma investigação experimental planejada para testar os riscos e benefícios do uso de ácido acetilsalicílico (AAS) em baixas dosagens, assim como das vitaminas A e E, na prevenção de doença cardiovascular (DCV) e de certos tipos de câncer em mulheres em período de pós-menopausa. Esse estudo, conhecido como Women's Health Study, iniciou-se em 1993, tendo como população de referência 1,5 milhão de enfermeiras e outras profissionais da saúde norte-americanas, às quais foi enviado um questionário contendo questões sobre idade, sexo, situação de saúde, história reprodutiva, situação em relação à menopausa, história familiar de DCV e câncer, bem como informações sobre fatores de risco (tabagismo, hipertensão, hipercolesterolemia, uso de bebidas alcoólicas, hábitos alimentares e nível de atividade física).

Os critérios de seleção incluíram: concordar com a participação, estar em pós-menopausa, não ter história de DCV, câncer, insuficiências renal e hepática, úlcera gástrica e reações adversas ao ácido acetilsalicílico, além do compromisso de tomar as substâncias tal como recomendado no protocolo de investigação. Previa-se que as 40 mil profissionais da saúde que preencheram os critérios de inclusão seriam alocadas de modo casual e probabilístico segundo o esquema mostrado na Figura 4.

Para estudar o efeito dos três agentes na proteção contra alguns tipos de câncer e DCV, foi usado um esquema de randomização (alocação casual e probabilística) com um desenho fatorial 2 × 2 × 2. No primeiro momento, previa-se a alocação das 40 mil participantes em dois grupos de 20 mil, com o primeiro recebendo ácido acetilsalicílico e o segundo, um placebo. A seguir, esses dois grupos seriam novamente alocados para uso da vitamina A ou de seu placebo. Por fim, os quatro grupos resultantes do passo anterior seriam outra vez alocados para uso de vitamina E ou de seu placebo, resultando em oito grupos de 5 mil participantes cada um.

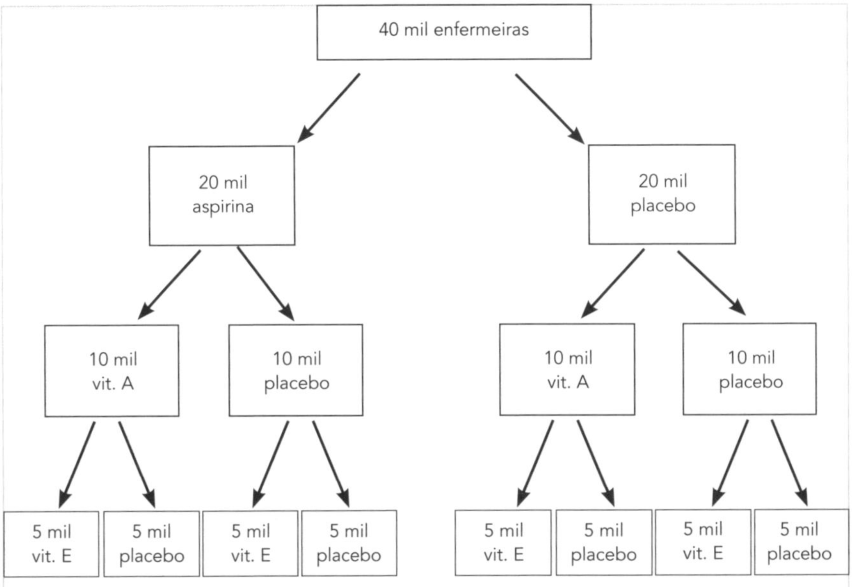

FIGURA 4

As participantes receberam semestralmente um pacote contendo as substâncias que deveriam ser tomadas, sem que soubessem do que se tratava. Os resultados a serem avaliados em cada um dos grupos de estudo compreendiam infarto do miocárdio e cânceres em geral, principalmente de mama, pulmões e cólon, além de possíveis efeitos colaterais dos produtos usados. Esquematicamente, esse estudo é representado pela Tabela 2.

O acompanhamento de longo prazo dos coeficientes de incidência dessas condições em cada um dos grupos permitiu aos investigadores concluir sobre

TABELA 2

	DOENÇA PRESENTE	DOENÇA AUSENTE	TOTAL
AAS + VIT. A + VIT. E	a	b	a + b
AAS + VIT. A + PLACEBO	c	d	c + d
AAS + PLACEBO + VIT. E	e	f	e + f
AAS + PLACEBO + PLACEBO	g	h	g + h
PLACEBO + VIT. A + VIT. E	i	j	i + j
PLACEBO + VIT. A + PLACEBO	k	l	k + l
PLACEBO+ PLACEBO + VIT. E	m	n	m + n
PLACEBO+ PLACEBO + PLACEBO	o	p	o + p

o papel de cada uma das variáveis independentes (uso de AAS, vitamina A e vitamina E) no aparecimento das variáveis dependentes (infarto do miocárdio e câncer). Ou seja, compararam-se os riscos de surgimento dessas doenças em cada um dos grupos, por meio dos coeficientes de incidência específicos:

$$\frac{a}{a+b} \quad \frac{c}{c+d} \quad \frac{e}{e+f} \quad \cdots \quad \frac{o}{o+p}$$

Muito embora a fase de alocação das participantes do Women's Health Study tenha se encerrado em maio de 2004, um número significativo delas continua sendo acompanhado até hoje por meio do envio periódico de informações acerca dos seus hábitos de vida e condições de saúde, o que continua permitindo a obtenção de uma quantidade muito grande de dados de grande relevância epidemiológica acerca da prevenção de doença cardiovascular, câncer e outras doenças crônicas em mulheres. Cerca de 400 publicações resultaram até hoje deste estudo, que continua ativo por cerca de 25 anos, agora desdobrado em um acompanhamento de longo prazo de milhares das suas participantes.

• REFERÊNCIAS BIBLIOGRÁFICAS

1. Buring J, Hennekens CH. The Women's Health Study: Summary of the study design. The Journal of Myocardial Ischemia. 1992;4(3):27-9.
2. Camargo Jr. CA, et al. Moderate alcohol consumption and risk for angina pectoris or myocardial infarction in U.S. male physicians. Ann Intern Med. 1997;126(5):372-5.
3. Gordis L. Epidemiology. Philadelphia: W.B. Saunders Company; 1996.
4. Hennekens CH, Buring J. Epidemiology in medicine. Boston: Little, Brown and Company; 1987.
5. MacMahon B, Trichopoulos D. Epidemiology, principles and methods. 2.ed. Boston: Little, Brown and Company; 1996.
6. Pereira MG. Epidemiologia: Teoria e prática. Rio de Janeiro: Guanabara-Koogan; 1995.
7. Harvard Medical School. Women's Health Study. Disponível em: http://whs.bwh.harvard.edu/index.html.

12 Estudos de coorte

Afonso Dinis Costa Passos
Antonio Ruffino-Netto

• INTRODUÇÃO

Uma vez que fatores de natureza ética limitam o uso do modelo experimental com seres humanos, o estudo de associação entre possíveis fatores de risco e doenças é feito, muitas vezes, por meio de modelos não experimentais ou observacionais. Estes têm como principal característica o fato de que a alocação é realizada pela natureza, sem a interferência do pesquisador.

Uma primeira opção metodológica entre os estudos observacionais é representada pelos estudos de coorte, cuja principal característica reside no fato de que a seleção da população é feita a partir da variável independente, aproveitando que diferentes grupamentos humanos naturalmente se expõem (ou não se expõem) à ação de um fator de risco qualquer. Portanto, ao contrário do modelo experimental, o investigador não determina a exposição, mas usa grupos naturalmente expostos ou não expostos para neles medir o aparecimento de um resultado que, em sua hipótese, esteja associado à exposição. Em uma tabela 2 × 2, o modelo de coorte pode ser representado como demonstrado na Tabela 1.

TABELA 1

	DOENÇA PRESENTE	DOENÇA AUSENTE	TOTAL
→ EXPOSIÇÃO PRESENTE	a	b	a + b
→ EXPOSIÇÃO AUSENTE	c	d	c + d
TOTAL	a + c	b + d	n

Usando como modelo a hipótese de que o tabagismo aumenta o risco de câncer de pulmão, um estudo de coorte partiria de indivíduos divididos em dois grupos: um de fumantes (a + b) e um de não fumantes (c + d), ambos sem câncer de pulmão. Por meio de um acompanhamento sistematizado de ambos os grupos, são detectados os casos novos da doença que neles surjam, permitindo comparar os coeficientes de incidência de câncer de pulmão entre os expostos e entre os não expostos. Conceitualmente, o modelo de coorte aproxima-se do modelo experimental, dele diferindo pelo fato de a alocação não ser definida pelo experimentador.

A classificação dos estudos de coorte em *prospectivos* e *retrospectivos* está baseada no momento da seleção dos grupos de estudo. O modelo é *prospectivo* quando expostos e não expostos são selecionados no momento zero e acompanhados ao longo do tempo para identificação dos casos da doença que venham a ocorrer em ambos os grupos. No *coorte retrospectivo* ou *histórico*, é possível selecionar os grupos de estudo com base em uma exposição ocorrida no passado, estudando agora os casos da doença em cada um deles. Testar a hipótese de que exposição à radiação causada por uma bomba nuclear esteja associada ao aparecimento de uma determinada alteração cromossômica, por meio de um modelo de coorte prospectivo, exigiria selecionar um grupo exposto naturalmente a uma explosão atômica, comparando a incidência da alteração cromossômica entre esses indivíduos com a verificada em outro grupo, semelhante ao primeiro, porém não exposto à tal explosão. Evidentemente, para que esse estudo se concretizasse, seria necessário que a insanidade de uma explosão atômica viesse a ocorrer afetando populações humanas, para que estas pudessem ser acompanhadas por um período suficientemente longo que permitisse o aparecimento da alteração procurada. Em situações como essa, a alternativa de uma coorte retrospectiva poderia ser utilizada. Para tanto, bastaria, no momento atual, selecionar retrospectivamente um grupo de indivíduos presentes em Hiroshima ou Nagasaki em agosto de 1945, comparando-os com um grupo semelhante, porém não exposto a explosões atômicas (por exemplo, habitantes de alguma outra cidade japonesa não bombardeada com um artefato nuclear na mesma época). O investigador, em 2021, retorna aos registros de 1945 para selecionar seus grupos de estudo. A seguir, volta a 2021 e compara a presença da alteração cromossômica em expostos e não expostos.

A grande vantagem de um modelo retrospectivo é o desaparecimento do principal problema para a realização de um estudo de coorte: o longo tempo exigido de acompanhamento dos indivíduos para detecção da doença procurada. Por outro lado, estudos desse tipo exigem registros de boa qualidade, que permitam selecionar retrospectivamente os grupos de expostos e não expostos, muitas vezes não disponíveis em países em desenvolvimento.

• ETAPAS PARA A REALIZAÇÃO DE UM ESTUDO DE COORTE

A execução de um estudo com essa metodologia envolve quatro etapas: seleção de um grupo de expostos, seleção de um grupo de não expostos, seguimento de ambos os grupos para verificação do aparecimento de casos e análise.

Seleção do grupo de expostos

A seleção depende da hipótese de trabalho, podendo envolver:

- Grupos que tenham alguma exposição especial: infectados por um agente qualquer (portadores crônicos do vírus da hepatite B); com alguma anormalidade em medidas fisiológicas (pressão arterial, níveis de glicemia); expostos a contaminantes ambientais (trabalhadores de indústrias poluidoras, trabalhadores em contato com pó de sílica ou chumbo).
- Grupos com algumas características comuns: profissionais da saúde, grupos obstétricos, grupos de seguros de vida, estudantes universitários.
- Grupos geograficamente definidos. O exemplo mais conhecido é o de Framingham, uma cidade próxima a Boston cujos habitantes têm sido acompanhados em grandes coortes desde 1948.
- Grupos de indivíduos acompanhados por longos períodos, desde o nascimento. Exemplos localizados desses grupos podem ser encontrados em nosso meio (Faculdade de Medicina de Ribeirão Preto, Faculdade de Medicina da Universidade Federal do Maranhão e Faculdade de Medicina da Universidade Federal de Pelotas).

Seleção do grupo de não expostos

Um grupo de não expostos tem o objetivo de fornecer o número esperado de casos da doença em questão entre as pessoas que não estão sujeitas à ação do fator etiológico suspeito. O ideal é que o grupo de comparação (não expostos) seja o mais similar possível ao grupo de estudo (expostos).

As informações que permitirão classificar um indivíduo em exposto ou não exposto poderão ser obtidas de diferentes fontes: do próprio participante, por exames médicos ou exames do meio ambiente, dependendo da hipótese de estudo e da disponibilidade das fontes de informação.

Seguimento (*follow-up*)

Essa etapa é, normalmente, a mais difícil dos estudos de coorte, uma vez que poderá se estender por um tempo muito longo, dependendo do período de incubação da doença pesquisada. Durante esse período de seguimento, os participantes de ambos os grupos deverão ser acompanhados com igual rigor e com instrumentos de boa acuidade, utilizando-se testes que permitam discriminar com segurança os doentes dos sadios. Isso envolve a realização de exames periódicos, repetidos a intervalos regulares. Evidentemente, na dependência do tempo exigido de acompanhamento, esses estudos podem se tornar muito dispendiosos.

Quando o tempo de seguimento for muito curto, tal como em hipóteses que envolvam doenças em recém-nascidos associadas com exposições maternas durante a gestação – situação em que os resultados surgem em poucos meses –, pode-se pensar que as perdas durante o acompanhamento serão pequenas, não comprometendo a análise dos resultados. Tais situações, todavia, são pouco comuns. A regra é que suceda exatamente o contrário, com a necessidade de longos períodos de acompanhamento até que os casos da doença em investigação surjam em número suficiente para permitir uma análise adequada.

Nesses casos, fatalmente ocorrem perdas devidas a desistências, mudanças de endereço, morte por outras causas etc. Assim, o cálculo dos coeficientes de incidência entre os expostos e os não expostos pode ficar inviabilizado, uma vez que, eventualmente, todos ou quase todos os membros dessas coortes poderão não chegar ao final do seguimento. Para lidar com situações desse tipo, usa-se o artifício de criar um denominador baseado no tempo de acompanhamento de cada um dos participantes do estudo, expresso por *pessoa-tempo* de seguimento. A ideia é muito simples e assume, por exemplo, que um indivíduo acompanhado durante dez anos corresponderia a dez pessoas-ano de observação, o mesmo que cinco indivíduos acompanhados durante dois anos ou dois indivíduos acompanhados durante cinco anos. Ou seja, cria-se um denominador artificial, que significa a contribuição do tempo de seguimento de cada participante. O coeficiente assim formado, composto pelo número de casos da doença, como numerador, e pelo número de pessoas-tempo de acompanhamento, como denominador, é chamado de *verdadeiro coeficiente de incidência* ou *densidade de incidência*. Em contrapartida, ao coeficiente de incidência em que o denominador é representado pelos expostos, sem que se use o conceito de pessoa-tempo, dá-se a designação de *coeficiente de incidência acumulada*.

O uso do conceito de pessoa-tempo de exposição permite que todos os participantes que por algum momento fizeram parte do estudo sejam incluídos na análise, contornando assim o problema representado pelas perdas ocorridas ao longo da investigação. Desse modo, permite que pessoas sejam incluídas no estudo mesmo após o seu início, contando como tempo de exposição aquele em que elas permaneceram sob acompanhamento.

Análise

A análise de um estudo de coorte baseia-se na comparação entre os coeficientes de incidência da doença observados nos grupos de expostos e não expostos. Utilizando o esquema representativo de uma investigação com metodologia coorte e assumindo que todos os expostos e não expostos puderam ser seguidos por todo o período de acompanhamento, compara-se:

$$I_e = \frac{a}{a+b} \text{ com } I_o = \frac{c}{c+d}$$

Estas duas expressões representam os chamados coeficientes de incidência acumulada para expostos e não expostos, respectivamente. Como já visto, em estudos de coorte de longa duração, a utilização desses coeficientes é prejudicada pelas perdas que, inevitavelmente, ocorrem ao longo do estudo. Nessas situações utiliza-se a densidade de incidência, criando-se um denominador que tem como base o tempo de acompanhamento de cada participante, independentemente de o seguimento ter sido completo ou parcial.

A comparação dos coeficientes de incidência entre expostos e não expostos permite o cálculo de duas medidas de risco. A primeira delas é o *risco relativo*, obtido pela divisão do coeficiente de incidência entre os expostos pelo coeficiente de incidência entre os não expostos:

$$RR = \frac{Ie}{Io} = \frac{\frac{a}{a+b}}{\frac{c}{c+d}}$$

O risco relativo expressa a força da associação, ou seja, o quanto a exposição eleva o risco de aparecimento da doença. Assim, um valor igual a 2 aponta para um risco duas vezes maior de a doença se apresentar entre os expostos, quando comparados aos não expostos. Um valor igual a 1 representa ausência de risco associado à exposição, uma vez que a incidência foi igual nos dois grupos. Da mesma maneira, um valor menor que 1 indica que a exposição parece proteger contra o aparecimento da doença. A interpretação de um valor de risco relativo, entretanto, somente pode ser feita quando houver a explicitação do seu *intervalo de confiança*. Ao estudar uma determinada associação por meio da medida do risco relativo, deve-se ter em conta que o valor obtido se refere àquela amostra populacional, estudada naquele momento. Ao repetir a investigação com outras amostras populacionais semelhantes, o pesquisador obterá valores de risco relativo diferentes, ainda que possivelmente próximos, daquele verificado na primeira amostra. Haverá, portanto, uma variabilidade no resultado das medidas. A questão a ser determinada é a amplitude dessa possível variação das diferentes medidas do risco relativo, a qual é fornecida pelo seu intervalo de confiança. Esse intervalo dirá entre que pontos mínimo e máximo se situa a estimativa do risco relativo caso o estudo seja repetido múltiplas vezes. Em outras palavras, dirá que o risco relativo poderia ser qualquer valor englobado entre aqueles valores mínimo e máximo. Essa medida de variação é fornecida pela fórmula a seguir, já definida para um nível de confiabilidade de 95%.

$$IC_{95\%} = In\ RR \pm 1,96 \times \sqrt{\frac{b}{a \times (a+b)} + \frac{d}{c \times (c+d)}}$$

Ao analisar os resultados de seu estudo, o investigador testará a hipótese H_0, também chamada *hipótese de nulidade*, que afirma não existir associação entre as variáveis investigadas (maiores detalhes serão apresentados no Capítulo 15, "Teste estatístico de hipóteses: alguns dos testes mais usados em Epidemiologia"). Rejeitar H_0 significa aceitar a hipótese de associação; a não rejeição de H_0 significa aceitar a hipótese de independência. Ora, outra maneira de enunciar H_0 é dizer que o risco relativo tem valor igual a 1, uma vez que tal resultado significa incidências iguais da doença entre expostos e não expostos.

Portanto, se o valor 1 estiver contido entre os limites mínimo e máximo do intervalo de confiança calculado, isso significa que, com o nível de confiabilidade escolhido (95%, por exemplo), não se pode rejeitar H_0. Inversamente, caso o intervalo não englobe o valor 1, a hipótese de nulidade é rejeitada e conclui-se pela existência de associação entre as variáveis.

Em um exemplo hipotético de estudo de coorte no qual se investiga uma possível associação entre consumo de tabaco na gestação e baixo peso do recém-nascido, foram seguidas 500 gestantes tabagistas e 500 gestantes não tabagistas. A pesagem dos recém-nascidos revelou peso inferior a 2.500 g em 50 filhos de fumantes e em 5 filhos de não fumantes.

TABELA 2

	COM BAIXO PESO	SEM BAIXO PESO	TOTAL
TABAGISMO PRESENTE	50	450	500
TABAGISMO AUSENTE	5	495	500
TOTAL	55	945	1.000

Nesse caso, a análise é feita com base na comparação entre 50/500 (incidência entre os expostos, ou 0,10) com 5/500 (incidência entre os não expostos, ou 0,01). O risco relativo será igual a 10, sugerindo que gestantes tabagistas apresentam um risco 10 vezes maior de ter um recém-nascido com baixo peso. Da aplicação da fórmula para o cálculo do intervalo de confiança para o risco relativo chega-se a: $IC_{95\%} = 4{,}022 - 24{,}866$. Isso significa que, com 95% de confiabilidade, o risco relativo situa-se entre os dois valores obtidos. Como o intervalo não engloba o valor 1, rejeita-se H_0 e aceita-se a hipótese alternativa, qual seja a existência de associação entre tabagismo materno e baixo peso ao nascer.

O risco relativo aqui mostrado refere-se à razão de dois coeficientes de incidência acumulada, respectivamente entre os expostos e os não expostos, assumindo-se que todos os participantes dos dois grupos puderam ser acompanhados ao longo de todo o desenvolvimento da investigação. Na vida real, todavia, as perdas ao longo do estudo inviabilizam o uso da incidência acumulada e tornam necessária a utilização da assim chamada densidade de incidência, ou verdadeiro coeficiente de incidência. Este é representado pelo número de casos novos dividido pela somatória do período de acompanhamento de cada participante (ver conceito de pessoa-tempo no Capítulo 6, "Coeficientes e índices mais usados em Epidemiologia"). Nessas situações, o risco relativo será dado pela razão entre a densidade de incidência entre os expostos e a densidade de incidência entre os não expostos. A exemplo do discutido acima, a interpretação do risco relativo em termos de significância estatística somente poderá ser realizada pela análise de seu intervalo de confiança.

A segunda medida de risco derivada dos coeficientes de incidência entre expostos e não expostos é o chamado *risco atribuível*, que expressa o excesso de risco que pode ser atribuído à exposição.

O risco atribuível pode ser medido em relação aos expostos e em relação à população. O *risco atribuível entre os expostos* é dado pela diferença entre o coeficiente de incidência entre os expostos e o coeficiente de incidência entre os não expostos, ou seja:

$$RA = Ie - Io = \frac{a}{a+b} - \frac{c}{c+d}$$

Usando o exemplo, o risco atribuível entre os expostos será dado por 0,10 – 0,01, ou seja, 0,09. Isso significa um excesso de casos de baixo peso que pode ser atribuído à exposição ao tabagismo durante a gestação da ordem de 90/1.000. Ou seja, de cada 1.000 nascimentos com baixo peso entre mães tabagistas, 90 podem ser atribuídos a essa exposição. Dado que a doença é, via de regra, um evento raro, é fácil de entender que o risco atribuível tende a apresentar valores bastante reduzidos, o que dificulta o entendimento de seu real significado. Não por acaso, os baixos valores do risco atribuível já foram utilizados pela indústria do tabaco como uma tentativa de convencimento de usuários acerca de uma pretensa inocuidade do produto. Esse falso argumento, todavia, esvai-se quando se procede à transformação do valor do risco atribuível em um percentual, obtendo-se o *risco atribuível percentual*, dado pela fórmula

$$RA\% = \frac{Ie - Io}{Ie} = \frac{\frac{a}{a+b} - \frac{c}{c+d}}{\frac{a}{a+b}} \times 100$$

Nesse caso, o cálculo seria dado por:

$$RA\% = \frac{\frac{50}{500} - \frac{5}{500}}{\frac{50}{500}} \times 100 = 90\%$$

Assim, 90% dos casos de baixo peso entre os filhos de mães tabagistas podem ser atribuídos à exposição materna ao cigarro, restando apenas 10% cujos determinantes independem desse fator de risco. Ou seja, um programa que eliminasse o uso de tabaco nessas gestantes expostas produziria uma redução de 90% dos casos de baixo peso ao nascer entre seus filhos.

O risco atribuível pode também ser calculado em relação à população total do estudo, situação em que passa a se chamar *risco atribuível populacional*. O cálculo é dado por:

$$RAP = \frac{a+c}{n} - \frac{c}{c+d}$$

No exemplo, o risco atribuível populacional seria:

$$RAP = \frac{55}{1000} - \frac{5}{500} = 0{,}055 - 0{,}01$$

$$RAP = 0{,}045 \text{ ou } \frac{45}{1000}$$

Isso significa que de cada 1.000 nascidos com baixo peso, no total da população estudada, 45 são devidos à exposição materna ao tabagismo. A exemplo do que ocorre com o risco atribuível entre os expostos, a interpretação desse valor pode causar confusões e dificultar o entendimento do seu verdadeiro significado. A compreensão é facilitada quando se transforma o risco atribuível populacional em um percentual, criando-se o *risco atribuível populacional percentual*, calculado pela seguinte expressão:

$$RAP\% = \frac{\frac{a+c}{n} - \frac{c}{c+d}}{\frac{a+c}{n}} \times 100$$

$$RAP\% = \frac{0,055 - 0,01}{0,055} = 81,8\%$$

Dos casos de recém-nascidos de baixo peso, no total da população estudada, aproximadamente 82% devem-se ao tabagismo materno. Um programa que eliminasse o consumo de tabaco na população estudada teria o poder de reduzir 82% dos casos de baixo peso ao nascer nela verificados.

Das medidas de risco utilizadas em estudos de coorte, o risco relativo é o mais corriqueiro na prática clínica individual, enquanto o risco atribuível encontra melhor utilização em saúde pública. Para instruir um paciente fumante que pergunte acerca do risco de desenvolver câncer de pulmão, o médico será forçado a usar o conceito de risco relativo, respondendo com base em uma comparação de riscos entre usuários e não usuários de tabaco (mesmo que, como acontece com frequência, o médico não tenha uma formulação clara do conceito de risco relativo). Por outro lado, para um sanitarista preocupado em reduzir a incidência de câncer de pulmão em uma comunidade, será mais relevante o conceito de risco atribuível, porque interessará a ele saber qual o impacto esperado, em termos de redução da doença, de um programa preventivo que reduza a zero o consumo de tabaco nessa população.

• EXEMPLO DE ESTUDO DE COORTE

Um exemplo clássico de estudo de coorte na literatura epidemiológica é a investigação conduzida entre médicos ingleses para testar a hipótese de associação entre tabagismo e algumas doenças, de modo particular o câncer de pulmão. Muito embora estudos descritivos já tivessem sugerido essa hipótese, foi somente na década de 1950 que estudos sistematizados mostraram a forte associação entre tabagismo e câncer de pulmão, destacando a investigação pioneira de Doll e Hill, sumarizada a seguir.

Por meio de questionários enviados a todos os profissionais médicos do Reino Unido, foram estudados os hábitos sobre consumo de tabaco de mais de 31 mil indivíduos do sexo masculino e de quase seis mil do sexo feminino, classificados em fumantes, não fumantes e ex-fumantes. Foram, assim, criados diversos grupos de exposição (variável independente) de acordo com o tipo e o grau de consumo de tabaco em suas diferentes formas (cigarros ou cachimbo), e classificados segundo idade e sexo. A variável dependente (óbitos por câncer de pulmão) foi obtida por meio do Registro Geral do Reino Unido, das notificações ao Conselho Médico Geral e dos registros da Associação Médica Britânica. Como garantia da fidelidade dos dados, foi checada a validade da informação dos atestados de óbito referentes aos casos de câncer de pulmão, tendo sido verificado que apresentavam valores de sensibilidade e de especificidade extremamente elevados.

Os cálculos dos coeficientes de mortalidade foram realizados para cada um dos subgrupos definidos pelos diferentes hábitos, exposições, sexo e idade, usando como denominadores as pessoas-tempo de exposição entre 1951 e 1961. A Tabela 3 sumariza alguns dos achados.

TABELA 3 COEFICIENTES DE MORTALIDADE POR CÂNCER DE PULMÃO POR 1.000 PESSOAS-ANO DE EXPOSIÇÃO, SEGUNDO IDADE E NÚMERO DE CIGARROS CONSUMIDOS*

IDADE (ANOS)	NÃO FUMANTES	Nº DE CIGARROS POR DIA		
		1 a 14	15 a 24	25 e +
35 a 44	0,05 (1)	0,07 (1)	0,00	0,11 (1)
45 a 54	0,00	0,31 (3)	0,62 (9)	0,75 (8)
55 a 64	0,00	0,46 (3)	2,31 (20)	3,88 (26)
65 a 74	0,00	2,69 (9)	5,16 (17)	6,48 (14)
75 e +	1,11 (2)	2,68 (6)	7,27 (8)	16,33 (8)
Total	0,07 (3)	0,57 (22)	1,39 (54)	2,27 (57)

Entre parênteses, são mostrados os números de óbitos.

A observação da tabela permite visualizar coeficientes de mortalidade progressivamente mais elevados à medida que aumentam a idade e a exposição a maiores quantidades de tabaco. A título de ilustração dos cálculos de riscos que podem ser feitos em estudos de coorte, serão considerados apenas os coeficientes totais, cotejando-se os indivíduos situados nas diferentes faixas de consumo de cigarro com os não fumantes. Para a categoria que consome de 1 a 14 cigarros por dia, os riscos serão calculados da seguinte maneira:

Risco relativo: $RR = \frac{0,57}{0,07} = 8,1$

Risco atribuível: RA = 0,57 – 0,7 = 0,50/1.000 pessoas-ano de observação

Risco atribuível percentual: $RA\% = \frac{0,57 - 0,07}{0,57} \times 100 = 87,7\%$

Ou seja, os consumidores dessa categoria apresentam um risco 8,1 vezes maior de morrer por câncer de pulmão, quando comparados aos não fumantes. Por outro lado, em cada grupo de 1.000 pessoas-ano de exposição ocorre um excesso de óbitos devido ao tabagismo da ordem de 0,50. Como referido anteriormente, esse valor é de difícil entendimento, razão pela qual impõe-se o cálculo do risco atribuível percentual. Esse cálculo deixa claro que aproximadamente 88% dos casos de câncer de pulmão nesses indivíduos devem-se à exposição ao tabagismo. Em outras palavras, um programa que eliminasse o tabagismo nessa população de consumidores de 1 a 14 cigarros por dia ocasionaria o desaparecimento de 88% dos casos de câncer de pulmão.

Para a categoria que consome de 15 a 24 cigarros por dia, os riscos seriam calculados de maneira análoga:

Risco relativo: $RR = \frac{1,39}{0,07} = 19,9$

Risco atribuível: RA = 1,39 – 0,07 = 1,32/1.000 pessoas-ano de observação

Risco atribuível percentual: $RA\% = \frac{1,39 - 0,07}{1,39} \times 100 = 95,0\%$

O risco de um fumante dessa categoria morrer de câncer de pulmão é 19,9 vezes maior que o de um não fumante. Por outro lado, 95% dos óbitos pela doença nessa população são devidos ao tabagismo.

Para a categoria que consome mais de 25 cigarros por dia, os riscos seriam:

Risco relativo: $RR = \frac{2,27}{0,07} = 32,4$

Risco atribuível: RA = 2,27 – 0,07 = 2,20/1.000 pessoas-ano de observação

Risco atribuível percentual: $RA\% = \frac{2,27 - 0,07}{2,27} \times 100 = 96,9\%$

Portanto, entre os que fumam mais de 25 cigarros por dia, o risco de morte por câncer de pulmão é 32,4 vezes mais elevado, sendo que 97% do total de óbitos por essa doença devem-se à exposição a essa carga de tabaco.

Os mesmos cálculos podem ser feitos comparando os riscos entre diferentes níveis de consumo (mais de 25 contra 1 a 14, por exemplo) ou dentro das diversas faixas etárias.

Valores elevados de risco relativo, como os observados nessa investigação, são indicativos de grande força de associação e, como tal, uma das indicações de provável associação causal, conforme visto no Capítulo 17 sobre Causalidade em Epidemiologia. Outras indicações de causalidade entre tabagismo e câncer de pulmão podem ser verificadas partindo de dados do mesmo estudo entre médicos ingleses. Entre elas, o gradiente biológico, ou efeito dose-resposta, verificado na Tabela 3 e facilmente visualizado na Figura 1.

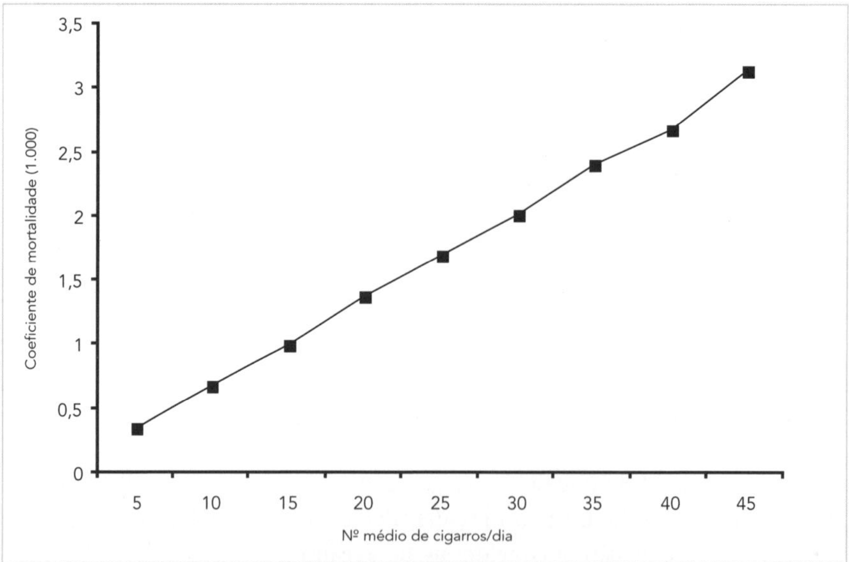

FIGURA 1 Coeficiente de mortalidade por câncer de pulmão entre homens segundo o número médio de cigarros consumidos por dia.

O que pode ser considerado complemento ao efeito dose-resposta é a queda observada nos valores da mortalidade de acordo com o tempo decorrido desde que o indivíduo parou de fumar. A curva correspondente é mostrada na Figura 2.

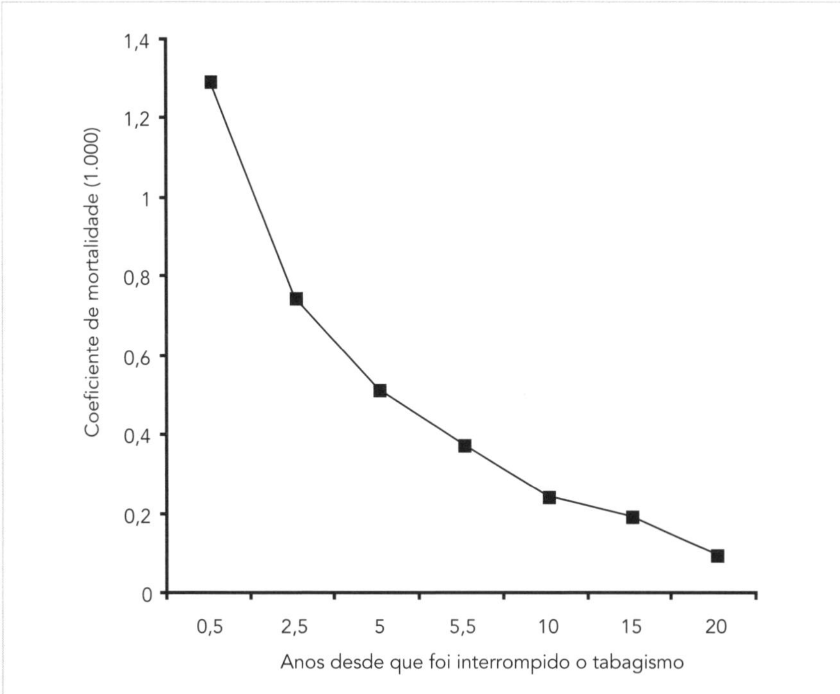

FIGURA 2 Coeficientes de mortalidade por câncer de pulmão segundo o número de anos decorridos desde que foi interrompido o tabagismo.

Além da força da associação e do gradiente biológico, a causalidade entre tabagismo e câncer de pulmão baseia-se, ainda, em outros critérios classicamente considerados em Epidemiologia, como a plausibilidade biológica, a consistência, a analogia e a relação temporal.

• VANTAGENS E DESVANTAGENS DA METODOLOGIA DE COORTE

Dentre as vantagens dos estudos de coorte, destacam-se:

- Permitem determinação direta de riscos.
- Fornecem informações sobre o período decorrido entre a exposição e o aparecimento da doença.
- Fornecem evidências mais fortes de que uma associação possa ser causal.
- Permitem mais facilmente generalizações para populações maiores.

Entre as principais desvantagens podem ser apontadas:

- Tomam muito tempo.
- São geralmente caros.
- Apresentam dificuldade operacional.
- Sofrem o problema das perdas.

• REFERÊNCIAS BIBLIOGRÁFICAS

1. Doll R, Hill AB. Mortality in relation to smoking: Ten years observations of british doctors. BMJ, 1964;1:1399-410.
2. Gordis L. Epidemiology. Philadelphia: W.B. Saunders Company; 1996.
3. Hennekens CH, Buring J. Epidemiology in medicine. Boston: Little, Brown and Company; 1987.
4. Macmahon B, Trichopoulos D. Epidemiology, principles and methods. 2.ed. Boston: Little, Brown and Company; 1996.
5. Pereira MG. Epidemiologia: Teoria e prática. Rio de Janeiro: Guanabara-Koogan; 1995.

13 Estudos caso-controle

Afonso Dinis Costa Passos
Antonio Ruffino-Netto

• INTRODUÇÃO

Uma segunda opção metodológica não experimental para estudar a associação entre variáveis é representada pelos estudos caso-controle. Nessa metodologia, o ponto de partida é a variável dependente, ou seja, a doença ou condição. Esquematicamente, o modelo pode ser representado como na Tabela 1.

TABELA 1

	DOENÇA PRESENTE	DOENÇA AUSENTE	TOTAL
EXPOSIÇÃO PRESENTE	a	b	a + b
EXPOSIÇÃO AUSENTE	c	d	c + d
TOTAL	a + c	b + d	n
	↑	↑	

Portanto, a essência da metodologia caso-controle consiste na seleção de um grupo de indivíduos que possuem a doença em estudo e um grupo de indivíduos que não apresentam tal doença. Em ambos investiga-se a presença da variável independente (exposição), comparando:

$$\frac{a}{a+c} \text{ com } \frac{b}{b+d}$$

Usando como exemplo a hipótese de que o tabagismo é associado a câncer de pulmão, um estudo caso-controle seria executado partindo da seleção de um grupo de indivíduos comprovadamente com essa doença, que seria comparado a um grupo de pessoas sem câncer de pulmão. De ambos seria obtida a informação referente à exposição prévia ao tabagismo, comparando-se as proporções de expostos nos dois grupos.

• ETAPAS PARA A REALIZAÇÃO DE UM ESTUDO CASO-CONTROLE

A execução de um estudo caso-controle passa por quatro etapas: seleção do grupo de casos, seleção do grupo de controles, obtenção das informações referentes à exposição e análise dos resultados.

Seleção do grupo de casos (doentes)

Casos são indivíduos que possuem a doença em estudo, por isso a necessidade de que os diagnósticos sejam realizados com base em critérios absolutamente bem definidos e reprodutíveis, que apresentem adequação no que diz respeito à validade (sensibilidade e especificidade) e aos valores preditivos. Assim, devem ser definidos com clareza os critérios utilizados para que um indivíduo seja considerado um caso e a fonte utilizada para sua obtenção. Como opções de fontes de casos, podem ser considerados todos ou uma parte dos indivíduos que apresentem a doença em questão em uma determinada instituição (hospital, centro de saúde, ambulatório). Eventualmente, pode-se considerar a possibilidade de inclusão de todos os casos (ou parte deles) presentes em uma comunidade inteira, como cidades ou bairros.

Um ponto importante na seleção refere-se à decisão de incluir apenas casos da doença que venham a surgir na fonte escolhida (incidentes) ou incluir casos antigos, dos quais muitas vezes restam apenas registros em instituições nas quais foram atendidos. A decisão depende de cada situação, apresentando ambas vantagens e desvantagens.

Casos novos apresentam as vantagens de permitir maior homogeneidade e questionamento detalhado sobre a exposição, uma vez que possibilitam contato pessoal com o participante. Por outro lado, se a doença em estudo é uma condição rara, a decisão de incluir apenas casos novos pode alongar demais o tempo da investigação, eventualmente inviabilizando-a.

Casos antigos apresentam a desvantagem potencial de que as informações registradas sobre a exposição à variável de interesse podem apresentar deficiências no que diz respeito à sua qualidade. Entretanto, podem vir a ser a única opção quando se trata de doenças raras, situação em que a utilização de hospitais de grande porte, ou especializados no atendimento à doença de interesse, fornece a possibilidade de seleção de casos em números adequados.

Seleção do grupo de controles (sem a doença)

O objetivo dos controles é fornecer ao investigador um grupo de comparação composto por indivíduos sem a doença, para que neles possa ser medida a proporção de exposição à variável suspeita. Portanto, o investigador deve ter uma margem razoável de certeza de que os indivíduos desse grupo não apresentam a doença objeto de estudo, o que muitas vezes é bastante difícil. Com efeito, se a detecção da doença em um indivíduo pode já apresentar dificuldades consideráveis, uma vez que depende do estágio da moléstia e da validade dos testes diagnósticos utilizados, muito mais difícil pode ser o diagnóstico da ausência da doença. Embora dependa também de sensibilidade, especificidade e valores preditivos dos testes usados, é fácil entender que, por uma questão de bom senso e de respeito a aspectos éticos, a ninguém ocorreria submeter pessoas aparentemente saudáveis a procedimentos diagnósticos agressivos simplesmente para afastar a possibilidade de uma doença clinicamente não detectável e não manifesta. Em um suspeito de apresentar câncer de pulmão, são aplicados testes diagnósticos invasivos - como biópsias -, o que, evidentemente, não encontra respaldo para a seleção de controles, uma vez que estes, por definição, não deverão apresentar qualquer suspeita de ter a doença. Há, aí, um primeiro problema com a metodologia caso-controle: a margem de incerteza quanto à ausência da doença entre os indivíduos selecionados como controles.

Tendo em vista que casos e controles devem ser semelhantes em características gerais, com a óbvia diferença de a doença estar presente nos primeiros e ausente nos segundos, possíveis controles podem ser parentes próximos dos casos, como cônjuges e irmãos, ou colegas de escola, de trabalho ou vizinhos. Estas opções pressupõem similaridades entre casos e controles, o que pode nem sempre ser verdadeiro. Outras possíveis fontes de controles podem ser pacientes hospitalizados por condições que não tenham nenhuma relação com a doença objeto de estudo, ou indivíduos escolhidos na comunidade.

O esforço para tornar casos e controles semelhantes quanto às características gerais tem como objetivo neutralizar os possíveis efeitos das variáveis geradoras de confusão, capazes de interferir nos resultados finais do estudo. Se os grupos diferirem, por exemplo, em relação à idade ou ao sexo, e a doença em investigação tiver relação com essas variáveis, os resultados serão completamente alterados por esse fato. Um exemplo grotesco seria uma seleção em que os casos fossem, em sua maioria, homens acima de 50 anos e os controles, majoritariamente mulheres abaixo de 20 anos, e se procurasse estudar uma possível associação entre ingestão de gordura e incidência de infarto do miocárdio. Pelas diferenças quanto a sexo e idade e pela relação dessas variáveis com o risco de infarto é óbvio que os resultados do estudo não permitiriam qualquer conclusão acerca da hipótese levantada.

Uma das maneiras de neutralizar essas variáveis geradoras de confusão é forçar uma homogeneidade entre casos e controles, por meio de um processo conhecido como *pareamento* ou *matching:* escolha de controles iguais ou muito semelhantes aos casos no que diz respeito a variáveis que possam confundir os resultados. Assim, se a variável sexo for considerada como potencial causadora de confusão, os controles deverão ser balanceados com os casos em relação ao sexo, de tal maneira que os grupos tenham igual número de homens e de mulheres. A maneira mais utilizada é o pareamento individual, no qual, para cada caso, é escolhido um controle que seja igual – quando se trata de variáveis qualitativas –, ou semelhante, no caso de variáveis quantitativas. Como exemplo, em um caso do sexo feminino, com 18 anos de idade, seu correspondente controle deverá ser uma mulher com idade igual ou próxima a 18 anos, cabendo ao investigador definir qual a faixa de tolerância para mais ou para menos que poderá ser admitida em relação à idade. Caso se opte por uma faixa de três anos, por exemplo, o controle poderia ter entre 15 e 21 anos.

As variáveis utilizadas para pareamento não poderão ser objeto de investigação quanto a uma eventual associação com a doença, uma vez que os grupos de casos e de controles serão homogêneos em relação a elas. Além disso, o aumento do número de variáveis usadas para pareamento traz um problema de ordem prática: a dificuldade de achar um controle que seja semelhante ao caso em relação a múltiplas características. O pareamento, portanto, deve ser parcimonioso, limitando-se àquelas variáveis que sejam realmente capazes de confundir os resultados.

Denomina-se *razão de pareamento* o número de controles definidos para cada caso, que pode ser 1:1 ou assumir um valor mais elevado. Nas situações em que há um reduzido número de casos, costuma-se usar uma razão de pareamento superior a 1:1, para aumentar o poder dos testes estatísticos utilizados na análise dos dados. De modo geral, aceita-se como limite máximo uma razão de pareamento de 4:1, acima da qual os custos decorrentes contrabalançam os ganhos obtidos com a elevação do número de controles.

Obtenção das informações referentes à exposição

A essência de um estudo caso-controle consiste na comparação dos percentuais de exposição ao fator causal suspeito (variável independente) entre indivíduos doentes e não doentes. Portanto, a obtenção dessas informações é um passo crítico na metodologia, exigindo alguns cuidados que serão detalhados a seguir.

Uma primeira questão é a fonte da qual as informações deverão ser obtidas. À primeira vista, o próprio participante do estudo deveria ser a melhor e mais confiável fonte de informações, uma vez que ninguém conhece melhor o seu passado. Todavia, em inúmeras situações, a confiabilidade das informações prestadas pelos participantes pode ser baixa.

Em um estudo caso-controle cuja hipótese envolva exposição associada a estigmas sociais e/ou a comportamentos ilegais, tal como o consumo de drogas proibidas, por exemplo, há o risco de omissão da informação por indivíduos que apresentam essa característica, falseando os resultados. Em um exemplo de estudo para investigar uma possível associação entre consumo de bebidas alcoólicas e cirrose hepática, não é raro, na prática clínica, observar uma tendência de negação desse antecedente por parte dos indivíduos portadores de doenças decorrentes do alcoolismo. Por outro lado, pessoas sadias, ou pelo menos não portadoras de cirrose hepática, têm muito mais facilidade em revelar sem constrangimento uma história de consumo de bebidas alcoólicas. É possível, assim, chegar a resultados que mostrem uma proporção de alcoolismo mais elevada entre os controles que entre os casos, traduzindo uma falsa conclusão de que consumo elevado de álcool atuaria como fator de proteção contra cirrose hepática. Isso representa um exemplo de viés (ou *bias*), que é nada mais que um erro sistemático, ou seja, que ocorre sempre na mesma direção. Nesse caso, trata-se de um viés de informação, um erro constante em que a resposta falsa prestada pelos cirróticos é sistematicamente viesada em uma mesma direção, a sonegação do antecedente de consumo alcoólico.

Outra possibilidade de viés que pode ocorrer quando a fonte de informação é o próprio participante é o chamado viés de recordação, presente quando os grupos de casos e de controles diferem no que diz respeito à lembrança sobre a exposição passada. Vieses de recordação são facilmente perceptíveis no cotidiano. Em condições normais, muito dificilmente alguém lembraria dos alimentos que consumiu no almoço há cinco dias. Todavia, uma pessoa que tivesse sofrido um episódio de gastroenterite há três dias teria uma lembrança muito mais precisa do que consumiu na refeição mencionada. Outro exemplo refere-se a estudos caso-controle que visem a testar hipóteses de associação entre consumo de medicamentos durante a gestação e malformações fetais. É sabido que mães de recém-nascidos normais dificilmente lembrarão de muitos remédios usados durante a gestação, ao passo que mães de crianças com malformações tenderão a recordá-los com bastante nitidez.

Opções ao próprio indivíduo como fonte das informações podem incluir seus pais ou parentes próximos. Conquanto tais opções possam atenuar a possibilidade de vieses de informação – naquelas situações em que estigmas sociais poderiam levar o próprio indivíduo a deliberadamente esconder exposições pregressas –, nada garante que isso ocorra na totalidade dos casos.

Informações registradas no passado, anteriores ao aparecimento da doença, provavelmente são de maior confiabilidade no que diz respeito às exposições a possíveis fatores causais. Para isso, entretanto, é necessário que os registros dos serviços de saúde – incluídos os prontuários médicos – retratem anamneses suficientemente detalhadas sobre hábitos de vida do paciente, de maneira a permitir o resgate futuro de informações que possam ser usadas como fatores de risco para o teste de hipóteses de associação com doenças. Assim, o registro detalhado do consumo de bebidas alcoólicas, por ocasião de uma consulta médica ocorrida antes do aparecimento de cirrose hepática, pode expressar com muito mais realidade a verdadeira exposição do indivíduo ao álcool.

Outro possível mecanismo de introdução de vieses em estudos caso-controle refere-se à maneira de condução da entrevista visando à obtenção da exposição prévia. Essas informações somente serão válidas se forem obtidas mediante instrumentos sensíveis e específicos e de maneira igual, sem distinção entre os grupos de casos e de controles. As informações tenderão a não ser comparáveis caso a entrevista seja realizada de modo desigual, com mais ênfase a um dos grupos de estudo. Intuitivamente, os casos tendem a ser investigados com mais cuidado que os controles, o que pode comprometer de modo definitivo os resultados. As entrevistas deveriam ser realizadas de maneira cega, ou seja, sem que o entrevistador soubesse se o indivíduo representa um caso ou um controle. Todavia, isso nem sempre é possível, uma vez que, com frequência, as fontes de casos e de controles são tão obviamente diversas (diferentes hospitais, enfermarias etc.) que fica impossível ao entrevistador não tomar ciência do grupo a que pertence o indivíduo entrevistado.

Além de intenso treinamento e padronização do(s) entrevistador(es), outro cuidado para reduzir a falta de comparabilidade das informações obtidas de casos e de controles é usar o mesmo entrevistador para os dois grupos, ou, caso isso seja impossível, atribuir aos diferentes entrevistadores números iguais de casos e de controles. A utilização de informações já registradas em épocas anteriores, previamente ao aparecimento da doença entre os casos, seria uma maneira prática de lidar com essa questão e contornar a introdução de um possível viés.

Na realização de um estudo caso-controle, o investigador deve estar sempre atento às evidências de comparabilidade das informações prestadas por ambos os grupos. Existem maneiras práticas de avaliar a presença dessa comparabilidade: a primeira é o acompanhamento do tempo médio de entrevistas, que deve ser igual em casos e em controles; a segunda refere-se à análise das proporções de não respostas fornecidas nos grupos, que devem ser iguais ou muito semelhantes; outra maneira é a comparação de um crédito subjetivo atribuído pelo entrevistador à confiabilidade das informações prestadas pelos casos e pelos controles, que, no cômputo geral, deve ser muito próximo.

Análise

A análise de um estudo caso-controle baseia-se na comparação das proporções de expostos ao fator causal suspeito entre os casos e os controles. Utilizando o esquema representativo de uma investigação com essa metodologia, compara-se:

TABELA 2

	DOENÇA PRESENTE	DOENÇA AUSENTE	TOTAL
EXPOSIÇÃO PRESENTE	a	b	a + b
EXPOSIÇÃO AUSENTE	c	d	c + d
TOTAL	a + c	b + d	n
	↑	↑	

$$\frac{a}{a+c} \text{ com } \frac{b}{b+d}$$

Ao contrário da metodologia coorte, aqui não é possível calcular coeficientes de incidência, uma vez que se parte de doentes e não doentes. Assim, não há possibilidade de comparar riscos diferentes e calcular diretamente o risco relativo. Todavia, em estudos caso-controle, pode-se utilizar uma medida indireta de risco relativo, conhecida como *odds ratio* (OR). O termo *odds* refere-se à razão entre a probabilidade de ocorrência de um fenômeno e a probabilidade da sua não ocorrência. Assim, uma doença que, em determinada comunidade, tenha uma probabilidade de ocorrência de 50%, terá uma probabilidade de não ocorrência igualmente de 50%, resultando em um *odds* igual a 1:1. Já na situação de probabilidade de ocorrência de 80%, o *odds* será dado por 80/20, ou seja, 4:1.

Utilizando a Tabela 2, é possível calcular diferentes *odds:*

- De exposição entre os doentes: a/c.
- De exposição entre os sadios: b/d.
- De doença entre os expostos: a/b.
- De doença entre os não expostos: c/d.

Uma razão de *odds* será dada pela divisão de duas das grandezas mencionadas. Quer se opte pela razão de exposição entre doentes e entre sadios ou pela razão de doença entre expostos e não expostos, chega-se à seguinte expressão:

$$OR = \frac{a \times d}{b \times c}$$

Apesar do uso eventual da palavra *chance,* verifica-se que nenhuma das inúmeras tentativas de tradução desse termo para a língua portuguesa acabou por se impor de modo definitivo, razão pela qual neste texto será mantida a expressão original em língua inglesa, de ampla aceitação internacional. Essa medida pode ser calculada todas as vezes que a doença se apresenta como um evento raro, o que, do ponto de vista prático, constitui a grande maioria das situações.

A exemplo do risco relativo, o *odds ratio* expressa a força da associação, ou seja, o quanto a exposição eleva o risco de aparecimento da doença. Assim, um *odds ratio* igual a 2 significa um risco duas vezes maior de a doença aparecer entre os expostos ao fator causal suspeito. Analogamente, um valor igual a 1 representa ausência de risco associado à exposição, enquanto um valor igual a 0,5 indica que a exposição parece funcionar como um fator de proteção contra a doença. Assim como para o risco relativo, também a interpretação do *odds ratio* somente pode ser feita quando houver a explicitação de seu intervalo de confiança (IC), obtido com a fórmula:

$$IC_{95\%} = In\, OR \pm 1{,}96 \times \sqrt{\frac{1}{a} + \frac{1}{b} + \frac{1}{c} + \frac{1}{d}}$$

Em um exemplo hipotético de estudo caso-controle no qual se investiga uma possível associação entre consumo de tabaco na gestação e baixo peso do recém-nascido, foram estudadas 500 mães com crianças nascidas com peso inferior a 2.500 g (casos) e 500 mães com recém-nascidos acima desse valor limítrofe (controles). A entrevista evidenciou tabagismo durante a gestação em 100 casos e em 30 controles (Tabela 3).

Nesse caso, a análise é feita com base na comparação entre 100/500 (proporção de expostos entre os casos, igual a 20%) e 30/500 (proporção de expostos entre os controles, igual a 6%).

TABELA 3

	COM BAIXO PESO	SEM BAIXO PESO	TOTAL
TABAGISMO PRESENTE	100	30	130
TABAGISMO AUSENTE	400	470	870
TOTAL	500	500	1.000

Lembrando conceitos básicos de testes de hipóteses, H_0 afirma não existir diferenças entre casos e controles no que diz respeito à exposição. Em outras palavras, que os achados de 20% e de 6% se devem meramente ao acaso, não tendo significado estatístico.

O cálculo do *odds ratio* forneceria:

$$OR = \frac{100 \times 470}{400 \times 30} = 3,9$$

Esse achado sugere que as gestantes tabagistas têm um risco 3,9 vezes maior que as gestantes não tabagistas de terem um recém-nascido de baixo peso. A interpretação quanto à existência de associação estatística pressupõe a definição do intervalo de confiança do *odds ratio,* ocorrendo tal associação toda vez que o valor 1 não estiver englobado nesse intervalo. No presente caso, a aplicação da fórmula anterior resultaria em: $IC_{95\%}$ = 2,550 - 6,016. Com este resultado rejeita-se H_0, o que implica dizer que, com 95% de confiança, o tabagismo materno está associado ao baixo peso ao nascer.

Além do *odds ratio,* estudos caso-controle permitem, ainda, a obtenção do *risco atribuível porcentual* (RAP), entre os expostos, fornecido por:

$$RAP = \frac{(OR - 1)}{OR} \times 100$$

No presente exemplo:

$$RAP = \frac{(3,9-1)}{3,9} \times 100 = 74,5\%$$

Ainda que o cálculo do risco atribuível porcentual difira daquele utilizado para sua obtenção em estudos de coorte, sua interpretação é exatamente a mesma, ou seja, na população de expostos desse estudo, 74,5% dos casos de baixo peso ao nascer devem-se à exposição materna ao tabagismo. O que equivale a dizer que um programa preventivo que reduzisse a zero o tabagismo entre gestantes fumantes dessa população ocasionaria uma redução de 74,5% dos casos de baixo peso ao nascer.

Um cuidado fundamental a ser tomado em estudos caso-controle diz respeito à necessidade de os participantes serem representativos do conjunto da população da qual se originam, em termos de história de exposição à variável independente. Assim, quando comparados ao conjunto de pessoas com a mesma doença na população, os indivíduos selecionados como casos devem ter exposição semelhante ao fator de risco em estudo. O mesmo vale para os controles, que, em termos de exposição, deverão ser representativos dos indivíduos da população que não apresentem a doença objeto da investigação. Tomemos como exemplo um estudo que procurasse testar a hipótese de associação entre tabagismo e câncer de bexiga. Se os indivíduos escolhidos como casos tiverem uma exposição mais elevada ao tabagismo que as pessoas da população com câncer de bexiga, isso tenderá a superestimar o resultado do *odds ratio,* simplesmente pela diferença entre os grupos. O mesmo poderá ocorrer se os controles fumarem menos que o restante da população que não apresente câncer de bexiga. Embora fundamental para a qualidade metodológica do trabalho, esta representatividade de casos e controles é uma condição sobre a qual dificilmente se tem garantia plena, constituindo uma dificuldade adicional à análise de estudos caso-controle.

• EXEMPLO DE ESTUDO CASO-CONTROLE

Um exemplo clássico de estudo caso-controle na literatura epidemiológica é a investigação de um misterioso acúmulo de casos de adenocarcinoma de vagina em mulheres jovens, relatado por Herbst et al. em Boston, durante a década de 1960. Segue um breve resumo de alguns dos achados desse estudo.

Entre 1966 e 1969 foram diagnosticados sete casos de adenocarcinoma de vagina entre moças de 15 a 22 anos de idade no Vincent Memorial Hospital, em Boston. Essa situação chamou a atenção, uma vez que câncer de vagina constitui uma doença rara, ocorrendo geralmente sob a forma de carcinoma epidermoide em mulheres acima de 50 anos de idade. Embora alguns casos isolados de adenocarcinoma já houvessem sido relatados em pacientes idosas, não havia qualquer registro de sua ocorrência em mulheres jovens examinadas naquele hospital. Um oitavo caso foi diagnosticado em uma moça de 20 anos de idade em outro hospital de Boston, em 1969.

Optou-se por comparar detalhadamente essas pacientes e suas famílias com um grupo-controle, com vistas a levantar possíveis fatores associados com o súbito aparecimento desses tumores. A investigação foi realizada da seguinte maneira: para cada caso de câncer de vagina foram selecionados quatro controles que satisfizessem a condição de terem nascido no mesmo hospital e no mesmo tipo de serviço (enfermaria ou quarto particular), com um intervalo máximo de cinco dias do nascimento do respectivo caso. Entrevistas de todas as mães de casos e de controles foram realizadas por meio da aplicação de um questionário, feita por uma entrevistadora devidamente treinada. Esse questionário englobava uma grande quantidade de perguntas referentes a inúmeras exposições/condições maternas durante a gestação. Como exemplo, serão consideradas apenas três dessas exposições/condições, mostrando suas respectivas presenças entre casos e entre controles:

- Tabagismo materno – casos: 7/8; controles: 21/32.
- Sangramento na gestação – casos: 3/8; controles: 1/32.
- Uso de estrogênio na gestação – casos: 7/8; controles: 0/32.

Com essas informações é possível construir tabelas 2 × 2 para cada uma das exposições mencionadas (Tabelas 4 a 6), calculando os respectivos *odds ratios* e seus intervalos de confiança.

TABELA 4 TABAGISMO MATERNO

	CÂNCER PRESENTE	CÂNCER AUSENTE	TOTAL
TABAGISMO PRESENTE	7	21	28
TABAGISMO AUSENTE	1	11	12
TOTAL	8	32	40

$$OR = \frac{7 \times 11}{1 \times 21} = 3{,}67$$

O cálculo do intervalo de confiança do *odds ratio* (95%) revela valores de 0,40 |—| 33,72, indicativos de não associação estatística, uma vez que engloba o 1. Consistentemente, a aplicação de um teste para verificar associação entre variáveis qualitativas em pequenos tamanhos amostrais (teste exato de Fisher) mostra um valor de *p* igual a 0,3955.

TABELA 5 SANGRAMENTO NA GESTAÇÃO

	CÂNCER PRESENTE	CÂNCER AUSENTE	TOTAL
SANGRAMENTO PRESENTE	3	1	4
SANGRAMENTO AUSENTE	5	31	36
TOTAL	8	32	40

$$OR = \frac{3 \times 31}{5 \times 1} = 18,60$$

O cálculo do intervalo de confiança do *odds ratio* (95%) revela valores de 1,60 |—| 216,07, indicativo de associação estatística, uma vez que não engloba o 1. O teste exato de Fisher revela um valor de *p* igual a 0,0204.

TABELA 6 USO DE ESTROGÊNIO NA GESTAÇÃO

	CÂNCER PRESENTE	CÂNCER AUSENTE	TOTAL
ESTROGÊNIO PRESENTE	7	0	7
ESTROGÊNIO AUSENTE	1	32	33
TOTAL	8	32	40

A ocorrência de uma casela preenchida com zero impossibilita o cálculo do *odds ratio*. O teste exato de Fisher mostra um valor de *p* igual a 0,0000004, indicativo de forte associação estatística.

O mesmo tipo de análise, conduzido em relação a múltiplas variáveis investigadas no mesmo questionário, não evidenciou qualquer outra associação estatística, exceto em relação a antecedente de abortamento prévio (OR = 16,20; IC95%: 2,51 |—| 104,40).

Esse estudo serviu para mostrar o papel do uso do estrogênio dietilestilbestrol durante a gestação como fator de risco para surgimento de adenocarcinoma de vagina nas filhas das gestantes submetidas a essa terapia. As associações estatísticas verificadas com antecedentes de sangramento na gestação e de abortamento prévio devem-se ao fato de que essas condições eram indicativas de prescrição de estrogênios em gestações de alto risco, prática que teve disseminação na década de 1940 e que incluía o dietilestilbestrol como opção.

• VANTAGENS E DESVANTAGENS DA METODOLOGIA CASO-CONTROLE

A despeito do grande número de pontos críticos, a metodologia caso-controle apresenta as seguintes vantagens:

- Rapidez.
- Baixo custo.
- Grande utilidade para doenças raras.
- Constitui a abordagem inicial ideal para testar associação de uma doença com múltiplas possíveis variáveis independentes.

As duas últimas vantagens mencionadas conferem à metodologia caso-controle uma importância ímpar na Medicina, e em determinadas circunstâncias, ela representa a única opção metodológica prática para iniciar o estudo de possíveis associações entre fatores suspeitos e doenças. Isso ocorre tanto nas ocasiões em que a doença objeto de estudo é muito rara, quanto em situações nas quais, a princípio, não se dispõem de evidências que permitam levantar uma hipótese única, uma vez que inúmeros fatores potencialmente causais podem estar envolvidos. As dificuldades para estudar uma doença rara podem ser contornadas mediante a busca de casos em arquivos de instituições hospitalares de grande porte, eventualmente hospitais de referência. Nas situações em que, a princípio, múltiplos fatores podem ser pensados como potencialmente causais, o uso de um questionário amplo, que investigue simultaneamente todos esses possíveis fatores, permite uma investigação rápida, capaz de descartar algumas possibilidades de associação e de confirmar suspeitas sobre outras. Este foi o caso da epidemia de adenocarcinoma de vagina citado anteriormente como exemplo.

Entre as desvantagens da metodologia, podem ser apontadas:

- Possibilidade de introdução de vieses de diferentes tipos.
- Não fornecimento de medidas diretas de risco.
- Dificuldade ou impossibilidade de determinação de uma relação temporal clara entre o fator suspeito e a doença.

- Dificuldade de conhecer com precisão a representatividade dos casos e dos controles em relação às populações de onde foram selecionados, no que diz respeito à história de exposição ao fator causal suspeito.

• REFERÊNCIAS BIBLIOGRÁFICAS

1. Gordis L. Epidemiology. Philadelphia: W.B. Saunders Company; 1996.
2. Hennekens CH, Buring J. Epidemiology in medicine. Boston: Little, Brown and Company; 1987.
3. Herbst AL, Ulfelder H, Poskanzer DC. Adenocarcinoma of the vagina. Association of maternal stilbestrol therapy with tumor appearance in young women. N Engl J Med. 1971;284(16):878-81.
4. MacMahon B, Trichopoulos D. Epidemiology, principles and methods. 2.ed. Boston: Little, Brown and Company; 1996.
5. Pereira MG. Epidemiologia: Teoria e prática. Rio de Janeiro: Guanabara-Koogan; 1995.

14 Estudos transversais

Afonso Dinis Costa Passos
Antonio Ruffino-Netto

Os estudos transversais são conhecidos também como estudos seccionais, de prevalência ou de corte transversal, não sendo incomum a utilização na literatura em língua portuguesa da palavra original inglesa, *survey*. Eles constituem uma fronteira entre estudos descritivos e analíticos, sendo classificados ora como um, ora como outro, de acordo com diferentes autores. Caracterizam-se basicamente pela seleção dos participantes ser feita a partir da população ou uma amostra, sem que o investigador saiba, *a priori*, quem são os doentes, os sadios, os expostos e os não expostos. Esquematicamente, um estudo com essa metodologia pode ser representado como na Tabela 1.

TABELA 1

	DOENÇA PRESENTE	DOENÇA AUSENTE	TOTAL
EXPOSIÇÃO PRESENTE	a	b	a + b
EXPOSIÇÃO AUSENTE	c	d	c + d
TOTAL	a + c	b + d	n

Uma vez selecionada a população de estudo (n), o investigador mede simultaneamente a presença ou a ausência tanto da doença como da exposição. Usando como exemplo uma investigação que vise a estudar a distribuição da infecção pelo vírus da hepatite B e de fatores de risco para essa infecção em determinada cidade, o investigador selecionará uma amostra da população e aplicará um questionário, incluindo questões relativas a comportamentos e práticas consideradas potencialmente associadas à hepatite B, como uso de drogas ilícitas injetáveis. No mesmo momento, colherá uma amostra de sangue para detectar anticorpos indicativos da existência da infecção. Com base nas respostas ao questionário e nos resultados sorológicos, cada participante poderá ser categorizado em uma das caselas da tabela 2 × 2:

1. a = usuário de drogas injetáveis com anticorpos presentes.
2. b = usuário de drogas injetáveis sem anticorpos presentes.
3. c = não usuário de drogas injetáveis com anticorpos presentes.
4. d = não usuário de drogas injetáveis sem anticorpos presentes.

Caso se disponha de uma amostragem adequada, esse modelo equivale a uma fotografia da população, refletindo, portanto, o que acontece no instante da realização do estudo. Essa é a principal razão pela qual os estudos transversais não são considerados analíticos por muitos autores, uma vez que, em grande parte dos casos, não é possível saber com exatidão se a exposição precede a doença ou resulta dela. Com efeito, ao mostrar a situação como um instantâneo, a metodologia transversal impossibilita a definição de qual variável ocorre primeiro (dilema do tipo "ovo-galinha"), tornando difícil testar uma hipótese de causalidade entre uma exposição e uma doença. Esse efeito pode ser facilmente entendido se imaginarmos uma situação em que o pesquisador queira investigar, por exemplo, a relação entre estresse e consumo de bebidas alcoólicas e, para isso, lance mão da metodologia transversal. O achado de maior consumo de álcool entre indivíduos com elevado estresse pode ser interpretado como uma relação causal, em que o segundo seria o fator determinante do primeiro. Por outro lado, é perfeitamente possível que a relação se faça no sentido contrário, com o consumo de bebidas alcoólicas servindo de motivação para o aumento dos níveis de estresse. Outro exemplo é a relação entre reduzida atividade física e obesidade, situação em que o achado de uma associação entre essas variáveis, por meio de um estudo transversal, pode significar tanto uma quanto a outra atuando como determinante ou resultado.

Assim, um estudo desse tipo somente pode ser considerado verdadeiramente analítico nas situações em que a exposição (variável independente) é constante ao longo do tempo, havendo, assim, a certeza de que ela antecedeu a doença (variável dependente). Essas situações ocorrem, sem dúvidas, quando a exposição é de natureza genética, presente desde o início da vida do indivíduo. Um bom exemplo desse tipo de situação é a hipótese envolver uma exposição ligada ao tipo sanguíneo, funcionando este como possível determinante de um risco maior de certa doença, surgida, digamos, na idade adulta. O tipo sanguíneo certamente antecedeu o surgimento da doença pesquisada, e o eventual achado de uma associação por meio de um estudo transversal pode ser indicativo de uma possível causalidade.

Outra limitação metodológica dos estudos transversais, por estudar casos prevalentes e não incidentes, é a possibilidade de refletir não apenas etiologia, mas também a sobrevivência. Supondo que um investigador esteja interessado em estudar um possível papel do fator racial no aparecimento de hipertensão arterial, é possível que, ao final do estudo, ele encontre prevalência mais elevada de hipertensão entre indivíduos brancos que entre negros, o que contraria o conhecimento consolidado de que os últimos apresentam maior tendência à doença hipertensiva. Esse achado pode ser devido apenas à maior sobrevivência dos brancos, admitindo-se que possa ocorrer entre os negros maior letalidade por hipertensão arterial, fazendo com que os casos mais graves não sobrevivam o suficiente para serem incluídos na investigação.

Apesar dessas restrições, a metodologia transversal é amplamente utilizada em estudos epidemiológicos na área médico-sanitária, uma vez que, mesmo com limitações metodológicas que restringem sua capacidade analítica, eles permitem verificar existência de associações e, consequentemente, funcionam como excelentes geradores de hipóteses, além de permitirem o conhecimento da distribuição de um grande número de eventos e situações em uma comunidade. Soma-se a isso sua grande facilidade operacional, normalmente associada à rapidez de execução e custos reduzidos.

Com essas facilidades, estudos transversais podem ser, com frequência, realizados de modo sequencial, em diferentes momentos em uma mesma população. Isso permite evidenciar tendências de doenças, bem como avaliar a eficácia de programas específicos de controle. Um estudo transversal permite, inicialmente, estimar-se a prevalência da doença na população estudada, fornecida pela expressão:

$$\frac{a+c}{n}$$

Deriva daí a denominação estudos de prevalência, usada como sinônimo de estudos transversais. Deve-se observar, contudo, que a precisão da prevalência estimada dependerá da adequação do processo amostral empregado.

A análise dos resultados pode ser realizada pela comparação das prevalências da doença nos grupos de expostos e de não expostos, ou seja:

$$\frac{a}{a+b} \text{ com } \frac{c}{c+d}$$

É importante perceber que as duas medidas retratam coeficientes de prevalência, apesar de idênticas às retratadas para os coeficientes de incidência entre expostos e não expostos, vistas no Capítulo 12, "Estudos de coorte". Isso ocorre em função da metodologia transversal partir de indivíduos sobre os quais, *a priori*, não se tem informação sobre a presença da exposição e da doença, medindo-se ambas simultaneamente. Por não partir de expostos e não expostos e neles observar-se o aparecimento de casos novos da doença, não há possibilidade de calcular coeficientes de incidência. Assim, os indivíduos que, em um estudo transversal, são diagnosticados como portadores da doença objeto de investigação representam casos prevalentes, não incidentes, dado que não se dispõe de informações acerca do momento do início da moléstia.

A partir daí, é possível calcular a razão de prevalências (RP):

$$RP = \frac{\dfrac{a}{a+b}}{\dfrac{c}{c+d}}$$

A razão de prevalências não tem o mesmo significado do risco relativo, apesar de derivar de uma expressão idêntica. Como visto no Capítulo 12, "Estudos de coorte", o risco relativo é obtido pela divisão dos coeficientes de incidência entre expostos e não expostos, representando assim uma razão de riscos. Seu significado expressa quantas vezes é maior a probabilidade de desenvolver a doença dado que ocorre a exposição. Já no modelo transversal, a razão de prevalências expressa somente quantas vezes mais os expostos adoecem, quando comparados aos não expostos. De modo igual ao que foi descrito para análise de estudos de coorte e de caso-controle, respectivamente por meio do risco relativo e do *odds ratio*, a razão de prevalências somente pode ser interpretada em conjunto com o seu intervalo de confiança. Este será calculado pela expressão idêntica àquela que representa o intervalo para risco relativo (ver Capítulo 12, "Estudos de coorte").

Como exemplo de estudo transversal, serão aqui apresentados alguns resultados de uma investigação realizada em 2007 na região de Ribeirão Preto, com vistas a testar a hipótese de que a exposição prévia a estimulantes injetáveis por parte de ex-atletas representa fator de risco para infecção pelo vírus da hepatite C. Esta hipótese havia sido levantada em dois estudos descritivos anteriores realizados com tamanhos amostrais muito reduzidos, bem como a partir de observações com pacientes do Ambulatório de Hepatites do Hospital das Clínicas de Ribeirão Preto, muitos dos quais com diagnóstico confirmado de hepatite C e história de uso de estimulantes injetáveis antecedendo treinamentos e jogos de futebol ou basquetebol, nas décadas de 1960 a 1980. A hipótese era que o uso de seringas reutilizáveis pudesse ter sido responsável pela disseminação do vírus nesta população.

Foram incluídos na investigação 208 ex-atletas de futebol e basquetebol que haviam praticado suas atividades esportivas entre 1960 e 1985, os quais foram testados para hepatite C e responderam a um questionário sobre práticas utilizadas à época, aí incluída a exposição a estimulantes aplicados com seringas não descartáveis. Os resultados podem ser visualizados na Tabela 2.

TABELA 2

	HEPATITE C +		HEPATITE C –		TOTAL	
	n	%	n	%	n	%
EXPOSIÇÃO	14	27,5	37	72,5	51	100,0
NÃO EXPOSIÇÃO	1	0,6	156	99,4	157	100,0
TOTAL	15	7,2	193	92,8	208	100,0

Observa-se que a prevalência total de infecção pelo vírus da hepatite C foi de 7,2%, consideravelmente mais elevada que na população geral brasileira. As prevalências entre aqueles com e sem histórico de exposição a estimulantes injetáveis foram respectivamente iguais a 27,5% e 0,6%, resultando em uma razão de prevalências de 43,1 e intervalo de confiança de 5,81 a 319,75. Análise posterior utilizando modelo multivariado confirmou forte associação entre as variáveis, indicando que ex-atletas que praticaram futebol e basquetebol no passado devem ser considerados sob risco de hepatite C caso relatem esse tipo de exposição na anamnese, a qual deverá, necessariamente, incluir essa questão como rotina.

• REFERÊNCIAS BIBLIOGRÁFICAS

1. Hennekens CH, Buring J. Epidemiology in medicine. Boston: Little, Brown and Company; 1987.
2. Macmahon B, Trichopoulos D. Epidemiology, principles and methods. 2.ed. Boston: Little, Brown and Company; 1996.
3. Passos ADC, Figueiredo JFC, Martinelli ALC, Villanova M, Nascimento MMP, Secaf M. Hepatitis C among former athletes: Association with the use of injectables stimulants in the past. Mem Inst Oswaldo Cruz, 2008;103(8):809-12.
4. Pereira MG. Epidemiologia: Teoria e prática. Rio de Janeiro: Guanabara-Koogan; 1995.

15 Teste estatístico de hipóteses: alguns dos testes mais usados em Epidemiologia

Antonio Luiz Rodrigues-Júnior

• CONCEITOS

A importância do teste de hipóteses estatístico é verificada pelo método científico hipotético-dedutivo, porque fornece as evidências probabilísticas sobre o fenômeno observado, o que permite operar a refutação, o falseamento, que faz verificar a hipótese testada ou não, contribuindo para a construção do conhecimento científico. Se houver evidências em favor da hipótese testada, usando as informações provenientes de amostras, então ela não será rejeitada; caso contrário, será rejeitada, e assim se faz a verificação pela observação da realidade.

O teste estatístico de hipóteses considera que os eventos reais, que se reproduzem por meio das amostras, carregam o efeito da casualidade, que resulta da característica de variabilidade das observações, ou seja, as unidades amostrais apresentam atributos que oscilam em torno de um valor esperado, ou mediano, conforme a natureza quantitativa ou categorizada, indicando o valor mais provável ou mais frequente. Essa variação provoca imprecisão da observação, que influenciará na confiabilidade da avaliação dos resultados.

Esse tipo de teste de hipótese baseia-se na construção de distribuição de frequências ou de probabilidades, que resultam das características da variação do fenômeno observado, e permitem estabelecer um critério objetivo para produzir evidências de falseamento da hipótese testada. Por causa da variabilidade, o falseamento está vinculado ao possibilismo, porque pode produzir erros, como o de rejeitar uma hipótese que não deveria ser rejeitada (erro tipo I) ou não rejeitar uma hipótese que deveria ser rejeitada (erro tipo II). Na clínica, esses tipos de erros são conhecidos como "falso positivo" e "falso negativo". Os testes estatísticos definem como hipótese nula (H_0) a hipótese para a qual o estudo foi planejado, por exemplo:

A. Se um estudo pretende verificar se há associação entre o consumo de álcool, em gramas diárias, e a incidência de câncer de esôfago, então H_0 será "não há associação entre a incidência de câncer de esôfago e o consumo de álcool".
B. Se um estudo pretende comparar o efeito de dois medicamentos, A e B, sobre a glicemia de pacientes com diabetes, então, H_0 será "a média de glicemia de A é igual à de B".
C. Se um estudo epidemiológico pretende comparar os coeficientes de mortalidade infantil padronizados de duas cidades, então, H_0 será "os coeficientes são iguais".

A hipótese nula deve considerar uma condição inicial conservadora, de igualdade entre os efeitos causais ou de não existência de relação entre atributos, que será rejeitada quando existirem evidências de que ela não seja verdadeira, cujo falseamento corroborará a hipótese alternativa (H_1). Complementando os exemplos anteriores:

A. H_1 será "a incidência da doença está associada à presença do fator de exposição".
B. H_1 será "a média de glicemia do medicamento A difere da de B".
C. H_1 será "os coeficientes não são iguais".

A Tabela 1 esquematiza as decisões do teste de hipótese, em relação ao fato observado, mostrando os possíveis acertos e erros (tipo I e do tipo II). A estatística, como um instrumento que produz argumento de evidência, ajuda a encontrar a medida de probabilidade de ocorrência da hipótese nula por meio das informações contidas nos dados, na amostra, quantificando os erros tipos I e II.

TABELA 1

Decisão	HIPÓTESE NULA	
	Falsa	Verdadeira
Rejeita	Acerto	Erro tipo I (α)
Não rejeita	Erro tipo II (β)	Acerto

Os acertos possíveis ocorrem: ao rejeitar H_0 quando deve ser rejeitada, conhecido como sensibilidade do teste, e ao não rejeitar H_0 quando não deve ser rejeitada, conhecido como especificidade do teste; os erros possíveis ocorrem ao rejeitar H_0 quando não deveria ser rejeitada, conhecido como erro tipo I, e ao não rejeitar H_0 quando deveria ser rejeitada, conhecido como erro tipo II. A probabilidade do erro tipo I, representada pela letra grega α (alfa), determina o nível de significância do teste estatístico, cujo valor pode ser definido previamente no estudo ou ser convencionado em 5% ($\alpha = 0{,}05$). É comum utilizar o valor exato do nível de significância, pois os softwares fornecem os valores exatos da probabilidade do erro tipo I, que ficou conhecida como a abordagem do "valor-p" (*p-value*). Em algumas áreas do conhecimento, o limite máximo do "valor-p" pode ser flexível e exceder 5% (convencionado) ou ser rígido e ser limitado a 1%.

A probabilidade do erro tipo II, que é representada pela letra grega β (beta), tem importância quando se pretende calcular o "poder do teste" ($1 - \beta$), porque é medida que mostra a probabilidade de ocorrer acerto, ao não rejeitar H_0 quando esta é verdadeira. O teste estatístico ideal é aquele que apresenta probabilidades de erros mínimos.

Como os testes de hipótese se baseiam em distribuições de probabilidades, é possível delimitar o conjunto de possíveis resultados amostrais que produzem a rejeição da hipótese nula, criando assim uma região de rejeição de H_0, ou região crítica, cujos resultados são desfavoráveis à hipótese nula. Geralmente, essa região é delimitada por um ponto crítico, que é determinado pelo nível de significância (α). A região crítica pode localizar-se em apenas uma das caudas da distribuição, e o teste será denominado teste unilateral; se o teste for bilateral, a região crítica será dividida em dois segmentos situados em ambas as caudas da distribuição.

Após essa breve exposição sobre as características dos testes estatísticos de hipóteses e seus elementos constitutivos, este capítulo pretende apresentar as técnicas mais usadas na análise de dados em pesquisas epidemiológicas.

• TESTE DE QUI-QUADRADO

Esta técnica é utilizada na análise de dados de contagem, de variáveis cujos atributos são categorizados (variáveis nominais ou ordinais), em estudos do tipo caso-controle, coorte e transversais, cuja observação deve ser resumida em uma matriz de frequências (Tabela 2). Nos estudos caso-controle e coorte, alguns totais marginais serão conhecidos previamente à coleta dos resultados, além das variáveis representarem "fator de exposição" e "desfecho", sob a hipótese de que existe uma relação de causa e efeito; em estudos transversais as variáveis não têm relação de nexo causal conhecida e os totais marginais somente serão conhecidos ao término da coleta de dados.

TABELA 2

VARIÁVEL B	VARIÁVEL A		TOTAL
	PRESENTE	AUSENTE	
Presente	a	b	a + b
Ausente	c	d	c + d
Total	a + c	b + d	n

A finalidade deste teste é verificar a hipótese de independência (não relação) entre as variáveis do estudo, usando a seguinte estrutura lógica:

$$\begin{cases} H_0\text{: as variáveis são independentes} \\ H_1\text{: as variáveis não são independentes} \\ \alpha = 0{,}05 \end{cases}$$

O teste de qui-quadrado utiliza a estatística (fórmula) seguinte, em que o_{ij} são os valores de contagem observados na linha "i" e na coluna "j", e e_{ij} são os correspondentes valores estimados (cálculo adiante):

$$X^2 = \sum_{i=1}^{I}\sum_{j=1}^{J}\frac{\left(o_{ij} - e_{ij}\right)^2}{e_{ij}}$$

Se H_0 for verdadeiro, as variáveis serão independentes e os valores esperados serão estimados pelas expressões:

$$e_a = \frac{(a+c)\times(a+d)}{n} \qquad e_b = \frac{(b+d)\times(a+b)}{n}$$

$$e_c = \frac{(a+c)\times(c+d)}{n} \qquad e_d = \frac{(b+d)\times(c+d)}{n}$$

Exemplo: vamos supor que a distribuição de frequências (o_{ij}) apresentada na Tabela 3 seja proveniente de um estudo caso-controle, que pretende verificar se existe associação entre o consumo diário de álcool acima de 80 g (fator de exposição) e a incidência de câncer de esôfago (desfecho). No exemplo, o consumo diário de álcool foi categorizado por um ponto de corte (abaixo e acima de 80 g), havendo, portanto, duas variáveis dicotômicas, cujo resumo é apresentado pela tabela de contingência 2 × 2.

TABELA 3

CONSUMO DE ÁLCOOL	CÂNCER		TOTAL
	PRESENTE	AUSENTE	
> 80 mg	96	109	205
0 a 79 mg	104	666	770
Total	200	775	975

Assumindo ser verdadeira a hipótese H_0 do teste, os valores esperados são calculados da seguinte maneira:

$$e_a = \frac{200 \times 205}{975} = 42,1 \qquad e_b = \frac{775 \times 205}{975} = 162,9$$

$$e_c = \frac{200 \times 770}{975} = 157,9 \qquad e_d = \frac{775 \times 770}{975} = 612,1$$

À medida que os valores observados diferem dos valores esperados, a estatística do teste aumenta e a evidência contra a hipótese de independência entre as variáveis avulta. O cálculo da estatística é dado por:

$$X^2 = \frac{(96 - 42,1)^2}{42,1} + \frac{(109 - 162,9)^2}{162,9} + \frac{(104 - 157,9)^2}{157,9} + \frac{(666 - 612,1)^2}{612,1} = 110,25$$

O montante da estatística (X^2), para que seja decidido com objetividade, será verificado pela distribuição qui-quadrado (χ^2), que requer a definição do parâmetro "grau de liberdade" (gL) determinado por (L-1) (C-1), em que L é o número de linhas e C é o número de colunas da tabela; portanto, o grau de liberdade, neste exemplo, é igual a 1. O Anexo 1 apresenta a tabela da distribuição qui-quadrado encontrando, para 1 grau de liberdade e α= 0,05, o ponto crítico 3,84. Então, no exemplo, o valor da estatística (110,25) foi maior que o ponto crítico (3,84), permitindo concluir que a hipótese nula deve ser rejeitada em favor da hipótese alternativa (H_1), indicando que existe evidência significativa de que existe relação de dependência entre o consumo de álcool acima de 80 mg e a incidência de câncer de esôfago. O teste não especifica como é essa relação, apenas detecta a sua existência.

O nível de significância (α), que é a probabilidade do erro tipo I, geralmente é definido no patamar $\alpha = 0{,}05$ (5%) e determina o ponto crítico, mas o teste poderia ser mais conservador, caso fosse adotado $\alpha = 0{,}01$, e o ponto crítico seria 6,63, e não mais 3,84. Mesmo sendo mais rigoroso, é possível afirmar que houve evidência significativa de que o fator de exposição e o desfecho estão associados; ou seja, os resultados de uma variável estão vinculados aos resultados da outra variável.

O teste do qui-quadrado também será usado na avaliação de tabelas de contingência de mais alta ordem (n × m), cujas matrizes de contagens apresentam mais de duas respostas categorizadas, com n linhas e m colunas; mas esse teste não será recomendado para a análise de tabelas que contenham valores esperados menores que 5 ou que contenham contagens nulas; quando isso acontecer, os dados podem ser reagrupados, ou se deve optar pelo teste exato de Fischer.

• TESTE EXATO DE FISHER

O teste exato de Fisher será utilizado quando ocorrerem células da tabela de contingência com valores esperados menores que 5, ou quando houver contagens observadas nulas, ou quando o tamanho da amostra for considerado pequeno. Esse teste calcula a probabilidade do arranjo observado na tabela de contingência, por meio da distribuição de probabilidade hipergeométrica:

$$p = \frac{(a+b)!(c+d)!(a+c)!(b+d)!}{a!b!c!d!}$$

Exemplo: um estudo do tipo coorte pretende comparar a incidência de gripe em um grupo de 16 voluntários (amostra pequena), dos quais sete receberam vacina e nove não receberam; após um ano, verificou-se a distribuição de contagens da Tabela 4.

TABELA 4

VACINA	GRIPE		TOTAL
	SIM	NÃO	
Sim	1	6	7
Não	7	2	9
Total	8	8	16

O raciocínio lógico para esse teste é simples: basta verificar se o arranjo de contagens da amostra pertence ao conjunto de arranjos desfavoráveis à hipótese nula (H_0). O conjunto de arranjos desfavoráveis a H_0 será determinado por todos os valores de contagens, que não alteram os totais marginais da tabela. Se a probabilidade do conjunto de arranjos desfavoráveis à hipótese nula não exceder $\alpha = 0,05$, então H_0 será rejeitada, pois se trata de evidência significativa em favor da associação entre efeito e desfecho, indicando que existe diferença entre os riscos de incidência de gripe, entre os grupos de exposição. Rejeitar H_0 implica admitir que os riscos são distintos em cada grupo e, por conseguinte, existe nexo causal entre fator de exposição e o desfecho. O teste será definido por

$$\begin{cases} H_0\text{: existe igualdade de riscos} \\ H_1\text{: existe diferença entre os riscos} \\ \alpha = 0,05 \end{cases}$$

Aplicando-se a fórmula aos dados da Tabela 4, a probabilidade do arranjo observado é igual a 0,0196.

$$p_1 = \frac{7!9!8!8!}{1!6!7!2!16!} = 0,0196$$

No entanto, o cálculo do teste não finaliza com o cálculo deste único arranjo observado, pois deve considerar todos os possíveis arranjos que mantêm os totais marginais inalterados, dado que se trata de estudo de coorte e os totais de voluntários vacinados não podem ser alterados, para identificar a região de rejeição de H_0, e não apenas um valor pontual de uma amostra. Por isso, no exemplo, calcula-se a probabilidade do seguinte arranjo (nenhum caso de gripe entre os vacinados e oito casos de gripe entre os não vacinados), que resulta

$$p_2 = \frac{7!9!8!8!}{0!7!8!1!16!} = 0,0007$$

Então, a probabilidade da região de rejeição, do erro tipo I, criada pela matriz de contagens da amostra será 0,0203 (0,0196 + 0,0007), que é menor que o nível de significância de 5%; portanto, o teste exato de Fischer rejeita H_0, dada a evidência de que o uso de vacina implica proteção contra a gripe.

• TESTE Z-*SCORE*

Nos testes anteriores, as variáveis de resposta eram categorizadas, mas é muito comum que os estudos considerem variáveis quantitativas e que a distribuição de probabilidade normal (gaussiana) seja usada no teste de hipóteses, como o teste *z-score*, que utiliza a distribuição gaussiana padronizada (média igual a zero e variância igual a um).

Exemplo: um médico quer conhecer a pressão sistólica (X) de uma amostra de 25 pessoas (n) e, depois da coleta de dados, encontra o valor médio de 124 mmHg (*m*). Sabe-se, por meio de estudos populacionais, que a pressão sistólica de indivíduos normais varia de acordo com a distribuição gaussiana com média 120 mmHg (μ_X) e desvio-padrão de 10 mmHg (σ_X). O médico quer saber se os valores da amostra que ele observou podem ser compatíveis com os valores de uma população de indivíduos com pressão sistólica normal (H_0), isto é, a hipótese a ser testada consiste em verificar se a média da amostra (*m*) pode ser considerada igual à média populacional das pessoas que têm pressão sistólica normal (m_X). O teste *z-score* fornecerá a evidência probabilística que fundamentará a decisão sobre a amostra, utilizando a fórmula seguinte (estatística):

$$z_m = \frac{m - \mu_x}{\frac{\sigma_x}{\sqrt{n}}} \rightarrow z_m = \frac{124 - 120}{\frac{10}{\sqrt{25}}} = \frac{4}{2} = 2,0$$

Para fazer tal verificação, será preciso estruturar o teste de hipóteses, considerando o resultado da estatística do teste (z_m), cujo valor será comparado com os valores da distribuição de gaussiana padronizada (Anexo 2). Quando pensamos na hipótese alternativa (H_1), devemos considerar que a média amostral poderá ser diferente da populacional, podendo ser menor (cauda inferior) ou maior (caudal superior), por isso, realiza-se o teste bilateral, que admite a região de rejeição de H_0, dividida em duas áreas iguais localizadas nas caudas da distribuição normal ($\alpha_1 = \alpha_2 = 2{,}5\%$).

$$\begin{cases} H_0: m = 120 \text{ mmHg} \\ H_1: m \neq 120 \text{ mmHg} \\ \text{rejeitar } H_0 \text{ se } z_m < z_c \text{ ou } z_m > z_c \end{cases}$$

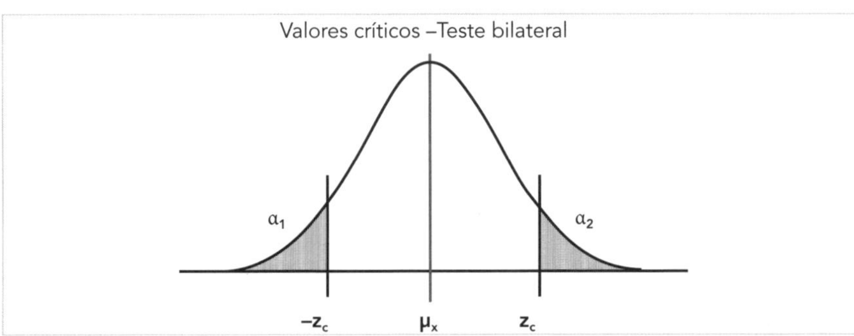

FIGURA 1

No exemplo, os pontos críticos extraídos da distribuição normal padronizada são −1,645 e 1,645, pois estes definem α_1 e α_2 com probabilidade de 0,025, e a estatística calculada mostrou o valor 2,0; como a estatística da amostra está localizada na região de rejeição de H_0, rejeita-se a hipótese de igualdade entre as médias, evidenciando que a média da amostra foi maior que a média populacional para os indivíduos com pressão sistólica normal, porque situou-se na área da cauda superior do teste.

O teste *z-score* é muito usado nos estudos epidemiológicos do tipo caso-controle e coorte, para comparar as estatísticas conhecidas como "razão de chances" (*odds ratio* – OR) ou "risco relativo" (RR), que visam à verificação de diferenças entre as incidências do desfecho nos diferentes grupos de exposição, semelhante ao exemplo da Tabela 4. A hipótese nula, nestes estudos, considera que a igualdade da incidência do desfecho nos grupos de exposição será verdadeira quando a "razão de chances" ou o "risco relativo", por serem proporções, resultarem valores próximos de 1; por demonstrações matemáticas, sabe-se que o logaritmo natural de OR ou de RR tem distribuição gaussiana pela lei dos grandes números, ou seja, essa relação é válida à medida que o tamanho da amostra aumenta. Maiores detalhes sobre o *odds ratio* e o risco relativo são abordados oportunamente neste livro (Capítulos 12 e 13).

$$OR = \frac{a \cdot d}{c \cdot b} \qquad \hat{\sigma}_{lnOR} = \sqrt{\frac{1}{a} + \frac{1}{b} + \frac{1}{c} + \frac{1}{d}}$$

$$IC_{1nOR}\,(1-\alpha) : 1n\,(OR) \pm 1{,}96 \cdot \sigma_{1nOR}$$

Aproveitando o exemplo da Tabela 4, o intervalo de confiança para a "razão de chances", no nível de 95% de confiança (α =0,05), para realizar a verificação de evidências, resulta em:

$$OR = \frac{1 \times 2}{7 \times 6} = 0{,}05 \qquad \hat{\sigma}_{1nOR} = \sqrt{\frac{1}{1} + \frac{1}{6} + \frac{1}{7} + \frac{1}{2}} = \sqrt{1{,}81}$$

$$IC_{1nOR}\left(1-\alpha\right) : 1n\left(0{,}05\right) \pm 1{,}96 \times \sqrt{1{,}81} \Rightarrow \left[-5{,}63;-0{,}36\right]$$

Neste teste, a hipótese nula (H_0) é "ln(OR) = 0" (escala logarítmica), e a hipótese alternativa (H_1) é "ln(OR) ≠ 0", bastando verificar se o intervalo calculado para a amostra inclui o valor zero; se incluir, não rejeita H_0, caso contrário, H_1 será validada. No exemplo, a hipótese nula foi rejeitada, indicando que existe nexo de causalidade. No exemplo, o teste exato de Fischer e o teste *z-score* do OR foram concordantes em seus resultados, pois ambos rejeitaram as hipóteses nulas, no entanto, convém frisar que eles verificam coisas diferentes, pois o primeiro verifica independência entre variáveis (fator de exposição e desfecho), enquanto o segundo estima a magnitude da relação causa e efeito.

Para os testes bilaterais calculados anteriormente, não foi possível estimar a probabilidade de erro tipo II (β), porque não havia uma distribuição de probabilidade especificada para a hipótese alternativa (H_1). O valor β tem grande importância para o cálculo de tamanho da amostra e para a determinação do poder do teste estatístico. O ideal é que a probabilidade do erro tipo I e a do erro tipo II sejam mínimos para que o teste seja confiável. A probabilidade do erro tipo I poderá ser fixada em 5% (nível de significância), mas a probabilidade do erro tipo II será determinada pela área ao estabelecer o ponto crítico; o poder do teste é o complemento da probabilidade do erro tipo II (1-β).

Para ilustrar, retomemos o exemplo do médico que pretendia comparar a média da pressão sistólica da amostra (m = 124 mmHg, n = 25) com a média populacional de indivíduos com pressão sistólica normal (média 120 mmHg e desvio-padrão 10 mmHg) e, agora, alternativamente, com a média populacional de indivíduos com hipertensão (média 180 mmHg e desvio-padrão 6 mmHg). Então, o teste estatístico de hipóteses fica assim definido:

$$\begin{cases} H_0\text{: m = 120 mmHg} \\ H_1\text{: m = 180 mmHg} \\ \text{rejeitar } H_0 \text{ se } z_m > z_{c,\mu 1} \end{cases}$$

O teste *z-score* será usado nesta verificação e fornecerá os valores de α, β e do poder do teste. A questão se resume a encontrar o ponto crítico da distri-

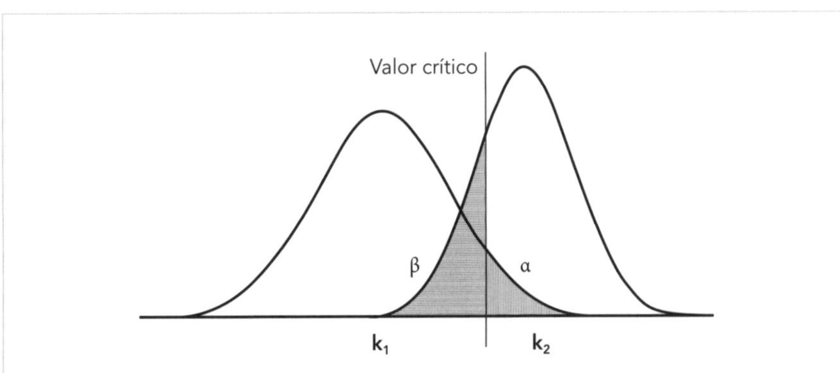

FIGURA 2

buição gaussiana padronizada, que determina os valores de α, previamente, e, depois, de β, lembrando que para o cálculo de α serão utilizados os parâmetros da população com pressão normal (μ = 120 e σ = 10), e para o cálculo de β, os parâmetros da população de hipertensos (μ = 180 e σ = 6).

É comum encontrar na literatura as seguintes situações: a execução dos testes estatísticos com a fixação prévia do nível de significância em 5% (α = 0,05), cujo ponto crítico será encontrado na tabela da distribuição gaussiana padronizada ou, alternativamente, usar valor da estatística do teste como ponto crítico e realizar o cálculo do "valor-p" resultante da probabilidade exata do erro tipo I.

Na primeira situação, quando o nível de significância é fixado previamente em 5% (α = 5%) e o ponto crítico é encontrado pela consulta da tabela, o teste será realizado pela comparação do valor da estatística (amostra) com o ponto crítico, da mesma forma que fizemos nos exemplos anteriores, rejeitando ou não H_0. O cálculo da probabilidade do erro tipo II dependerá da determinação do valor correspondente ao ponto crítico, na escala original, ou seja, conhecendo o valor *z-score* na distribuição de H_0, faz-se a conversão para a escala "mmHg", para poder recalcular o valor de *z-score* na distribuição da hipótese H_1, da população de hipertensos; finalmente, consulta-se este último valor na tabela da distribuição gaussiana padronizada que indicará a probabilidade desejada (β) e o poder do teste. Confira os cálculos:

$$z_m = \frac{124-120}{\frac{10}{\sqrt{25}}} = 2{,}0 \text{ (amostra)}$$

$$\alpha = 0{,}05 \Rightarrow z_c = 1{,}96 \Rightarrow \text{ corresponde a 123,92 mmHg}$$

$$\beta = ? \Rightarrow z_\beta = \frac{123{,}92-180}{\frac{6}{\sqrt{25}}} = -46{,}73 \Rightarrow \beta < 0{,}001 \text{ (tabela)}$$

$$\text{Poder do teste} = 1-\beta \cong 1{,}0$$

Na segunda situação, a estatística do teste é usada para determinar o valor exato no nível de significância, cuja abordagem também é conhecida como o "valor-p"; assim, a média da amostra (124 mmHg) será usada no cálculo do *z-score* para ambas as populações (indivíduos com pressão normal e hipertensos), resultando em valores padronizados que, após consultar a tabela, fornecerão os valores exatos de α, de β e do poder do teste. Confira os cálculos.

$$z_m = \frac{124-120}{\frac{10}{\sqrt{25}}} = 2,0 \text{ (amostra)}$$

$$\alpha = ? \Rightarrow z_\alpha = 2,0 \Rightarrow \alpha = 1-0,977 = 0,023$$

$$\beta = ? \Rightarrow z_\beta = \frac{124-180}{\frac{6}{\sqrt{25}}} = -46,67 \Rightarrow \beta < 0,001$$

$$\text{Poder do teste} = 1-\beta \cong 1,0$$

Com estes valores, podemos dizer que o teste de hipótese foi bastante sensível, pois rejeitou H_0 com 2,3% de probabilidade de erro com poder do teste de 99,99%. Quanto menor a probabilidade de erro tipo I e quanto maior o poder do teste, mais forte será o argumento de evidência contra a hipótese nula.

O pesquisador pode querer confrontar os resultados de testes de hipóteses referentes a populações diferentes como hipóteses alternativas, dado que H_0 tenha sido rejeitada, calculando os valores β e poder do teste para cada uma. Aqui se releva a aplicabilidade do valor de β e do poder do teste. Dentre as várias populações alternativas, a amostra será considerada advinda daquela que apresentar o maior poder do teste.

• TESTE *T-STUDENT*

Este teste é usado na comparação entre duas amostras, quando a(s) variância(s) populacional(is) for(em) desconhecida(s), que é a limitação do teste *z-score*. A distribuição *t-Student* será usada neste caso e seus resultados equivalem à distribuição gaussiana, à medida que a amostra for aumentando. Confira: uma amostra de tamanho n = 30, na tabela da distribuição *t-Student* (Anexo 3), para α = 0,05, o valor t = 2,04; na tabela da distribuição normal, o valor z = 1,96 corresponde a α = 0,05; à medida que n aumenta, o valor de t convergirá para 1,96. Assim, quanto maior for o tamanho da amostra, mais próximo estará o valor de *t-Student* de *z-score*.

O teste *t-Student* é bilateral e depende da independência entre as amostras, como um pressuposto elementar; não se deve confundir independência entre amostras com independência entre variáveis, pois são coisas completamente diferentes. Se o estudo for do tipo que reexamina voluntários, antes e depois do uso de uma droga, por exemplo, então essas amostras não serão independentes, porque se referem a uma mesma unidade (voluntário). Por outro lado, se o estudo pretende comparar os resultados de dois grupos de voluntários, sem fazer reexame, que foram alocados por sorteio, então as observações serão consideradas independentes. Estas definições serão importantes para determinar que versão do teste *t-Student* deverá ser empregada.

Exemplo: um estudo com medidas repetidas no mesmo voluntário (reexame) obteve os dados da Tabela 5, referentes às pressões arteriais sistólicas, antes e depois do uso de 25 mg de captopril. O estudo quer saber se houve redução da pressão sistólica em uma amostra de 10 voluntários. Nesse caso, como os dois grupos de dados se referem a um mesmo grupo de voluntários, não há independência entre as observações; então, utiliza-se a diferença entre as medidas antes e depois do uso do medicamento (d_i) como um artifício, pois, se houver uma redução da pressão sistólica, a média das 10 diferenças será diferente de zero.

TABELA 5

VOLUNTÁRIO (I)	ANTES	DEPOIS	DIFERENÇA (d_i)
1	210	210	0
2	169	165	–4
3	160	157	–3
4	167	147	–20
5	176	145	–31
6	206	180	–26
7	173	147	–26
8	146	136	–10
9	174	151	–19
10	198	179	–11

O teste *t-Student* usa a estatística "t" e o teste de hipótese será estruturado como segue. A distribuição *t-Student* depende da definição do parâmetro "grau de liberdade", dado por "n - 1", e, neste caso, a consulta à tabela (Anexo 3) do ponto crítico (t_c). Após consultar a tabela da distribuição *t-Student*, para o nível de significância de 5% bilateral (2,5% para cada lado) e com 9 graus de liberdade, obtém-se o ponto crítico (t_c) de 2,69.

$$t = \frac{\bar{d}}{\frac{1}{n-1}\sum_i \left(d_i - \bar{d}\right)^2} = \frac{-15,0}{10,90} = -1,38$$

$$\text{onde } \frac{1}{n}\sum_i d_i$$

$$\begin{cases} H_0\text{: } \bar{d} = 0 \\ H_1\text{: } \bar{d} \neq 0 \\ \text{rejeitar } H_0 \text{ se } |t| > t_c \end{cases}$$

Observe que o teste de hipótese considera o valor calculado em módulo, para decidir sobre rejeitar ou não H_0. Então, como | t | é menor que o ponto crítico, o teste não rejeita H_0. Apesar dos dados mostrarem reduções visíveis na pressão sistólica, o teste estatístico é influenciado pela variabilidade dos dados e pelo tamanho da amostra. Observa-se um voluntário com diferença nula e outro com diferença de –31, que implica uma variabilidade "grande" entre os dados e que, para este tamanho de amostra, implica decisão mais conservadora em favor de H_0; tal variabilidade seria controlada com um tamanho de amostra maior.

Outra situação emerge quando o estudo pretende testar duas amostras independentes, na comparação do efeito de duas drogas (A e B) sobre o tempo de coagulação, por exemplo; para tanto, 13 voluntários sadios foram divididos aleatoriamente em dois grupos, cujos resultados constam da Tabela 6. As amostras são independentes e provenientes da mesma população de voluntários.

TABELA 6

A	B
8,8	9,9
8,4	9,0
7,9	11,1
8,7	9,6
9,1	8,7
9,6	10,4
	9,5

Neste caso, obtêm-se as seguintes estatísticas descritivas das amostras: para a droga A, $m_A = 8,75$, $s_A = 0,339$ e $n_A = 6$; para a droga B, $m_B = 9,74$, $s_B = 0,669$ e $n_B = 7$. A estatística do teste *t-Student* é dada por:

$$t = \frac{m_A - m_B}{se_{m_A - m_B}}$$

Em que:

$$se_{m_A - m_B} = \sqrt{\frac{(n_A = 1) \times s_A^2 + (n_B - 1) \times s_B^2}{n_A + n_B - 2}} \times \sqrt{\frac{1}{n_A} + \frac{1}{n_B}}$$

O teste de hipótese será estruturado como segue e o ponto crítico obtido na Tabela 6, com parâmetro "grau de liberdade" determinado por "$n_A + n_B - 2$":

$$\begin{cases} H_0\text{: } m_A - m_B = 0 \\ H_1\text{: } m_A - m_B \neq 0 \\ \text{rejeitar } H_0 \text{ se } |t| > t_c \end{cases}$$

Então:

$$se_{m_A - m_B} = \sqrt{\frac{(5) \times 0,339 + (6) \times 0,669}{6 + 7 - 2}} \times \sqrt{\frac{1}{6} + \frac{1}{7}} = \sqrt{0,7206} \times \sqrt{0,3095} = 0,4723$$

$$t_c = \frac{m_A - m_B}{se_{m_A - m_B}} = \frac{8,75 - 9,74}{0,4723} = \frac{-0,99}{0,4723} = -2,10$$

O ponto crítico para esse teste é 2,59 (Anexo 3), considerando 11 graus de liberdade. Então, não deve rejeitar H_0, pois o valor calculado, em módulo, é menor que o ponto crítico.

Há outras situações em que as amostras não são provenientes da mesma população e que merecem atenção especial por parte do leitor.

• CONSIDERAÇÕES FINAIS

Espera-se que o leitor tenha apreendido como funcionam os testes estatísticos de hipóteses, relevando a idealização de hipóteses, o cálculo de uma estatística a partir dos dados de uma amostra, a existência de uma distribuição de probabilidade para verificar o resultado da estatística e um nível de significância para a tomada de decisões. Foram apresentados alguns dos testes mais usados para a análise de estudos epidemiológicos, que não esgotam o conjunto instrumental, dada sua complexidade e extensão. O conteúdo deste capítulo pretende estimular o interesse do leitor sobre as técnicas estatísticas, por serem ferramenta importante, que demandam uma compreensão mínima sobre a estrutura lógica do método empírico usado na área da saúde. A bibliografia a seguir fundamenta o conteúdo do presente capítulo, que ajudará e complementará o leitor interessado.

• REFERÊNCIAS BIBLIOGRÁFICAS

1. Bailey NTJ. Statistical methods in biology. New York: Chapman and Hall; 1981.
2. Berqüó ES, Souza JMP, Gotlieb SLD. Bioestatística. 2.ed. São Paulo: Epu; 2002.
3. Dawson B, Trapp RG. Bioestatística básica e clínica. 3.ed. Rio de Janeiro: McGraw-Hill Interamericana do Brasil Ltda.; 2003.
4. Guedes MLS, Guedes JS. Bioestatística para profissionais de saúde. Rio de Janeiro: Ao Livro Técnico/Brasília: CNPq; 1988.
5. Medronho RA, et al. Epidemiologia. São Paulo: Atheneu; 2002.
6. Zar JH. Biostatistical analysis. 3.ed. New Jersey: Prentice-Hall, Inc; 1974.
7. Haddad N. Metodologia de esfudos em ciências da saúde – como planejar, analisar e apresentar um trabalho científico. São Paulo: Roca; 2004.

• ANEXOS

ANEXO 1 PONTO CRÍTICO DA DISTRIBUIÇÃO QUI-QUADRADO, SEGUNDO GRAU DE LIBERDADE E NÍVEL DE SIGNIFICÂNCIA (α)

GRAU DE LIBERDADE	NÍVEL DE SIGNIFICÂNCIA (α)					
	0,5	0,2	0,1	0,05	0,025	0,01
1	0,45	1,64	2,71	3,84	5,02	6,63
2	1,39	3,22	4,61	5,99	7,38	9,21
3	2,37	4,64	6,25	7,81	9,35	11,34
4	3,36	5,99	7,78	9,49	11,14	13,28
5	4,35	7,29	9,24	11,07	12,83	15,09
6	5,35	8,56	10,64	12,59	14,45	16,81
7	6,35	9,80	12,02	14,07	16,01	18,48
8	7,34	11,03	13,36	15,51	17,53	20,09
9	8,34	12,24	14,68	16,92	19,02	21,67
10	9,34	13,44	15,99	18,31	20,48	23,21
11	10,34	14,63	17,28	19,68	21,92	24,73
12	11,34	15,81	18,55	21,03	23,34	26,22
13	12,34	16,98	19,81	22,36	24,74	27,69
14	13,34	18,15	21,06	23,68	26,12	29,14
15	14,34	19,31	22,31	25,00	27,49	30,58
16	15,34	20,47	23,54	26,30	28,85	32,00
17	16,34	21,61	24,77	27,59	30,19	33,41
18	17,34	22,76	25,99	28,87	31,53	34,81
19	18,34	23,90	27,20	30,14	32,85	36,19
20	19,34	25,04	28,41	31,41	34,17	37,57
21	20,34	26,17	29,62	32,67	35,48	38,93
22	21,34	27,30	30,81	33,92	36,78	40,29
23	22,34	28,43	32,01	35,17	38,08	41,64
24	23,34	29,55	33,20	36,42	39,36	42,98
25	24,34	30,68	34,38	37,65	40,65	44,31
26	25,34	31,79	35,56	38,89	41,92	45,64
27	26,34	32,91	36,74	40,11	43,19	46,96
28	27,34	34,03	37,92	41,34	44,46	48,28
29	28,34	35,14	39,09	42,56	45,72	49,59
30	29,34	36,25	40,26	43,77	46,98	50,89

ANEXO 2 PROBABILIDADE ACUMULADA DA DISTRIBUIÇÃO GAUSSIANA PADRONIZADA, PARA VALORES MENORES QUE Z

Z	0,00	0,01	0,02	0,03	0,04	0,05	0,06	0,07	0,08	0,09
0,0	0,500	0,504	0,508	0,512	0,516	0,520	0,524	0,528	0,532	0,536
0,1	0,540	0,544	0,548	0,552	0,556	0,560	0,564	0,567	0,571	0,575
0,2	0,579	0,583	0,587	0,591	0,595	0,599	0,603	0,606	0,610	0,614
0,3	0,618	0,622	0,626	0,629	0,633	0,637	0,641	0,644	0,648	0,652
0,4	0,655	0,659	0,663	0,666	0,670	0,674	0,677	0,681	0,684	0,688
0,5	0,691	0,695	0,698	0,702	0,705	0,709	0,712	0,716	0,719	0,722
0,6	0,726	0,729	0,732	0,736	0,739	0,742	0,745	0,749	0,752	0,755
0,7	0,758	0,761	0,764	0,767	0,770	0,773	0,776	0,779	0,782	0,785
0,8	0,788	0,791	0,794	0,797	0,800	0,802	0,805	0,808	0,811	0,813
0,9	0,816	0,819	0,821	0,824	0,826	0,829	0,831	0,834	0,836	0,839
1,0	0,841	0,844	0,846	0,848	0,851	0,853	0,855	0,858	0,860	0,862
1,1	0,864	0,867	0,869	0,871	0,873	0,875	0,877	0,879	0,881	0,883
1,2	0,885	0,887	0,889	0,891	0,893	0,894	0,896	0,898	0,900	0,901
1,3	0,903	0,905	0,907	0,908	0,910	0,911	0,913	0,915	0,916	0,918
1,4	0,919	0,921	0,922	0,924	0,925	0,926	0,928	0,929	0,931	0,932
1,5	0,933	0,934	0,936	0,937	0,938	0,939	0,941	0,942	0,943	0,944
1,6	0,945	0,946	0,947	0,948	0,949	0,951	0,952	0,953	0,954	0,954
1,7	0,955	0,956	0,957	0,958	0,959	0,960	0,961	0,962	0,962	0,963
1,8	0,964	0,965	0,966	0,966	0,967	0,968	0,969	0,969	0,970	0,971
1,9	0,971	0,972	0,973	0,973	0,974	0,974	0,975	0,976	0,976	0,977
2,0	0,977	0,978	0,978	0,979	0,979	0,980	0,980	0,981	0,981	0,982
2,1	0,982	0,983	0,983	0,983	0,984	0,984	0,985	0,985	0,985	0,986
2,2	0,986	0,986	0,987	0,987	0,987	0,988	0,988	0,988	0,989	0,989
2,3	0,989	0,990	0,990	0,990	0,990	0,991	0,991	0,991	0,991	0,992
2,4	0,992	0,992	0,992	0,992	0,993	0,993	0,993	0,993	0,993	0,994
2,5	0,994	0,994	0,994	0,994	0,994	0,995	0,995	0,995	0,995	0,995
2,6	0,995	0,995	0,996	0,996	0,996	0,996	0,996	0,996	0,996	0,996
2,7	0,997	0,997	0,997	0,997	0,997	0,997	0,997	0,997	0,997	0,997
2,8	0,997	0,998	0,998	0,998	0,998	0,998	0,998	0,998	0,998	0,998
2,9	0,998	0,998	0,998	0,998	0,998	0,998	0,998	0,999	0,999	0,999
3,0	0,999	0,999	0,999	0,999	0,999	0,999	0,999	0,999	0,999	0,999
3,1	0,999	0,999	0,999	0,999	0,999	0,999	0,999	0,999	0,999	0,999

ANEXO 3 PONTO CRÍTICO DA DISTRIBUIÇÃO *T-STUDENT*, SEGUNDO GRAU DE LIBERDADE E NÍVEL DE SIGNIFICÂNCIA (α)

GRAU DE LIBERDADE	NÍVEL DE SIGNIFICÂNCIA (α)					
	0,5	0,1	0,05	0,025	0,01	0,005
1	1,00	6,31	12,71	25,45	63,66	127,32
2	0,82	2,92	4,30	6,21	9,92	14,09
3	0,76	2,35	3,18	4,18	5,84	7,45
4	0,74	2,13	2,78	3,50	4,60	5,60
5	0,73	2,02	2,57	3,16	4,03	4,77
6	0,72	1,94	2,45	2,97	3,71	4,32
7	0,71	1,89	2,36	2,84	3,50	4,03
8	0,71	1,86	2,31	2,75	3,36	3,83
9	0,70	1,83	2,26	2,69	3,25	3,69
10	0,70	1,81	2,23	2,63	3,17	3,58
11	0,70	1,80	2,20	2,59	3,11	3,50
12	0,70	1,78	2,18	2,56	3,05	3,43
13	0,69	1,77	2,16	2,53	3,01	3,37
14	0,69	1,76	2,14	2,51	2,98	3,33
15	0,69	1,75	2,13	2,49	2,95	3,29
16	0,69	1,75	2,12	2,47	2,92	3,25
17	0,69	1,74	2,11	2,46	2,90	3,22
18	0,69	1,73	2,10	2,45	2,88	3,20
19	0,69	1,73	2,09	2,43	2,86	3,17
20	0,69	1,72	2,09	2,42	2,85	3,15
21	0,69	1,72	2,08	2,41	2,83	3,14
22	0,69	1,72	2,07	2,41	2,82	3,12
23	0,69	1,71	2,07	2,40	2,81	3,10
24	0,68	1,71	2,06	2,39	2,80	3,09
25	0,68	1,71	2,06	2,38	2,79	3,08
26	0,68	1,71	2,06	2,38	2,78	3,07
27	0,68	1,70	2,05	2,37	2,77	3,06
28	0,68	1,70	2,05	2,37	2,76	3,05
29	0,68	1,70	2,05	2,36	2,76	3,04
30	0,68	1,70	2,04	2,36	2,75	3,03

16 Amostragem

Edson Zangiacomi Martinez

• INTRODUÇÃO

Na área da saúde, muitas pesquisas fazem uso de amostras. Um levantamento que abrange todos os indivíduos de uma determinada população é frequentemente inviável, em razão das limitações de recursos humanos para a coleta dos dados, de materiais ou financeiras, ou simplesmente porque a população pode ser tão grande que levaria muito tempo para completar a coleta das informações. As pesquisas por amostragem buscam, então, levantar dados de uma quantidade menor de indivíduos (a amostra), fornecendo informações que podem descrever, ainda que de maneira imperfeita, algumas características de interesse da respectiva população.

Em todo estudo epidemiológico, o pesquisador deve definir objetivamente qual é a sua população antes de iniciar a coleta dos dados, no momento em que ele está planejando o seu estudo. Essa definição é feita de acordo com os chamados *critérios de inclusão e exclusão* do estudo. Enquanto os critérios de inclusão definem quem é o indivíduo que pertence à população de interesse e, consequentemente, quem é elegível ao estudo, os critérios de exclusão listam as características dos indivíduos que não pertencem àquela população.

Então, pode-se definir a população como o conjunto constituído por todos os indivíduos que apresentam uma ou mais características em comum, sendo essas características definidas pelos critérios de inclusão e exclusão.

Nas pesquisas por amostragem, os resultados encontrados na amostra têm a pretensão de estimar alguma característica quantitativa da população, mas essa representação é sempre limitada. Tome-se como exemplo a condução de uma pesquisa com o propósito de conhecer a prevalência de uma doença em uma determinada população. Se aquela população é razoavelmente grande e não há viabilidade em levantar informações de todos os indivíduos, opta-se por uma amostragem. Se a amostra é composta por 100 indivíduos e, destes, 5 são portadores da doença, pode-se dizer que a prevalência da doença na amostra é de 5/100 = 0,05, ou 5%. No entanto, esse resultado somente diz respeito aos 100 participantes do estudo, e nada garante que a prevalência na população seja também de 5%. Pode-se dizer apenas que o valor 5% é uma *estimativa* da prevalência populacional, mas é preciso ter consciência de que a verdadeira prevalência populacional pode ser maior ou menor que 5%.

Denominam-se *parâmetros* as características quantitativas de uma população. A prevalência populacional, portanto, é um parâmetro, assim como a média e o desvio-padrão da altura de todos os indivíduos da população. O parâmetro é um número fixo, mas de valor desconhecido quando se trabalha com amostragens. Altman e Bland[1] advertem que, muitas vezes, os conceitos de parâmetros e variáveis são confundidos. As variáveis são de natureza quantitativa, como a altura, o peso ou a contagem de células, ou qualitativa, como a situação da doença (presente ou ausente) ou a área de residência (rural ou urbana). Portanto, a altura, por exemplo, é a variável, mas a média populacional da altura, por sua vez, é um parâmetro. Com base nesse conceito, pode-se dizer que a amostra é uma parte selecionada da totalidade de observações abrangidas pela população, pela qual se faz uma inferência sobre um ou mais parâmetros.

A *inferência estatística* é, portanto, um conjunto de técnicas utilizadas para extrapolar as conclusões obtidas da amostra para a população (Figura 1). A inferência estatística permite conclusões sobre a população a partir de uma extrapolação dos achados amostrais para todos os indivíduos, inclusive aqueles que não entraram na amostra. Vale lembrar que essa extrapolação será sempre imperfeita, dado que não há informações disponíveis sobre todos os elementos da população, mas somente de uma parte dela.

A inferência estatística opera com duas técnicas principais: os intervalos de confiança e os testes de hipóteses, que são descritos com mais especificidade no Capítulo 15, "Teste estatístico de hipóteses: alguns dos testes mais usados em Epidemiologia". O presente capítulo explora as técnicas usuais para a composição das amostras e apresenta algumas estratégias para a determinação dos tamanhos amostrais necessários ao estudo por amostragem.

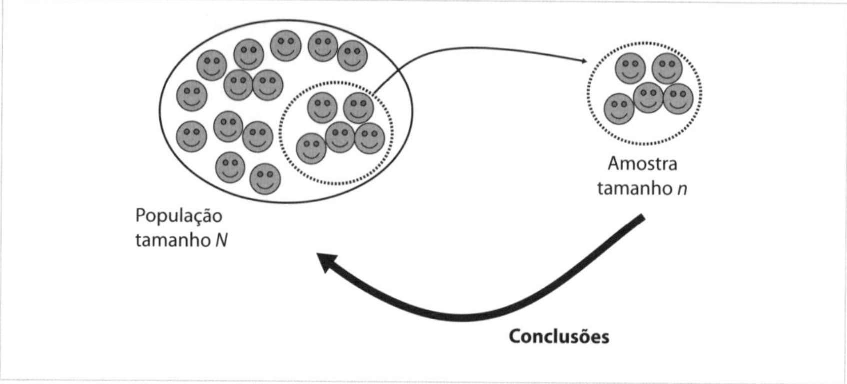

FIGURA 1 Processo da inferência estatística: de uma população tamanho N, retira-se uma amostra de n indivíduos e utiliza-se um conjunto de técnicas estatísticas para extrapolar as conclusões obtidas da amostra para a população.

Por notação, define-se N (maiúsculo) como o tamanho da população e n (minúsculo) como o tamanho da amostra. Em uma pesquisa por amostragem, n é necessariamente menor que N, sendo a razão $f = n/N$ chamada de *fração amostral*, ou seja, a fração de elementos da população selecionada para compor a amostra.

• PLANOS PROBABILÍSTICOS

Os planos probabilísticos usam mecanismos aleatórios de seleção dos elementos da população para a composição da amostra. Assim, todos os indivíduos da população possuem alguma probabilidade de ingressarem na amostra. Os planos probabilísticos buscam evitar os possíveis vieses decorrentes de uma escolha arbitrária dos indivíduos que comporão a amostra por parte do pesquisador, dado que as suas preferências podem exercer um efeito sobre os resultados do estudo.

Os planos probabilísticos buscam a obtenção de uma *amostra representativa*, ou seja, de uma amostra que tenha aproximadamente as mesmas características da população. Pode-se dizer que a amostra representativa é uma "miniatura" da população, guardando os seus aspectos mais relevantes.

Amostragem aleatória simples (AAS)

Na amostragem aleatória simples, retiram-se n indivíduos de uma população tamanho N ($n < N$), de forma que todos os indivíduos da população têm chances iguais de serem escolhidos (Figura 2).

Para a AAS, é necessária uma lista que relacione todos os indivíduos da população, que serão numerados de 1 a *N* para que um processo aleatório escolha os *n* indivíduos que farão parte da amostra.

Amostragem aleatória estratificada (AAE)

Na amostragem aleatória estratificada (AAE), a população é naturalmente dividida em subgrupos denominados *estratos*. É esperado que a população seja heterogênea, mas a variabilidade da característica que está sendo estudada é pequena dentro de cada estrato. A ideia da AAE é buscar compor uma amostra que seja representativa de todos os indivíduos da população, independentemente de seu estrato. Os estratos podem ser, por exemplo, bairros ou regiões de um município, escolas ou classes profissionais. Uma amostragem aleatória (p. ex., uma AAS) é utilizada para selecionar indivíduos dentro de cada um dos estratos. Em cada estrato, obtêm-se estimadores convenientes para os parâmetros de interesse, ou pode-se obter, para a população, um estimador único combinando os estimadores de cada estrato.

Duas condições devem ser satisfeitas:

1. Os estratos devem ser mutuamente exclusivos, ou seja, um indivíduo não pode pertencer a dois ou mais estratos simultaneamente.
2. Os estratos devem ser exaustivos, ou seja, a união de todos os estratos deve ser equivalente à população.

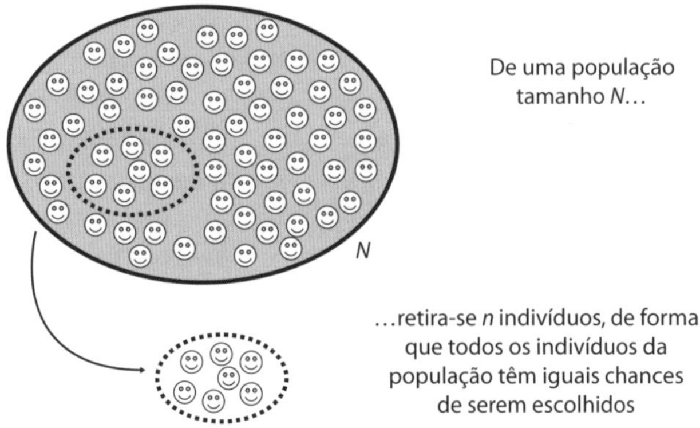

FIGURA 2 Amostragem aleatória simples (AAS).

Seja k o número de estratos. O tamanho populacional de cada estrato é N_1, N_2, ..., N_k, sendo que $N_1 + N_2 + ... + N_k = N$. A Figura 3 ilustra o processo de uma AAE.

Há basicamente três formas de distribuição dos n indivíduos da amostra conforme os estratos: a alocação proporcional, a alocação uniforme e a alocação ótima.

Alocação proporcional

O número de indivíduos a ser retirado de cada estrato é proporcional ao número total de indivíduos do respectivo estrato. Considerando n o tamanho amostral, seja n_h o número de indivíduos a ser retirado do estrato h, para h = 1, 2, …, k, tem-se:

$$n_h = n \times \frac{N_h}{N}$$

em que N_h é o tamanho (populacional) do estrato h e N é o tamanho da população. Seja, por exemplo, uma população de tamanho N = 2.700 dividida em k = 5 estratos, tal que $N_1 = 400$, $N_2 = 800$, $N_3 = 350$, $N_4 = 550$ e $N_5 = 600$. Se o tamanho amostral é $n = 500$, o número de indivíduos a ser retirado de cada estrato é:

$$n_h = 500 \times \frac{N_h}{2700}$$

ou seja, $n_1 = 74$, $n_2 = 148$, $n_3 = 65$, $n_4 = 102$ e $n_5 = 111$.

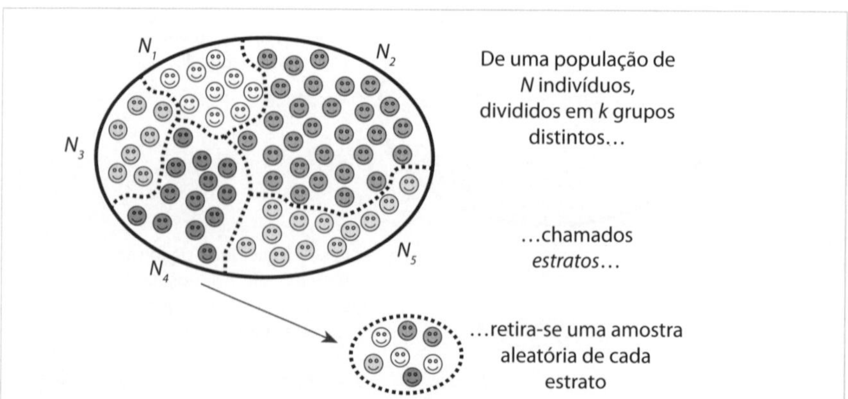

FIGURA 3 Amostragem aleatória estratificada (AAE).

Alocação uniforme

O tamanho amostral é igual para cada estrato, ou seja,

$$n_h = \frac{n}{k}$$

No exemplo anterior, dado que $n = 500$ e $k = 5$, tem-se $n_1 = 100$, $n_2 = 100$, $n_3 = 100$, $n_4 = 100$ e $n_5 = 100$. A alocação uniforme é útil quando se deseja obter estimativas separadas para cada estrato.

Alocação ótima

Se o interesse do pesquisador é fazer inferências sobre médias populacionais, o número de indivíduos a ser retirado do estrato h é proporcional a $N_h\sigma_h$, ou seja,

$$n_h = n\frac{N_h\sigma_h}{N_1\sigma_1 + N_2\sigma_2 + \ldots + N_k\sigma_h}$$

em que σ_h é o desvio-padrão populacional da característica de interesse no estrato h. Assim, nesse tipo de alocação, é necessário, ainda, conhecer σ_h, o que pode ser de difícil acesso em alguns estudos. No exemplo anterior, considerou-se $N_1 = 400$, $N_2 = 800$, $N_3 = 350$, $N_4 = 550$ e $N_5 = 600$. Se for considerado que a variável de interesse é contínua, com desvios-padrão $\sigma_1 = 9$, $\sigma_2 = 6$, $\sigma_3 = 5$, $\sigma_4 = 10$ e $\sigma_5 = 8$, tem-se $N_1\sigma_1 = 3.600$, $N_2\sigma_2 = 4.800$, $N_3\sigma_3 = 1.750$, $N_4\sigma_4 = 5.500$ e $N_5\sigma_5 = 4.800$. A soma $N_1\sigma_1 + N_2\sigma_2 + N_3\sigma_3 + N_4\sigma_4 + N_5\sigma_5$ é igual a 20.450. Lembrando que $n = 500$, isso significa que o número de indivíduos a ser retirado de cada estrato é:

$$n_h = 500\frac{N_h\sigma_h}{20.450}$$

ou seja, $n_1 = 88$, $n_2 = 117$, $n_3 = 43$, $n_4 = 135$ e $n_5 = 117$. A alocação ótima é, às vezes, chamada de alocação de Neyman.[9]

Se o interesse do pesquisador é fazer inferências sobre prevalências populacionais, σ_h deve ser substituído por $\sqrt{\theta_h(1-\theta_h)}$ nas expressões anteriores, sendo θ_h a prevalência da característica de interesse no estrato h.

Amostragem aleatória por conglomerados (AAC)

Um conglomerado (*cluster*) é um agrupamento natural de indivíduos, em geral heterogêneo em relação à característica estudada. Por outro lado, os vários conglomerados que constituem a população são bastante parecidos, de forma que cada conglomerado é uma espécie de "resumo" das características da população. Enquanto na AAE indivíduos de todos os estratos são selecionados aleatoriamente, na AAC alguns conglomerados são sorteados para a composição da amostra. Os conglomerados são, por exemplo, escolas, hospitais, postos de vacinação, unidades básicas de saúde e creches, desde que cada um desses agrupamentos de indivíduos possua uma grande variabilidade interna da característica estudada, mas sejam bastante similares em relação aos demais conglomerados daquela população.

- AAC em um estágio: seja k o número de conglomerados. São sorteados c conglomerados ($c < k$) e coletadas as informações de todos os seus indivíduos.
- AAC em dois estágios: em um primeiro estágio, são sorteados c conglomerados dentre os k agrupamentos que compõem a população. Em um segundo estágio, são escolhidos aleatoriamente n_h indivíduos dentro do h-ésimo conglomerado, $h = 1, 2, \ldots, c$, por meio de algum tipo de plano probabilístico. É possível, por exemplo, conduzir uma AAS dentro de cada um dos conglomerados selecionados. Por exemplo, Silva et al.[16] conduziram uma pesquisa sobre a prevalência de fatores de risco cardiovascular em crianças e adolescentes da rede de ensino na qual cada uma das 396 escolas cadastradas na Secretaria Estadual de Educação de Alagoas foi considerada um conglomerado. Em um primeiro estágio, os autores sortearam 40 escolas dentre as 396. Em um segundo estágio, foram sorteados 2,7% dos alunos das escolas selecionadas no estágio anterior.

Amostragem aleatória sistemática (AASI)

Suponha-se que os N indivíduos que pertencem à população de interesse estão dispostos em ordem qualquer (p. ex., prontuários médicos ou fichas de pacientes em um arquivo), numerados de 1 a N.

Assim, de uma população de N indivíduos, dispostos em uma ordem, escolhe-se, ao acaso, um elemento entre os k primeiros da listagem. Seja, por exemplo, $k = 4$ (Figura 4). Escolhe-se, ao acaso, um indivíduo dentre os $k = 4$ primeiros da listagem, por exemplo, o segundo indivíduo. A partir deste indivíduo, percorre-se a lista e a cada k indivíduos nessa sequência, um é selecionado para a amostra. Vale notar que k é determinado de maneira que $k = N/n$, sendo n o tamanho amostral previamente determinado. Sendo n/N a fração amostral, tem-se que k é dado pelo inverso da fração amostral.

A AASI tem melhor rendimento quando os indivíduos são ordenados por um critério que não tem relação com a medida de interesse. Por exemplo, ordenar os indivíduos pelo nome ou último sobrenome pode ser melhor que dispô-los por ordem de atendimento. Se a medida de interesse tem alguma influência sazonal, a disposição por ordem de atendimento pode privilegiar indivíduos atendidos em instantes ou situações específicas, o que poderá gerar uma amostra não representativa da população e, consequentemente, estimativas tendenciosas.

Outras informações sobre os diferentes planos de amostragem são encontradas em Cochran,[3] Scheafer et al.,[13] Silva[15] e Bolfarine e Bussab.[2] Algumas discussões sobre a importância da elaboração do plano amostral nas pesquisas em saúde são apresentadas por Paes.[11]

• PLANOS NÃO PROBABILÍSTICOS

Nos planos não probabilísticos, os indivíduos não são selecionados de forma aleatória, de modo que a representatividade da amostra em relação à população não é assegurada. Muitas vezes os pesquisadores optam por planos não probabilísticos por razões econômicas, por conveniência ou viabilidade.

Amostragem ao alcance ou conveniente

O principal estímulo é a conveniência, isto é, os indivíduos são selecionados por serem de acesso fácil. Por exemplo, um pesquisador pretende conduzir um estudo que envolve indivíduos portadores de uma doença. Se ele trabalha em um ambulatório especializado no atendimento a portadores dessa enfermidade, pode ser estimulado a coletar dados apenas dos pacientes ali atendidos, embora a população-alvo seja composta também por pacientes não hospitalizados ou atendidos em outros locais.

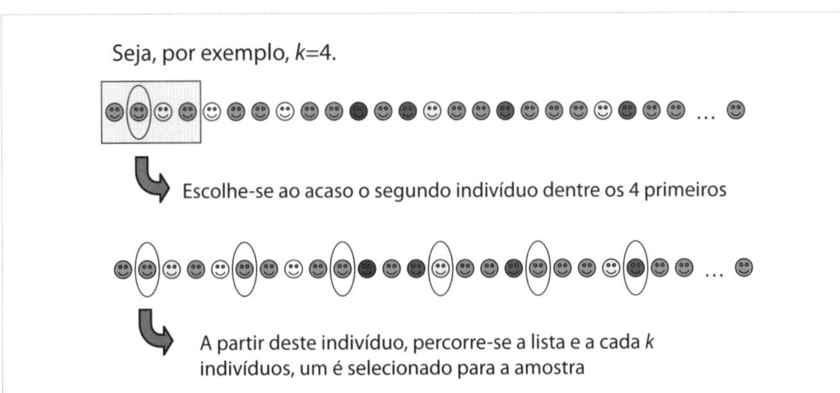

FIGURA 4 Amostragem aleatória sistemática (AASI) com $k = 4$.

Amostras de voluntários

O pesquisador não escolhe necessariamente os indivíduos para compor a amostra, mas divulga a pesquisa na mídia ou em locais frequentados por sujeitos que ele considera elegíveis ao estudo. Ao tomarem conhecimento da pesquisa, de seus propósitos e dos critérios de elegibilidade, os indivíduos são estimulados ou não a participar. No entanto, esse tipo de seleção é potencialmente passível de selecionar amostras não representativas. Por exemplo, a participação em um estudo no qual os voluntários serão submetidos a uma série de exercícios físicos pode ser atraente a indivíduos que gostam de praticar esportes, enquanto pessoas sedentárias se sentirão desmotivadas a participar. Isso trará vieses ao estudo, a partir do momento em que o pesquisador desejar extrapolar os seus resultados a uma população geral, composta por sedentários e não sedentários.

Amostragem intencional (*judgmental sampling*)

O pesquisador elege os indivíduos que considera representativos aos propósitos do estudo. Por exemplo, em um estudo sobre as percepções e os conhecimentos de gestores de saúde sobre um determinado tema, o pesquisador decide escolher os gestores que ele considera aptos a fornecer as informações que atenderão aos objetivos do estudo. Não há nenhum sorteio e os indivíduos são selecionados segundo os critérios do pesquisador. A desvantagem é que os resultados não serão necessariamente válidos para toda a população. Uma discussão sobre a validade da amostragem intencional nos estudos em saúde é apresentada por Fontanella et al.[7]

Amostragem por cotas

A amostragem por cotas é muito utilizada em pesquisas de mercado, por ter um custo relativamente pequeno e possibilitar que os dados sejam coletados em um período razoavelmente curto.

Os entrevistadores recebem ordens para preencher cotas para certas categorias de pessoas. O preenchimento dessas cotas fica por conta do entrevistador e envolve elementos de acessibilidade e conveniência. A cota de um entrevistador pode ser, por exemplo, 10 homens e 10 mulheres entre 18 e 25 anos de idade, 15 homens e 15 mulheres entre 26 e 30 anos de idade.

• DETERMINAÇÃO DO TAMANHO AMOSTRAL

A necessidade da determinação do tamanho da amostra é uma questão de planejamento, dado que tamanhos amostrais grandes podem trazer desperdício de recursos e tempo, gastos desnecessários e exposição desnecessária de indivíduos a inconvenientes, enquanto tamanhos amostrais pequenos podem trazer resultados inconclusivos e falta de precisão para as estimativas. É muito importante destacar que o tamanho amostral deve ser sempre determinado quando o estudo está sendo planejado. Após a coleta dos dados, não há sentido em fazer esses cálculos.

Algumas perguntas são pertinentes quando se deseja determinar tamanhos amostrais:

- *Qual é o parâmetro de interesse?* O parâmetro que o pesquisador deseja estimar pode ser uma média, uma prevalência, uma proporção ou outra medida. Além disso, alguns estudos epidemiológicos podem ter por objetivo estimar o tamanho N de uma população. Por exemplo, um pesquisador pode ter por interesse estimar o tamanho de populações esquivas, como de indivíduos sem-teto ou usuários de drogas ilegais. Nesses casos, ferramentas estatísticas como os *modelos de captura e recaptura* (este nome vem dos estudos em ecologia) são úteis, e estratégias específicas para a determinação do tamanho amostral são necessárias (Coeli et al.;[4,5] Dunn e Andreoli[6]). Por simplicidade, serão abordadas aqui apenas as situações em que se deseja estimar uma proporção ou uma média.
- *Qual é o plano de amostragem?* Há estratégias voltadas a AAS, outras a AAE, e assim por diante.
- *A população é de tamanho finito ou pode ser considerada de tamanho infinito?* Nos estudos por amostragem, afirma-se que a população é de tamanho infinito quando o número N de indivíduos que pertencem a ela é de um tamanho tão grande que não precisa ser especificado na determinação do tamanho amostral ou nas análises estatísticas. Nesse caso, a fração amostral $f = n/N$ é uma quantidade bastante pequena, aproximando-se de zero.

Outros aspectos essenciais para a determinação do tamanho da amostra são as limitações econômicas e de tempo existentes (Silva;[14] Luiz e Magnanini[8]).

A seguir, será discutida a determinação do tamanho da amostra para estudos que visam a estimar uma proporção ou uma média, utilizando AAS ou AAE. Estudos que utilizam AAC demandam estratégias mais elaboradas para a determinação do tamanho amostral, que podem ser encontradas em Cochran[3] ou Scheafer et al.[13]

Estimando uma prevalência com utilização de AAS, população infinita

Seja a situação na qual se deseja estimar a prevalência θ de uma enfermidade ou condição, utilizando AAS, sendo a população de tamanho infinito. Suponha-se que uma estimativa da prevalência, obtida em uma amostra tamanho n, é representada por θ. Será chamado de ε o erro tolerável de amostragem, isto é, o maior tamanho da diferença entre a prevalência populacional θ (desconhecida) e θ tolerável pelo pesquisador. Assim, é desejável que $|\theta - \theta| \leq \varepsilon$. Ainda, γ é o coeficiente de confiança, ou seja, a confiança que o pesquisador deposita na crença de que a estimativa a ser obtida da amostra esteja dentro do limite tolerável $\theta \pm \varepsilon$.

Considerando uma população finita, o tamanho amostral necessário para estimar uma prevalência com um erro tolerável de amostragem ε e um coeficiente de confiança γ é:

$$n = \frac{z_\gamma^2 \theta(1-\theta)}{\varepsilon^2}$$

em que z_γ é um valor tal que o intervalo de $-z_\gamma$ a z_γ delimita uma área de tamanho γ sob uma curva normal padrão (ou seja, com média 0 e variância 1). Por exemplo, para γ = 95%, tem-se z_γ aproximadamente igual a 1,96.

Por exemplo, deseja-se estimar o tamanho amostral necessário a um estudo sobre a prevalência da anemia em pré-escolares. Para utilizar a expressão anterior, é preciso ter uma ideia do valor de θ, que pode ser obtido da literatura ou de estudos prévios. Ao se buscar uma estimativa para θ em estudos publicados na literatura, encontra-se que Oliveira et al.[10] estimaram em 36,4% a prevalência de anemia em pré-escolares da Paraíba. Se for considerado que a nossa população possui características próximas às do estudo de Oliveira et al.[10] e, portanto, uma prevalência parecida (p. ex., θ = 37%), será necessário um tamanho amostral de:

$$n = \frac{1,96^2 \times 0,37 \times 0,63}{0,03^2} = 994,97$$

ou melhor, 995 indivíduos (arredondando sempre "para cima"), considerando γ = 95% e ε = 3%. Se for considerado ε = 5%, tem-se:

$$n = \frac{1,96^2 \times 0,37 \times 0,63}{0,05^2} = 358,19$$

ou melhor, 359 indivíduos. Percebe-se que, quanto menor ε, maior a precisão da estimativa de prevalência e, consequentemente, maior é o tamanho amostral necessário ao estudo.

É possível notar também que a expressão para o tamanho amostral determina que quanto mais o valor de θ se aproxima de 50%, maior é o valor de n. Desta forma, muitos pesquisadores assumem $\theta = 50\%$ ao determinar o tamanho amostral quando não conseguem nenhuma ideia prévia do valor da prevalência. Desse modo, determinarão um tamanho amostral que "cobre" todas as possibilidades de θ. No exemplo anterior, considerando-se $\gamma = 95\%$, $\varepsilon = 5\%$ e $\theta = 50\%$, tem-se n = 385 indivíduos.

Estimando uma prevalência utilizando AAS, população finita

O tamanho amostral necessário para estimar uma prevalência com um erro tolerável de amostragem ε e um coeficiente de confiança γ é:

$$n_f = \frac{z_\gamma^2 N\theta(1-\theta)}{\varepsilon^2(N-1) + z_\gamma^2\theta(1-\theta)}$$

quando se considera uma população de tamanho N finito e uma AAS. Por exemplo, considere-se que um hospital possui $N = 1.800$ funcionários. Pretende-se conduzir um estudo com o objetivo de estimar a prevalência de depressão entre esses funcionários. Sejam $\gamma = 95\%$ e $\varepsilon = 5\%$. Com base em um estudo prévio, θ é estabelecido em 18%. Será necessária, então, uma amostra de:

$$n_f = \frac{1{,}96^2 \times 1800 \times 0{,}18 \times 0{,}82}{0{,}05^2 \times 1799 + 1{,}96^2 \times 0{,}18 \times 0{,}82} = 202 \text{ funcionários}$$

Ao comparar as expressões n_f e n para a determinação do tamanho amostral considerando populações finitas e infinitas, respectivamente, tem-se que:

$$n_f = \frac{n}{1 + \left(\frac{n-1}{N}\right)}$$

ou, aproximadamente,

$$\frac{n}{1 + \frac{n}{N}}$$

Assim, é comum encontrar na literatura estudos em que os autores determinam o tamanho amostral n usando a expressão para populações finitas e depois utilizam esta última expressão para "corrigir" o tamanho da amostra pelo tamanho populacional N. Por exemplo, Rodrigues et al.[12] conduziram um estudo com o objetivo de avaliar a associação entre a atividade física e o hábito de fumar dos alunos de uma universidade que contava com 3.980 alunos matriculados. As autoras determinaram o tamanho amostral necessário ao estudo baseando-se na estimativa da prevalência de tabagismo entre os alunos, sendo que um estudo prévio estimava essa medida em 30%. Dados θ = 30%, ε = 3% e γ = 95%, tem-se que $n = (1{,}96^2 \times 0{,}3 \times 0{,}7)/0{,}03^2 = 897$ estudantes seriam suficientes, se a população fosse de tamanho infinito. Considerando que N = 3.980, o tamanho amostral considerando uma população de tamanho finito é:

$$n_f = \frac{897}{1+\dfrac{897}{3980}} = 731{,}6$$

ou seja, 732 alunos são suficientes ao estudo.

Estimando uma média populacional com a utilização de AAS

O tamanho amostral necessário para estimar a média populacional de uma variável aleatória de natureza contínua, utilizando AAS e considerando uma população de tamanho infinito, é:

$$n = \frac{z_\gamma^2 \sigma^2}{\varepsilon^2}$$

em que σ é o desvio padrão populacional da variável de interesse. Se for considerada uma população de tamanho finito, o tamanho amostral necessário ao estudo é:

$$n_f = \frac{N z_\gamma^2 \sigma^2}{(N-1)\varepsilon^2 + z_\gamma^2 \sigma^2}$$

O erro tolerável de amostragem ε é agora o maior tamanho tolerável pelo pesquisador da diferença entre a média populacional μ (desconhecida) e a média amostral $\bar{x}$. Assim, é desejável que $|\mu - \bar{x}| \leq \varepsilon$. Nota-se que, quanto maior σ, maior será o tamanho amostral, ou seja, populações heterogêneas em relação à característica de interesse demandam tamanhos amostrais maiores.

Uma dificuldade encontrada ao utilizar tais expressões está na necessidade de uma ideia prévia do valor de σ, que pode ser obtido de uma revisão da literatura, de estudos anteriores ou de uma amostra piloto.

Por exemplo, em uma pesquisa cujo objetivo é estimar a pressão sanguínea sistólica média de mulheres diabéticas com idade entre 30 e 34 anos não se deseja que a média amostral calculada na futura amostra ultrapasse a média populacional em $\varepsilon = 2$ mmHg. Considerando $\sigma = 11{,}8$ mmHg e uma população de tamanho infinito, observa-se:

$$n = \frac{1{,}96^2 \times 11{,}8^2}{2^2} = 133{,}7$$

ou seja, são necessárias ao estudo pelo menos 134 mulheres, dado $\gamma = 95\%$.

Estimando prevalências com a utilização de AAE

Ao adotar uma AAE, o tamanho amostral n pode ser determinado pela expressão:

$$n = \frac{\sum_{h=1}^{k} \frac{1}{w_h} N_h^2 \theta_h (1-\theta_h)}{N^2 \frac{\varepsilon^2}{z_\gamma^2} + \sum_{h=1}^{k} N_h \theta_h (1-\theta_h)}$$

em que w_h é a fração do h-ésimo estrato e N_i é o tamanho populacional do h-ésimo estrato, considerando k estratos.

Por exemplo, seja uma população de tamanho $N = 2.700$ dividida em $k = 5$ estratos de tamanhos $N_1 = 400$, $N_2 = 800$, $N_3 = 350$, $N_4 = 550$ e $N_5 = 600$. Com base em um estudo prévio, serão consideradas as prevalências em cada estrato dadas por $\theta_1 = 20\%$, $\theta_2 = 30\%$, $\theta_3 = 15\%$, $\theta_4 = 20\%$ e $\theta_5 = 10\%$. Sejam $\gamma = 95\%$ (o que leva a $z_\gamma = 1{,}96$) e $\varepsilon = 0{,}05$. Considerando uma alocação uniforme, tem-se $w_1 = w_2 = w_3 = w_4 = w_5 = 1/5 = 0{,}2$. Assim, determina-se n em 249 indivíduos. Como $249/5 = 49{,}7$, decide-se selecionar aleatoriamente 50 indivíduos em cada um dos estratos.

Considerando uma alocação proporcional, tem-se as frações para cada estrato dadas por:

$$w_h = \frac{N_h}{N}$$

ou seja, w_1 = 0,15, w_2 = 0,3, w_3 = 0,13, w_4 = 0,2 e w_5 = 0,22. O tamanho amostral total necessário ao estudo é de n = 219 indivíduos, sendo os tamanhos amostrais de cada estrato dados por $n_h = n \cdot wh$. Assim, n_1 = 32, n_2 = 65, n_3 = 28, n_4 = 45 e n_5 = 49.

Se for considerada uma alocação ótima, as frações para cada estrato serão dadas por:

$$w_h = \frac{N_h\sqrt{\theta_h(1-\theta_h)}}{\sum_{h=1}^{k} N_h\sqrt{\theta_h(1-\theta_h)}}$$

Esta expressão mostra que a fração de indivíduos a ser retirada de cada estrato depende de seu tamanho N_h e da sua heterogeneidade, medida por θ_h $(1 - \theta_h)$. Quanto mais heterogêneo é o estrato em relação à característica de interesse, maior será a fração de indivíduos a ser retirada, relativa ao seu tamanho. No exemplo, tem-se w_1 = 0,15, w_2 = 0,35, w_3 = 0,12, w_4 = 0,21 e w_5 = 0,17, o que leva a um tamanho amostral total de n = 215 indivíduos. Os tamanhos amostrais de cada estrato são dados $n_h = n \cdot w_h$, ou seja, n_1 = 33, n_2 = 75, n_3 = 25, n_4 = 45 e n_5 = 37 indivíduos.

Estimando médias populacionais com a utilização de AAE

Ao adotar uma AAE, é possível determinar o tamanho amostral n necessário para a estimação de uma média populacional pela expressão:

$$n = \frac{\sum_{h=1}^{k} \frac{1}{w_h} N_h^2 \sigma_h^2}{N^2 \frac{\varepsilon^2}{z_\gamma^2} + \sum_{h=1}^{k} N_h \sigma_h^2}$$

em que w_h é a fração do h-ésimo estrato, σ_h é o desvio-padrão da variável de interesse no h-ésimo estrato e N_h é o tamanho populacional do h-ésimo estrato, considerando k estratos. Vale observar que essa expressão é igual àquela utilizada para a estimativa de uma prevalência populacional com base em uma

AAE, mas agora o termo θ_h *(1 –* θ_h*)* é substituído pela variância de cada estrato. Assim, todas as estratégias anteriormente descritas para a determinação do tamanho amostral necessário à estimativa de uma prevalência populacional considerando alocações uniforme, proporcional ou ótima também são válidas quando se deseja estimar uma média populacional substituindo-se θ_h (1 – θ_h) por σ_h em todos os cálculos.

A variância de cada estrato pode ser obtida de estudos anteriores ou similares encontrados na literatura, ou de uma amostra piloto.

• REFERÊNCIAS BIBLIOGRÁFICAS

1. Altman DG, Bland JM. Statistics notes: variables and parameters. British Medical Journal. 1999;318(7199):1667.
2. Bolfarine H, Bussab WO. Elementos de amostragem. 2.ed. rev. São Paulo: Blücher; 2005.
3. Cochran WG. Sampling techniques. 3.ed. Nova York: John Wiley; 1977.
4. Coeli CM, Veras RP, Coutinho ESF. Metodologia de captura-recaptura: Uma opção para a vigilância das doenças não transmissíveis na população idosa. Cadernos de Saúde Pública. 2000;16(4):1071-82.
5. Coeli CM, Coutinho ESF, Veras RP. O desafio da aplicação da metodologia de captura-recaptura na vigilância do diabetes mellitus em idosos: Lições de uma experiência no Brasil. Cadernos de Saúde Pública. 2004;20(6):1709-20.
6. Dunn J, Andreoli SB. Método de captura e recaptura: Nova metodologia para pesquisas epidemiológicas. Revista de Saúde Pública. 1994;28(6):449-53.
7. Fontanella BJB, Ricas J, Turato ER. Amostragem por saturação em pesquisas qualitativas em saúde: contribuições teóricas. Cadernos de Saúde Pública. 2008;24(1):17-27.
8. Luiz RR, Magnanini MMF. A lógica da determinação do tamanho da amostra em investigações epidemiológicas. Cadernos de Saúde Coletiva. 2000;8(2):9-28.
9. Neyman J. On the two different aspects of the representative method: The method of stratified sampling and the method of purposive selection. Journal of the Royal Statistical Society. 1934;97:558-606.
10. Oliveira RS, et al. Magnitude, distribuição espacial e tendência da anemia em pré-escolares da Paraíba. Revista de Saúde Pública. 2002;36(1):26-32.
11. Paes AT. Itens essenciais em bioestatística. Arquivos Brasileiros de Cardiologia. 1998;71(4):575-80.
12. Rodrigues ESR, Cheik NC, Mayer AF. Nível de atividade física e tabagismo em universitários. Revista de Saúde Pública. 2008;42(4):672-8.
13. Scheafer RL, Mendenhall W, Ott L. Elementary survey sampling. 3.ed. Boston: Duxbury; 1986.
14. Silva EPC. Plano de amostragem utilizado no estudo de reprodução humana no Distrito de São Paulo. Revista de Saúde Pública. 1967;2(1):10-22.
15. Silva NN. Amostragem probabilística. 2.ed. São Paulo: Edusp; 2001.
16. Silva MAM, et al. Prevalência de fatores de risco cardiovascular em crianças e adolescentes da rede de ensino da cidade de Maceió. Arquivos Brasileiros de Cardiologia. 2005;84(5):387-92.

17 Causalidade em Epidemiologia

Amaury Lelis Dal Fabbro

A Epidemiologia tem como um de seus objetivos discutir e propor medidas para a prevenção e o controle de doenças, com conhecimento de suas causas. A discussão da causalidade na Epidemiologia poderia ser considerada uma particularidade da causalidade em geral. O princípio da razão suficiente, ou princípio da causalidade, é um dos princípios racionais discutidos desde os primeiros filósofos gregos, particularmente Aristóteles (384-322 a.C.). Tudo o que existe ou acontece teria uma causa, que poderia ser conhecida pela razão. A razão procura uma causa, mesmo para o acaso ou para o acidente. A Epidemiologia procura estudar essas questões, indagando sobre as causas das doenças, por que elas ocorrem em determinados indivíduos, grupos populacionais, lugares e épocas diferentes. Dessa forma, a Epidemiologia se preocupa com a etiologia das doenças e com as medidas práticas que precisam ser implementadas para o controle de doenças e agravos em populações.

A discussão da causalidade também faz parte do senso comum. Crenças mágicas e religiosas e até conhecimentos objetivos, que se aproximam do pensamento científico, tratam da causalidade. Uma pessoa pode pensar que ficou resfriada por causa do frio; nessa situação estaria interpretando a causa da doença como sendo um agente físico, a temperatura ambiente. Observações sistematizadas poderão relacionar um microrganismo a uma doença. O vírus da imunodeficiência humana e a síndrome da imunodeficiência adquirida seriam exemplos.

No entanto, a realidade costuma ser bem mais complexa, com múltiplos fatores causais interagindo entre si, associando-se à ocorrência de determinada doença ou agravo. Atuando em conjunto, esses fatores determinam a ocorrência da doença e são conhecidos como causa suficiente.[1]

• O CONCEITO DE CAUSA

Causa de uma doença é um evento, uma condição, uma característica ou uma combinação de fatores desempenhando papel fundamental na determinação da doença. É lógico supor que a causa deva sempre preceder o efeito no tempo. Essa relação temporal entre uma possível causa e seu efeito, o fator antecedendo a doença, é considerada fundamental na relação causal, embora por si só não garanta que a relação entre esses fatores seja de natureza causal. Uma causa pode ser necessária para o desenvolvimento de determinada doença, como a presença do *Mycobacterium tuberculosis* é necessária para o desenvolvimento da tuberculose. Sem a presença da causa necessária (nesse caso o bacilo da tuberculose), a doença (tuberculose) não se desenvolveria. Entretanto, a causa necessária poderá não ser suficiente. Uma série de outras condições precisa ser satisfeita para que a doença ocorra. Chama-se causa suficiente o conjunto de condições que, interagindo, produzem a doença. Os fatores que compõem esse conjunto de condições são as causas componentes. O cólera, por exemplo, precisa de uma série de condições para ocorrer em determinado lugar: a presença do vibrião colérico é a causa necessária; más condições de saneamento, como falta de água potável, destino inadequado dos dejetos do esgotamento sanitário, migração de portadores do vibrião e falta de estrutura assistencial poderiam constituir as causas componentes, que, atuando em conjunto, resultariam na causa suficiente para a transmissão do cólera. Uma causa necessária é sempre um componente fundamental de uma causa suficiente.[1,2]

Embora com os conhecimentos atuais fique clara a existência de causas necessárias para determinadas doenças, como as infecciosas e parasitárias, isso não pode ser generalizado para todas as doenças, especialmente para as não infecciosas. Nem sempre é possível determinar a causa necessária e conhecer os componentes da causa suficiente.

• OS POSTULADOS DE HENLE-KOCH

No início do que se convencionou chamar de "era bacteriológica", alguns cientistas, entre eles Henle (1809-1885) e Koch (1843-1910), procuraram estabelecer alguns critérios de causalidade. Nessa época inúmeros microrganismos estavam sendo descobertos, e era necessário verificar sua relação com as doenças, ou seja, determinar que organismo vivo era causa de qual doença em particular. Isso porque, ao examinar doentes e colher amostras de fluidos orgânicos e tecidos, naturalmente se encontravam inúmeros microrganismos, e era preciso separar aqueles que tinham relação com a doença em investigação daqueles que eram meros achados casuais. Henle e Koch desenvolveram uma lista de critérios simples que em muito auxiliaram o raciocínio causal relacionado a doenças infecciosas. São eles:

- O microrganismo deveria estar sempre presente nos casos da doença.
- Deveria ser isolado do organismo e crescer em meio de cultura.
- Quando inoculado em animal suscetível, deveria produzir a doença e apenas ela.
- Deveria ser posteriormente recuperado do animal inoculado e identificado.

Verificou-se que nem todas as doenças infecciosas preenchiam os critérios apontados nos postulados. Quando as doenças não infecciosas passaram a ter maior importância, outros critérios de causalidade foram sendo desenvolvidos por autores como Hill[3] e Susser.[4]

• CRITÉRIOS DE CAUSALIDADE DE HILL

Hill (1897-1991)[3] sugeriu que os seguintes aspectos de uma associação deveriam ser considerados para separar associações causais de não causais:

- *Relação temporal*: a causa deve preceder o efeito no tempo. Esse critério é considerado condição essencial para a existência da relação causal. Em estudos do tipo coorte, em que pessoas expostas a determinados fatores de risco são seguidas ao longo do tempo, com um grupo não exposto sendo seguido para comparação, a ocorrência da doença nesses grupos poderá ser medida e comparada, ficando clara a relação temporal de causa precedendo a doença, uma vez que no início do seguimento os participantes não devem apresentar a doença sob investigação. Em outros modelos de estudo (estudos transversais), em que doença e exposição são medidas ao mesmo tempo, poderá haver dúvidas sobre essa relação temporal.
- *Força da associação*: quanto mais intensa for a associação entre uma possível causa e seu efeito, mais plausível se torna a ideia de que a relação seja causal. A força da associação pode ser medida pelo tamanho da relação de risco (medidas de risco relativo e *odds ratio*). Associações em que a incidência da doença entre expostos seja bem maior que entre os não expostos, são mais prováveis de serem causais que as menos intensas.

- *Consistência*: observações repetidas de uma associação, em diferentes populações sob diferentes circunstâncias, falam a favor da consistência da associação.
- *Especificidade*: o critério de especificidade requer que uma causa leve a um único efeito e não a múltiplos efeitos. Por outro lado, a retirada do fator causal levaria à redução do efeito, ocorrendo reversibilidade desse.
- *Gradiente biológico* ou relação dose-resposta: o gradiente biológico refere-se à presença de unidirecionalidade na curva dose-resposta. Quanto mais exposto a um determinado fator, maior será o efeito observado. Nem sempre uma associação que tenha um gradiente biológico será causal. A possibilidade de um fator gerador de confusão precisa ser descartada.
- *Plausibilidade*: refere-se à plausibilidade biológica da hipótese, em relação a outros conhecimentos estabelecidos. Não é uma necessidade absoluta, uma vez que a plausibilidade de uma possível relação causal depende dos conhecimentos adquiridos sobre determinado assunto em determinada época. Muitos conhecimentos hoje aceitos foram considerados pouco plausíveis no passado.
- *Coerência*: implica que uma interpretação da relação causal de uma associação não entre em conflito com o conhecimento da história natural e da biologia das doenças. Semelhante ao critério anterior, é também um critério conservador e sua falta não implica o abandono da hipótese de relação causal.
- *Evidência experimental*: a relação causal será mais provável nas situações em que puder ser testada mediante modelo experimental bem conduzido, capaz de controlar as possíveis variáveis de confundimento.
- *Analogia*: se muitas linhas de investigação levam à mesma conclusão, então a evidência de relação causal ficará mais forte.

Aceitos como critérios de causalidade na Epidemiologia, os critérios de Hill servem de roteiro para julgamento de uma possível associação causal. Mas não devem ser considerados como *sine qua non* da relação causal, apenas como uma maneira de raciocínio causal em Epidemiologia. O que eles permitem é ajudar a pensar em uma questão fundamental, se haveria outra explicação para a associação observada entre os eventos fator de risco e doença além da relação de causalidade. Servem como alerta sobre possíveis associações não causais.

• FATORES DE RISCO E CAUSALIDADE

Em Epidemiologia é comum o uso do termo "fator de risco" para indicar fatores que estão positivamente associados com o desenvolvimento de doenças, mas que, sozinhos, podem não ser suficientes para causá-las. Quando associados negativamente são chamados de fatores de proteção. Alguns fatores de risco podem estar associados a várias doenças, e algumas doenças podem ser consideradas fatores de risco de outras, constituindo uma rede de multicausalidade.[5] Por exemplo, a obesidade e os fatores genéticos (fatores de risco) estão associados ao *diabetes mellitus* (doença); por sua vez, o *diabetes mellitus* pode ser considerado fator de risco para doenças cardiovasculares.

Alguns fatores de risco desempenham papel importante na causalidade e são denominados fatores predisponentes, que podem estar associados a um determinado estado de suscetibilidade às doenças, como uma doença autoimune, por exemplo. Outros são chamados fatores facilitadores, por favorecerem o desenvolvimento da doença, como desnutrição e baixa renda. Fatores precipitantes ou desencadeantes são aqueles associados ao início da doença, como a exposição a um agente específico para uma determinada doença, como o vírus da influenza em relação à gripe. Fatores agravantes podem estar associados à piora do quadro clínico de uma doença, como é o caso de repetidas infestações pelo *Schistosoma mansoni* na esquistossomose.[6]

• ASSOCIAÇÕES CAUSAIS E NÃO CAUSAIS

Associações observadas entre dois fatores podem ser resultantes do simples acaso. Associações e correlações não implicam necessariamente relações de causalidade. A questão inicial é saber se a associação observada entre um possível fator de risco e uma doença seria aleatória. Ou seja, seria apenas obra do acaso e não uma relação de causalidade.

Para responder a essa questão utilizam-se métodos estatísticos, para que se possa estimar a probabilidade de uma associação ser aleatória. Basicamente são testadas duas hipóteses (ver teste de hipóteses): a primeira, denominada de H_0, afirma que a proporção de doentes expostos a um determinado fator de risco é igual à proporção de não doentes expostos ao mesmo fator. Ela é conhecida como hipótese nula ou de nulidade, e indica que não há uma verdadeira associação entre o fator de risco e a doença, sendo que o acaso deve ser a melhor explicação para a relação que está sendo observada. Em outras palavras, não há associação entre o fator de risco e a doença e, portanto, não há relação causal. A outra hipótese, hipótese alternativa, denominada H_1, afirma que a proporção de doentes expostos ao fator de risco é diferente da proporção de não doentes expostos ao mesmo fator. Portanto, o acaso não deve ser a melhor explicação para a existência da associação observada entre o fator de risco e a doença. Provisoriamente rejeita-se H_0, afirma-se a existência de uma associação entre o fator de risco e a doença, não explicada pelo acaso, e a relação causal poderá aqui ser considerada, embora a associação que está sendo observada poderá não ser causal. No teste de hipóteses arbitrariamente se define um valor de probabilidade (que se denota por p) sob H_0. Os testes de hipóteses geralmente são bem conservadores, uma vez que usualmente só se rejeita H_0 se a probabilidade p sob H_0 for menor que 5% ou 1%, ou valores ainda menores. Caso contrário, H_0 não é rejeitada.

O próximo passo seria questionar se existe uma relação de causalidade na associação observada. Como exemplo, um estudo da relação entre o consumo de produtos dietéticos e obesidade poderia encontrar uma associação positiva entre o fator de risco "consumo de produtos dietéticos" e a doença "obesidade". Como parece óbvio, não se poderia afirmar sobre a existência de uma relação causal entre o hábito de ingerir produtos dietéticos e obesidade. É provável que o fato do indivíduo ser obeso o leve a consumir produtos dietéticos. Nesse exemplo, a relação temporal entre causa e efeito está invertida: o efeito (obesidade) provavelmente precede a possível causa (consumo de produtos dietéticos), apesar de ter sido observada forte associação entre os dois fenômenos. O que está ocorrendo é algo bastante distinto: pessoas obesas, que se tornaram doentes por outras razões, tendem a consumir produtos dietéticos para emagrecer, e não o contrário. Existe associação entre o consumo desses produtos e a obesidade, mas essa relação é claramente não causal.

• VIESES (*BIAS*)

Associações observadas entre fatores podem ser decorrentes de vieses. Os vieses se referem a erros sistemáticos inadvertidamente introduzidos no estudo. Se isso ocorrer, as associações que estão sendo observadas podem ser explicadas por esses erros sistemáticos. Um viés é diferente de um erro amostral, pois independe do tamanho da amostra e não poderá ser minimizado por aumento do número de observações, nem por melhoras no processo de amostragem. Se não for evitado, poderá comprometer o estudo.

Um viés ocorre, por exemplo, quando um instrumento de medida está mal calibrado e mede sistematicamente com erros. Um aparelho para medir pressão arterial que sempre aponta valores diferentes da realidade poderá levar o pesquisador a classificar erroneamente os indivíduos hipertensos. Pesquisadores mal treinados poderão cometer erros de medida, apesar de usarem instrumentos bem calibrados. Questões mal formuladas podem levar a erros de interpretação da pessoa respondente. Doentes podem se lembrar de acontecimentos passados com mais interesse que indivíduos sadios.

Outro tipo de viés é o de seleção de participantes de um estudo. Resulta quando critérios não comparáveis entre grupos expostos e grupos não expostos são utilizados para selecionar os participantes. Por exemplo, ao se testar a eficácia de determinado medicamento, grupos que serão expostos não são comparáveis aos seus controles quanto à gravidade da doença ou à idade dos participantes.[7] Estudos com vieses não se prestam a avaliar relações causais.

• VARIÁVEIS DE CONFUNDIMENTO

Uma variável de confundimento (ou geradora de confusão) é um fator que não está sendo estudado, mas que está associado ao fator de risco em estudo. Como exemplo, uma investigação para verificar a associação entre consumo de café e infarto agudo do miocárdio em que não se considere a possibilidade do fumo como variável de confundimento. Como, em geral, fumantes têm o hábito de beber café, e o fumo é um conhecido fator de risco para infarto do miocárdio, a associação observada entre café e infarto poderá ser em virtude da presença de fumantes entre os bebedores de café e não propriamente do fato do indivíduo consumir café. Seria necessário controlar essa variável confundidora, testando se a associação entre café e infarto se mantém entre fumantes e não fumantes, e se existe associação entre fumo e consumo de café.[7] Pode-se chegar a conclusões errôneas caso não se verifique a possibilidade de existência de variáveis de confundimento em estudos epidemiológicos.

• FILOSOFIA E INFERÊNCIA CIENTÍFICA

A maneira das ciências empíricas (ciências biológicas, por exemplo) de se aproximar do conhecimento e interpretar a causalidade é conhecida como método indutivo. Segundo Lakatos e Marconi,[8] o método indutivo parte de premissas que contenham informações sobre o observado e chega a conclusões sobre uma situação geral, não observada. O caminho seguido vai do particular (observação de alguns casos) ao geral (generalização para todos os casos com características semelhantes), estabelecendo-se leis gerais. O método dedutivo, ao contrário, parte de premissas supostamente verdadeiras e chega a conclusões que, baseadas nas premissas, deverão ser verdadeiras e poderão ser submetidas a provas empíricas, quando for o caso. O método dedutivo é usado pelas ciências formais (matemática e lógica).

Francis Bacon (1561-1626) afirmou que a racionalidade científica depende de generalizações obtidas após observações rigorosas do mundo real, para chegar a leis gerais da natureza. As observações induzem à formulação de leis naturais na mente dos cientistas. O indutivismo representou um avanço científico, contrapondo-se ao conhecimento baseado na autoridade. O cientista, em vez de se ater exclusivamente aos textos antigos e à autoridade de seus autores, deveria realizar rigorosas observações sobre a natureza e formular leis gerais por meio da inferência indutiva.[1]

Por outro lado, David Hume (1711-1776) apontou uma importante deficiência do indutivismo: seus argumentos não são mais que a assunção de que certos eventos terão, no futuro, os mesmos padrões que foram observados no passado. Segundo Hume, a inferência causal baseada na indução pode ser falha, pois mesmo após a observação de uma grande série de eventos não é possível estabelecer relação causal entre eles, uma vez que a possibilidade de coincidência na repetição dos fenômenos não pode ser afastada. Essa dificuldade é conhecida como "problema de Hume". Um exemplo dado por Russel (1872-1970)[1] é o de dois relógios que tocam exata e repetidamente um instante após o outro, sem que logicamente se estabeleça qualquer relação causal entre os eventos. A inferência causal baseada na mera coincidência pode ser descrita como uma "falácia lógica da afirmação do consequente".

Popper (1902-1994),[9] criticando o indutivismo, observou que as hipóteses científicas nunca podem ser provadas como verdade no sentido lógico. Ao contrário, as assertivas científicas podem simplesmente ser consistentes com as observações. Mas elas podem ser refutadas, caso a observação seja inconsistente com a hipótese. Segundo Popper, a ciência avança de acordo com o que ele chamou de conjectura e refutação. Cientistas usam a lógica dedutiva para inferir predições das hipóteses e então comparar observações com as predições. Hipóteses cujas predições estão de acordo com as observações são confirmadas apenas no sentido de que elas podem continuar a ser usadas como explicações para os fenômenos naturais. A qualquer tempo, todavia, elas podem ser refutadas por outras observações e ser substituídas por outras hipóteses que expliquem melhor os fenômenos. Essa visão da inferência científica é chamada de refutacionismo.

Thomas Kuhn (1922-1996)[10] enfatizou o papel da comunidade científica em determinar a validade das teorias científicas. Esse crítico dos modelos de conjectura e refutação sugeriu que a teoria da refutação também envolve uma escolha. Cada observação é, ela mesma, dependente das teorias. Kuhn afirmou que o ponto de vista científico prevalecente, que ele denominou ciência normal, ocasionalmente passa por uma revolução científica em que, por decisão da comunidade científica, uma infraestrutura de conhecimentos e verdades estabelecidas é descartada e não refutada, e uma nova infraestrutura passa a prevalecer. Kuhn argumenta que o consenso da comunidade científica determina o que é aceitável e o que é refutado.

Thomas Bayes (1702-1761)[1] afirmou que o argumento dedutivo também não pode prover informação sobre a verdade ou a falsidade de uma hipótese científica, a menos que se possa estar seguro sobre a verdade das premissas do argumento. O argumento lógico "se H implica B, e B é falso, então H deve ser falso" é um argumento válido, mas somente "se H implica B, e B é falso" forem assertivas verdadeiras. Se essas assertivas se referirem ao mundo físico, que depende de observações, eventualmente poderá não haver absoluta certeza sobre as premissas, que são resultados de observações. Dessa forma também o método dedutivo é colocado em questão.

Embora a questão da causalidade permaneça como tema de debate no campo da Filosofia, a inferência causal tem um papel fundamental na saúde pública e na Epidemiologia.[11] A determinação de que uma associação é causal indica a possibilidade de intervenção nos fatores causais, objetivando diminuir ou mesmo eliminar a ocorrência de doenças. Como exemplo, a discussão da relação causal entre a infecção pelo vírus Zika durante a gravidez e a ocorrência aumentada de microcefalia em crianças cujas mães estiveram expostas a esse vírus é de suma importância para programas de controle da doença em populações expostas. Evidências desse tipo impõem uma conduta por vezes pragmática da saúde pública, dadas as importantes consequências para as populações expostas. O estudo da causalidade deve ter um caráter pluralístico,[12] de acúmulo de evidências de várias fontes, inclusive externas à Epidemiologia, permitindo a atuação na saúde pública com base em evidências epidemiológicas consistentes.

• REFERÊNCIAS BIBLIOGRÁFICAS

1. Rothman KJ, Greenland S. Modern epidemiology. Philadelphia: Lippincott-Raven; 1998.
2. Luiz R, Struchiner LJ. Interferência causal em epidemiologia – O modelo de respostas potenciais. Rio de Janeiro: Fiocruz; 2002.
3. Hill AB. The environment and disease: Association or causation? In: Proc R Soc Med. 1965;58:295-300.
4. Susser M. What is a cause and how do we know one? A grammar for pragmatic epidemiology. Am J Epidemiol. 1991;133:635-48.
5. MacMahon B, Pugh T. Epidemiology: Principles and methods. Boston: Little, Brown and Company; 1970.
6. Beaglehole R, Bonita R, Kjellstrom T. Epidemiologia básica. São Paulo: Santos/Organização Mundial da Saúde; 1996.
7. Gordis L. Epidemiology. Philadelphia: W.B. Saunders; 1996.
8. Lakatos EM, Marconi MA. Fundamentos de metodologia científica. São Paulo: Atlas; 1991.
9. Popper KR. A lógica da pesquisa científica. São Paulo: Cultrix; 1972.
10. Kuhn TS. A estrutura das revoluções científicas. 3.ed. São Paulo: Perspectiva; 1997.
11. Glass TA, Goodman SN, Hérnan MA, Samet JM. Causal inference in Public Health. Ann Rev Public Health. 2013;34:61-75.
12. Vandenbroucke JP, Broadbent A, Pearce N. Causality and causal inference in epidemiology: The need for pluralistic approach. International Journal of Epidemiology. 2016;1776-86.

18 Epidemiologia das doenças infecciosas

Fernando Bellissimo-Rodrigues
Afonso Dinis Costa Passos

• INTRODUÇÃO

Por milênios, as doenças infecciosas foram a principal causa de morte da espécie humana. Doenças como varíola, peste, pneumonia, meningite e tuberculose mataram provavelmente mais pessoas do que qualquer guerra já travada por diferentes povos e nações. Mesmo em tempos de guerra, aqueles que sobreviviam a ferimentos traumáticos frequentemente sucumbiam às infecções secundárias e à sepse.

Nos últimos três séculos, a melhoria lenta, mas progressiva das condições de vida e trabalho, diminuiu o impacto das doenças infecciosas sobre o adoecer e morrer do ser humano, levando a um aumento progressivo da expectativa de vida. Nos últimos dois séculos, o advento das vacinas e, posteriormente, dos antibióticos, consolidou nosso poder de enfrentamento dessas doenças, influenciando fortemente o fenômeno da transição epidemiológica. Esse progresso foi de tamanha magnitude que, em 1967, o então Diretor Operacional do Serviço Público de Saúde dos Estados Unidos da América (EUA), William H. Stewart, proferiu a seguinte frase: "*The time has come to close the book on infectious diseases. We have basically wiped out infection in the United States*".

Entretanto, essa expectativa não se confirmou e algumas doenças infecciosas antigas como a tuberculose, malária, meningite, pneumonia e diarreia aguda infecciosa continuam a ceifar a vida de milhões de pessoas anualmente, predominantemente nos países em desenvolvimento. Além disso, novas doenças infecciosas com extraordinária capacidade de disseminação e letalidade surgiram para o ser humano no último século, tais como as infecções pelos vírus HIV e Ebola. E para agravar ainda mais a situação, em um verdadeiro paradoxo da transição epidemiológica, o vultoso aumento da ocorrência das doenças cardiovasculares, doenças respiratórias crônicas, cânceres e traumas observado nas últimas cinco décadas resultou em aumento da incidência das infecções relacionadas à assistência à saúde que, estima-se, matem anualmente 16 milhões de pessoas em todo o mundo.

Tomados em conjunto, o contexto dos fatos descritos ressalta a relevância atual que a Epidemiologia das doenças infecciosas tem para o campo da saúde coletiva.

• CONCEITOS BÁSICOS NA EPIDEMIOLOGIA DAS DOENÇAS INFECCIOSAS

Para estudar a dinâmica da ocorrência das doenças infecciosas em uma dada população é necessária a compreensão de alguns conceitos básicos, descritos a seguir.

Primeiramente, torna-se necessário distinguir **colonização** de **infecção** e **doença infecciosa**. No processo de colonização, microrganismo e ser humano convivem em uma relação comensal ou simbiótica, sem haver elicitação do sistema imune do hospedeiro. Já na infecção, ocorre dano celular ou tecidual e elicitação da resposta imune inata e/ou adaptativa do hospedeiro.

Do ponto de vista clínico, uma infecção pode ser assintomática, de onde vem o conceito de **portador** (exemplo: portador de *Neisseria meningitidis* na orofaringe), ou sintomática (exemplo: meningite meningocócica). Quando a infecção produz sinais e sintomas clínicos, associados a dano tissular ou alteração da fisiologia orgânica, ela é então chamada de doença infecciosa. Nesse caso, será denominado **período de incubação** o intervalo de tempo existente entre a exposição ao agente infeccioso e o início dos sintomas. Eventualmente, a apresentação clínica inicial de uma doença infecciosa é marcada por sintomas inespecíficos como mal-estar, inapetência e estado subfebril, o que caracteriza o **período prodrômico** da doença.

O **espectro clínico** de uma infecção pode ir da cor branca à preta, passando por mais de 50 tons de cinza. Um exemplo típico dessa distribuição é a que observamos na febre amarela, cuja infecção é assintomática em 40-65% dos casos, sintomática leve em 20-30% dos casos, e muito grave nos restantes 15-30%, resultando frequentemente no óbito dentro deste último estrato.

São chamados de **reservatórios** de um agente infeccioso os seres vivos ou locais inanimados onde o microrganismo é capaz de viver e se multiplicar, podendo, a partir dali, ser transmitido aos seres humanos suscetíveis. Nas doenças infectocontagiosas, como a tuberculose e a hepatite B, o reservatório principal de infecção é o próprio indivíduo infectado, podendo ele estar doente ou não, dependendo do agente em questão. Algumas doenças, denominadas antropozoonoses, têm reservatório em animais domésticos ou silvestres, afetando apenas esporadicamente os seres humanos. A elas dá-se também o nome genérico de **zoonoses**. É o caso da raiva, que tem nos morcegos seu principal reservatório silvestre, da febre amarela, que tem os primatas não humanos como reservatórios, e da leishmaniose visceral, que tem os cães como reservatórios periurbanos. Outras doenças têm a própria natureza como reservatório, como a esquistossomose, que tem nos lagos infestados de caramujo seu principal reservatório.

O conceito de **fonte de infecção** está ligado ao veículo de transmissão de um agente infeccioso. Para as doenças infectocontagiosas, muitas vezes reservatórios e fontes de infecção são coincidentes, como é o caso da infecção pelo HIV/aids. Já para outras, esses papéis se separam, como no caso da paracoccidioidomicose, cujo reservatório é o solo e a fonte de infecção é o ar contaminado pela poeira, que leva o fungo do solo ao parênquima pulmonar.

Os processos de **transmissão** de um agente infeccioso são muito variados e podem ser classificados de diferentes maneiras. Aquelas de transmissão inter-humana direta são chamadas de doenças infectocontagiosas, enquanto aquelas que têm fonte de infecção na natureza são chamadas de doenças infecciosas não contagiosas. Estas últimas podem ser transmitidas pelo ar (aspergilose), pela água (esquistossomose), pelo contato com animais (toxoplasmose) ou por meios de vetores (dengue). Por sua vez, as doenças infectocontagiosas podem ser transmitidas por diferentes vias: respiratória (tuberculose), sexual (sífilis), fecal-oral (salmonelose), sanguínea (hepatite C), transplacentária (citomegalovirose) ou pelo contato direto pele a pele (escabiose).

O **período de transmissibilidade** de uma doença infecciosa é aquele em que o agente em questão pode ser encontrado em forma viável nos tecidos ou fluidos biológicos do indivíduo infectado, podendo então ser transmitido diretamente a um indivíduo suscetível ou indiretamente a um vetor ou reservatório natural. Em algumas doenças, como as infecções virais exantemáticas (varicela, sarampo, caxumba, rubéola), esse período antecede o início das manifestações clínicas, propiciando a transmissão do agente viral antes mesmo que o indivíduo se perceba doente. É o período de transmissibilidade que determina o **tempo de isolamento** de um doente, na eventualidade de sua internação em unidade hospitalar. No caso da doença meningocócica, por exemplo, esse tempo é de apenas 24 horas após o início de antibioticoterapia apropriada.

• PRINCIPAIS DETERMINANTES DAS DOENÇAS INFECCIOSAS

Empregando o modelo multicausal clássico desenvolvido por Leavell e Clark, podemos analisar a ocorrência das doenças infecciosas como o evento resultante da interação entre **microrganismo, hospedeiro humano** e o **meio ambiente** à sua volta. Nesse sentido, podemos entender a doença infecciosa como o fracasso dessa interação, já que, em simbiose, ou mesmo em uma infecção em forma assintomática, microrganismo e ser humano podem conviver por tempo indefinido. Já na vigência de uma doença infecciosa, o ser humano pode eventualmente se curar, levando à morte ou contenção da multiplicação do microrganismo envolvido ou, no pior dos cenários, o ser humano morre, resultando na morte sequencial do microrganismo causador da doença.

A interação entre essas três forças determina a ocorrência da doença não somente no nível do indivíduo, como também no nível populacional, influenciando seu comportamento endêmico ou epidêmico, como discutido em maior profundidade em outro capítulo deste livro. A seguir, passamos a analisar os principais fatores determinantes das doenças infecciosas ligados a cada um de seus três pilares, em maior detalhe.

Determinantes relacionados aos microrganismos

Outrora tidos como vilões implacáveis da espécie humana, os microrganismos são hoje considerados essenciais à manutenção da vida no planeta. Além de realizarem fotossíntese e decomporem a matéria orgânica no solo, os microrganismos desempenham papel vital no interior do ser humano. Se por um lado um bebê nasce 100% humano, ao morrer um indivíduo é aproximadamente 90% microbiano, o que quer dizer que, para cada célula humana, haverá em média 10 células microbianas compondo a sua microbiota natural, que predomina em concentração na pele e no sistema digestório.

O microbioma humano evoluiu conjuntamente com a espécie humana ao longo de milênios, especializando-se com o tempo em produzir substâncias relevantes ao metabolismo humano, como as vitaminas B12 e K, e em dificultar a colonização e invasão do organismo por germes extrínsecos mais patogênicos.

Mas essa relação habitualmente harmoniosa de simbiose pode se tornar conflituosa se o equilíbrio de forças for rompido, e essa ruptura pode ser influenciada por diversos fatores ligados aos microrganismos. Um deles é a **in-**

fectividade, ou capacidade de causar infecção. O vírus *Influenza*, por exemplo, apresenta altíssima infectividade, tendo em conta sua capacidade extraordinária de transmissão interpessoal, chegando inclusive a atingir proporções globais de infecção (pandemia). Já o fungo *Paracoccidioides brasiliensis* pode ser visto como um patógeno de baixa infectividade, uma vez que milhões de pessoas a ele se expõem diariamente no meio rural, mas apenas um percentual mínimo delas termina sendo infectado pelo fungo. A infectividade de um agente infeccioso está inversamente relacionada ao conceito de **inóculo mínimo**. Para alguns, como o *M. tuberculosis*, basta que um único bacilo escape ao sistema de drenagem mucociliar do epitélio respiratório e chegue ao alvéolo pulmonar para que a infecção inicial, chamada de complexo primário, se estabeleça. Já para que o vírus HIV se instale no organismo humano é provavelmente necessário que alguns milhões de cópias virais sejam inoculados em suas mucosas ou tecidos subepiteliais.

Outro fator importante é a **patogenicidade**, que é a capacidade de produzir doença no hospedeiro. Microrganismos como os anaeróbios do trato digestório, habitualmente inócuos, mas que podem causar doença em situação excepcional, como no caso de perfuração de uma alça intestinal, são chamados de "patógenos oportunistas". Por outro lado, microrganismos como o vírus HIV, capazes de causar doença em praticamente todos os hospedeiros em que puderem estabelecer o processo infeccioso, são chamados de "patogênicos". Em termos epidemiológicos, a patogenicidade de um agente infeccioso pode ser estimada pela proporção de doentes entre todos os infectados ou colonizados.

Outro fator que influencia esse delicado equilíbrio é a **virulência** do microrganismo. Muito embora esse termo seja empregado com diferentes significados pela literatura científica, em Epidemiologia ele é entendido como uma variável que mede a "agressividade" de um patógeno, considerada aqui como sua capacidade de invadir o hospedeiro, evadir ao sistema imune e agredir suas células e tecidos. A virulência de um agente infeccioso pode ser estimada pela proporção de casos graves e fatais entre todos os doentes. Nesse sentido, o rinovírus pode ser classificado como agente de baixa virulência, sendo raríssimos os casos graves e óbitos a ele associados. Já o vírus da *raiva* pode ser entendido como a expressão máxima da virulência de um agente infeccioso, tendo em vista que sua letalidade se aproxima de 100% dos casos.

Determinantes relacionados ao hospedeiro humano

Como contraponto às ações potencialmente invasivas e lesivas dos microrganismos, temos o sistema imunológico humano, que é constituído por vários mecanismos engenhosos de proteção, didaticamente classificados em imunidade inata e imunidade adaptativa.

A **imunidade inata** é formada por barreiras inespecíficas de defesa contra os agentes infecciosos e é desprovida de memória. Constituem essa barreira a pele, as mucosas, a barreira hematoencefálica, o fluxo de fluidos como urina e bile, os sistemas mucociliares do trato respiratório, o pH gástrico, as lisozimas, os interferons, o sistema complemento e as células fagocíticas. Qualquer deficiência em um ou mais desses mecanismos de defesa pode aumentar a suscetibilidade do indivíduo a doenças infecciosas. Essas deficiências podem ser congênitas, como a deficiência de complemento, ou adquiridas, como a alteração de pH gástrico induzida pelo uso crônico de omeprazol, e a deficiência de quimiotaxia e fagocitose induzida pela hiperglicemia no *diabetes mellitus*.

Já a **imunidade adaptativa** é patógeno-específica e normalmente se desenvolve após o contato do organismo com o agente infeccioso ou antígenos dele derivados. Possui um braço humoral representado pelos linfócitos B, produtores de anticorpos, e um braço celular representado pelos linfócitos T e as células NK ("*natural killer*"). Habitualmente, essas células são capazes de reter memória imunológica de um contato com um dado patógeno que pode, em muitos casos, prevenir uma infecção secundária pelo mesmo agente. É esse o caso da exposição aos vírus da febre amarela, sarampo, rubéola, caxumba, varicela, Zika e hepatite B, entre vários outros. Também aqui as deficiências elevam o risco de doença infecciosa e podem ser de origem congênita, como a deficiência de IgA, ou adquiridas, como aquelas produzidas pela desnutrição, aids e corticoterapia crônica, entre inúmeros outros fatores.

A imunidade adaptativa pode ser conferida por vias ativa ou passiva, natural ou artificial. A imunidade adquirida após a infecção por determinado patógeno é classificada como de origem natural e ativa. Quando se vacina uma pessoa, estamos imunizando-a de forma também ativa, mas artificialmente. A imunização passiva, por sua vez, pode se dar por vias naturais, como na transferência de IgA para o recém-nascido pelo leite materno, ou por via artificial, como na administração de soro antitetânico a uma pessoa que tenha sofrido acidente de risco para o tétano.

Muito embora seja desejável que a imunidade humana seja tão qualificada e potente quanto possível diante da grande maioria das infecções, em algumas situações específicas a resposta imune desbalanceada a determinado agente infeccioso pode ser até mais danosa que a ação do microrganismo em si. Esse é o caso da sepse bacteriana, em que a produção exacerbada de citocinas pró e anti-inflamatórias pode culminar com a perda do tônus vascular arterial e o choque circulatório.

Quando o nível de imunidade de uma população a dado agente infecto-contagioso se projeta em patamares elevados, seja porque um grande número de indivíduos foi naturalmente infectado e desenvolveu resistência, seja pela vacinação em larga escala, podemos observar o conceito de **imunidade de rebanho**. Segundo esse conceito, mesmo aquele percentual pequeno de pessoas não imunes ao agente está protegido indiretamente pela imunidade dos demais, que impede a livre circulação do agente naquela população. É o caso da poliomielite no Brasil, por exemplo. Apesar do *poliovírus selvagem tipo 1* ter sido encontrado em amostra sentinela do esgoto do aeroporto de Campinas em 2014, e de haver pessoas suscetíveis à poliomielite (crianças imunossuprimidas, por exemplo), não houve surto da doença no país porque as coberturas vacinais eram altíssimas para esse agente.

Determinantes relacionados ao ambiente

Complementando a visão original do modelo proposto por Leavell e Clark, consideramos aqui o meio ambiente de maneira ampliada, incluindo não apenas aspectos naturais, mas também aspectos sociais e econômicos.

Em relação aos aspectos naturais que influenciam o risco de adoecimento, podemos citar o caso das doenças tropicais transmitidas por vetores, como a malária, a dengue e a febre amarela. Elas são muito mais frequentes nas regiões tropicais e subtropicais do globo em razão da abundância de seus vetores nesses locais, que têm dificuldades em sobreviver e se reproduzir em regiões mais frias. Entretanto, deve-se registrar que regiões de clima subtropical, como o estado da Flórida (EUA) e a Austrália, não apresentam epidemias de dengue, apesar de infestados por mosquitos *Aedes* spp. Nesse exemplo, torna-se relevante o papel dos determinantes sociais ligados à pobreza, como a coleta e destino inadequado dado ao lixo urbano, mais frequentes nos países em desenvolvimento acometidos por essa doença.

O regime pluviométrico, por sua vez, pode influenciar o risco de doenças ligadas a enchentes e alagamentos, como a leptospirose, a hepatite A e o cólera. Aqui também não se pode deixar de mencionar a participação antrópica nessa determinação, uma vez que a impermeabilização do solo nas cidades contribui para o fenômeno enchente e a ausência de tratamento do esgoto contribui para o lançamento dos patógenos enterais no curso dos rios.

As condições de moradia são determinantes relevantes do risco de algumas doenças infecciosas. Talvez o exemplo mais clássico seja o da doença de Chagas, associada à proliferação de triatomíneos nas casas de pau a pique. Também a tuberculose tem sua transmissibilidade ampliada nas comunidades vivendo em favelas, por causa da aglomeração familiar em pequenos espaços, pouco ensolarados e mal ventilados.

As condições de trabalho também podem influenciar o risco de infecção e adoecimento, sendo que algumas doenças infecciosas são tipicamente ocupacionais. É o caso dos seringueiros e coletores de castanhas na Amazônia, que eventualmente se infectam pela febre amarela, e dos tratoristas do sudeste brasileiro, que contraem paracoccidioidomicose por inalar grandes quantidades de poeira ao arar o solo nu.

• MEDIDAS DE CONTROLE DAS DOENÇAS INFECCIOSAS EM NÍVEL POPULACIONAL

Conceitua-se como **controle de uma doença infecciosa** a aplicação de medidas preventivas ou curativas no nível de uma comunidade ou população, com o objetivo de reduzir a morbidade e a mortalidade a ela associadas. Constituem exemplo típico as medidas anualmente empregadas no Brasil para controle do mosquito *Aedes aegypti*, visando a reduzir os casos de dengue e outras arboviroses.

Historicamente, as medidas de controle aplicadas a doenças infecciosas podem ter um cunho mais direto e pragmático, como proposto pela corrente da **medicina preventiva**, ou serem mais sistêmicas e abrangentes, como proposto pela corrente da **medicina social**. Em nossa avaliação, não há antagonismo entre essas correntes e ambos os tipos de medidas podem ser empregados de forma complementar. Podemos citar como exemplo histórico o controle da doença de Chagas por meio da técnica preventiva do expurgo seletivo com inseticidas aplicados nos domicílios, proposta por Pedreira de Freitas na década de 1950 e posteriormente consolidada com a melhoria das condições habitacionais da população brasileira ao longo da segunda metade do século XX.

Em algumas situações, a aplicação de medidas de controle pode levar à **eliminação de uma doença infecciosa**, quando já não ocorrem casos da referida doença na população em questão, embora persista o risco potencial de sua reintrodução. No Brasil, podemos afirmar que a circulação natural do sarampo e da rubéola foi eliminada há mais de 10 anos, o que não impede a eventual importação de casos e reintrodução dessas doenças, caso as coberturas vacinais da população caiam.

Em última instância, podemos culminar com a **erradicação de uma doença infecciosa**, situação rara em que, além de não ocorrerem casos da doença na população, sua reintrodução é considerada impossível, uma vez que ocorre quebra irreversível da sua cadeia de transmissão. São considerados pressupostos biológicos necessários ao processo de erradicação: que a doença seja causada por um único agente infeccioso, ou no máximo um pequeno grupo de agentes, a ausência de reservatórios do agente na natureza, que a doença tenha período curto de incubação, não produza casos de infecção assintomática, e que estejam disponíveis tratamento ou vacina altamente efetivos.

Até o presente, a única doença infecciosa erradicada do mundo foi a varíola, por meio de campanha global de vacinação e intensa vigilância epidemiológica. O último caso natural de varíola ocorreu na Somália em 1977, mas o vírus causador da doença continua estocado nos EUA e na Rússia, apesar da pressão mundial para sua destruição.

Estamos muito perto de erradicar uma segunda doença infecciosa, a poliomielite. Os últimos casos mundiais de infecção por poliovírus selvagem tipos 2 e 3 foram observados em 1999 e 2012, respectivamente. Entretanto, o poliovírus tipo 1 ainda é endêmico no Afeganistão e no Paquistão, tendo circulado também até 2016 na Nigéria. Em 2017, apenas 22 casos de poliomielite foram registrados no mundo, todos eles ocorrendo nos dois países endêmicos.

O caso da poliomielite ressalta que os pressupostos biológicos são necessários, porém não suficientes para a erradicação de uma doença infecciosa. Determinação política, recursos financeiros e participação social são fundamentais para o sucesso de uma estratégia desse tipo. No caso em questão, há recursos e determinação política, porém o contexto social de pobreza e conflitos em que vivem os dois últimos países endêmicos dificulta o avanço das frentes de vacinação e compromete a erradicação da doença. Ressalta-se aqui a necessidade complementar das medidas "preventivas" e "sociais".

Segundo a Organização Mundial da Saúde (OMS), há outros bons candidatos do ponto de vista biológico à erradicação, como a dracunculíase, a bouba, o sarampo, a rubéola, mas possivelmente faltem iniciativa política e recursos financeiros voltados à implementação desses projetos. Nesse sentido, é útil refletir sobre o fato de que globalmente se gastou, em 2020, cerca de 1 trilhão e 981 bilhões de dólares americanos na produção e comercialização de armamentos, enquanto toda a campanha de erradicação da varíola custou aproximadamente 500 milhões de dólares. Então, é possível estimar que a um custo equivalente, 3.962 outras doenças infecciosas potencialmente erradicáveis poderiam ser de fato erradicadas se todo o dinheiro usado em um único ano para gasto militar fosse investido em programas de controle dessas doenças.

• REFERÊNCIAS BIBLIOGRÁFICAS

1. Barskey AE, et al. Mumps outbreak in orthodox jewish communities in the United States. N Engl J Med. 2012;367:1704-13.
2. Bonita R, Beaglehole R, Kjellström T. Basic epidemiology. 2. ed. WHO Library Cataloguing-in-Publication Data; 2006.

3. Dethlefsen L, McFall-Ngai M, Relman DA. An ecological and evolutionary perspective on human--microbe mutualism and disease. Nature. Oct. 2007;449(18).
4. Focaccia R. Tratado de Infectologia. 3.ed. São Paulo: Atheneu; 2006.
5. Joklik WK. Microbiology: A centenary perspective. 1. ed. Washington, DC: American Society for Microbiology Press; 1999.
6. Omran AR. The epidemiologic transition: A theory of the epidemiology of population change. Milbank Memorial Fund Quarterly. 1971;29:530-38.
7. Passos ADC (org.). Medicina Social na Faculdade de Medicina de Ribeirão Preto da Universidade de São Paulo – 1954 a 2014. 1. ed. Ribeirão Preto: Editora Holos; 2014.
8. Polio Global Eradication Initiative. Semi-annual status report 2017: Progress against the polio eradication & endgame strategic plan. Disponível em: http://WHO-Polio-Donor-Report-january-june-2017-web-30112017.pdf.
9. Seymour CW, et al. Assessment of clinical criteria for sepsis for the Third International Consensus Definitions for Sepsis and Septic Shock (Sepsis-3). JAMA. 2016;315(8):762-74.
10. Stockholm International Peace Research Institute. Yearbook 2021 on armaments, disarmament and international security. Disponível em: https://sipri.org/sites/default/files/2021-06/sipri_yb21_summary_en_v2_0.pdf. Acessado em 25/11/2021.
11. World Health Organization. GBD 2013 Mortality and Causes of Death Collaborators. Global, regional, and national age-sex specific all-cause and cause-specific mortality for 240 causes of death, 1990-2013: A systematic analysis for the Global Burden of Disease Study 2013. Lancet. 2015;385:117-71.
12. World Health Organization. Pandemic influenza risk management, WHO Interim Guidance, 2013. Disponível em: http://www.who.int.
13. World Health Organization. Rabies vaccines and immunoglobulins: WHO position summary of 2017 updates. Disponível em: http://www.who.int.

19 Avaliação do estado nutricional em estudos epidemiológicos: antropometria

Luciana Cisoto Ribeiro

O Sistema Único de Saúde (SUS) foi criado em 1988 com a promulgação da Constituição Federal Brasileira, visando organizar a assistência à saúde oferecida em todo o território nacional. Um importante marco nesta reorientação dos serviços de saúde refere-se à busca e à valorização de estratégias de ação voltadas a práticas preventivas, de promoção e de monitoramento da saúde. A avaliação e o monitoramento da condição alimentar e nutricional é essencial para qualificar a assistência à saúde oferecida à população brasileira, seja através do diagnóstico precoce de situações de risco nutricional associadas ou não a enfermidades, seja por meio da definição de ações preventivas de agravos à saúde.

Nesse contexto, em 1990 foi regulamentado o Sistema de Vigilância Alimentar e Nutricional (Sisvan), com o objetivo de potencializar as ações de vigilância epidemiológica no SUS. Atualmente, esse sistema integra a rede informatizada de saúde (e-SUS).

O Sisvan oferece a padronização de indicadores para o diagnóstico do estado nutricional e a uniformização das técnicas de coletas de dados por meio do desenvolvimento de protocolos que se destinam especialmente aos profissionais de saúde que atuam no nível básico de atenção. As estratégias de vigilância alimentar e nutricional propostas pelo Sisvan devem ser absorvidas como rotina nestes serviços de saúde.

Este capítulo tratará da utilização e interpretação dos índices e indicadores antropométricos na avaliação do estado nutricional de indivíduos e populações.

• INTRODUÇÃO

Antropometria é uma palavra de origem grega, na qual *anthropos* significa homem, ser humano, e *metron* significa medida. Trata-se de uma técnica baseada na avaliação das dimensões físicas e da composição global do corpo humano.

A antropometria é mundialmente utilizada no diagnóstico do estado nutricional, seja pela facilidade e rapidez de execução e padronização, seja por seu baixo custo e inocuidade.

A partir da década de 1960, a Organização Mundial de Saúde (OMS) recomendou a antropometria como método de escolha para a avaliação do estado nutricional em todo o mundo. Os métodos antropométricos são reconhecidos como técnica útil em estudos populacionais, clínicos e de intervenção, pois são aplicáveis a todas as fases do ciclo da vida e permitem a classificação do estado nutricional de indivíduos e de grupos, possibilitando intervenção adequada e precoce, segundo a gravidade das alterações nutricionais.

Os valores antropométricos representam o grau de ajustamento entre o potencial genético de crescimento e os fatores socioeconômicos e ambientais que podem interferir de forma positiva ou negativa na expressão desse potencial. Dessa forma, considera-se que o padrão ideal de crescimento seria aquele expresso por populações cujos indivíduos tivessem a oportunidade de desenvolver plenamente seu potencial de crescimento.

Atualmente a antropometria é universalmente aceita e reconhecida como o melhor parâmetro para avaliar o estado nutricional de grupos populacionais; entretanto, é importante destacar que se utilizada de forma isolada, não identifica deficiências nutricionais específicas (por exemplo, deficiências de micronutrientes).

• AFERIÇÃO E INTERPRETAÇÃO DE INDICADORES ANTROPOMÉTRICOS

A avaliação antropométrica baseia-se na aferição de medidas corporais (peso, estatura e/ou comprimento, circunferências, dobras cutâneas) e na combinação desses dados com informações como idade e sexo, obtendo-se os índices antropométricos.

Para o diagnóstico nutricional é necessária a comparação dos resultados encontrados com valores de uma população de referência, cujos resultados são distribuídos segundo a idade em níveis ou faixas (limites superiores e inferiores) que delimitam e identificam, com clareza, o intervalo de normalidade e os desvios nutricionais (critérios de diagnóstico ou pontos de corte). Usualmente os pontos de corte são expressos em percentis ou escore Z.

Os percentis são derivados de uma distribuição percentilar, isto é, da divisão de uma série de observações em cem partes iguais, em ordem crescente dos valores de um parâmetro, observados para uma determinada idade ou sexo.

O escore Z significa, em termos práticos, o número de desvios-padrão que o dado obtido está afastado de sua mediana de referência. Os dados antropométricos apresentam distribuição normal e, dessa forma, admite-se que os valores expressos em percentis ou em escore Z guardem relação entre si.

• ÍNDICES ANTROPOMÉTRICOS

O índice é o resultado da razão entre dois dados antropométricos ou entre dados antropométricos e dados demográficos, e tem o objetivo de descrever alguns aspectos do estado nutricional. Os mais utilizados para diagnósticos populacionais ou individuais são os índices: Peso/Idade (P/I), Peso/Estatura (P/E) ou Peso/Altura (P/A), Estatura/Idade (E/I) ou Altura/Idade (A/I) e o Índice de Massa Corporal/Idade (IMC/Idade).

O índice P/I relaciona a porcentagem de peso corporal em relação à idade cronológica. Essa avaliação é muito adequada para o acompanhamento do crescimento infantil, principalmente nos dois primeiros anos de vida, período em que o peso se destaca como o melhor parâmetro para expressar a velocidade de crescimento, pois varia mais em decorrência da idade do que do comprimento da criança.

O índice P/E reflete a harmonia do crescimento entre massa corporal e altura, e não requer o uso da idade. É sensível para o diagnóstico do estado nutricional atual ou perda de peso em curto prazo e de excesso de peso; entretanto, necessita de medidas complementares para o diagnóstico preciso de sobrepeso e obesidade.

O índice E/I reflete o crescimento linear alcançado para uma idade específica e seus déficits indicam inadequação acumulada de longa duração. Do ponto de vista populacional, o índice E/I é considerado o indicador mais sensível para aferir a qualidade de vida.

O índice de massa corporal (IMC) ou índice de Quetelet resulta da divisão do peso, em quilogramas, pelo quadrado da estatura, em metros. A unidade do IMC é kg/m^2.

$$IMC = \frac{peso\ (kg)}{estatura^2\,(metros)}$$

A validade do IMC é baseada na boa correlação que o índice apresenta com a gordura corporal, principalmente a gordura interna (visceral), que por sua vez está associada a fatores de risco para desenvolvimento de doenças crônicas. No entanto, o IMC apresenta como limitação a não distinção entre a massa de gordura e a massa magra, dificultando a diferenciação entre o sobrepeso por excesso de gordura daquele por hipertrofia da massa muscular.

O uso do IMC em diferentes grupos populacionais exige parâmetros apropriados, segundo idade, sexo e situação fisiológica específica. Dessa forma, é importante empregar um padrão de referência específico a cada caso (crianças, adolescentes, gestantes e idosos), como descritos ao longo do capítulo.

O Quadro 1 apresenta os índices antropométricos e respectivos pontos de corte indicados em cada etapa do ciclo de vida, que são adotados pelo Ministério da Saúde para vigilância do estado nutricional da população brasileira.

QUADRO 1 ÍNDICES ANTROPOMÉTRICOS E PARÂMETROS ADOTADOS PELA VIGILÂNCIA ALIMENTAR E NUTRICIONAL (SISVAN)

FASES DO CURSO DA VIDA	ÍNDICES E PARÂMETROS
Crianças	Peso por idade
	Estatura por idade
	Peso por estatura
	IMC por idade
Adolescentes	IMC por idade
	Estatura por idade
Adultos	IMC
	Circunferência da cintura
Idosos	IMC
Gestantes	IMC por semana gestacional
	Ganho de peso gestacional

Fonte: Sisvan.[2]

Crianças e adolescentes

O crescimento de crianças e adolescentes pode ser afetado por quaisquer desordens em sua condição de saúde e nutrição, independentemente das causas. Nesse sentido, diversos autores reconhecem que a avaliação e o monitoramento do crescimento nesses grupos etários são "uma medida indireta de qualidade de vida da população".

O crescimento não é uniforme ao longo da infância e adolescência, necessitando, portanto, de padrões específicos para sua avaliação. Na segunda metade do século passado, diversos países desenvolveram investigações antropométricas que pudessem gerar um padrão de crescimento próprio. Entretanto, tais pesquisas permitiram a reflexão de que é possível utilizar um referencial único, internacional, para avaliar o crescimento e o estado de nutrição em diversas regiões.

Tal demanda levou a OMS a desenvolver um estudo multicêntrico que englobou populações dos cinco continentes e, após mais de uma década de pesquisa, foram lançadas curvas para avaliação do crescimento da criança de 0 a 5 anos para diferentes índices antropométricos, em percentis e escore Z. Ao mesmo tempo, elaboraram-se novas curvas de crescimento para escolares e adolescentes baseadas nos dados do Centro Nacional de Estatística em Saúde dos Estados Unidos (NCHS) e ajustados com modelos estatísticos sofisticados, de tal forma que gerasse um padrão contínuo de crescimento (de 0 a 19 anos).

A OMS disponibilizou esses novos padrões em tabelas e curvas de crescimento, bem como softwares para o cálculo e diagnóstico do estado nutricional e do desenvolvimento infantil. O Anthro e AnthroPlus são softwares desenvolvidos para facilitar a aplicação das curvas de referência de crescimento da OMS, para crianças de 0 a 5 anos (WHO Anthro: disponível para download no site http://www.who.int/childgrowth/software/en/) e de 5 a 19 anos (WHO AnthroPlus: disponível para download no site http://www.who.int/growthref/tools/en/). Esses dois programas estão disponíveis gratuitamente no site da OMS em diferentes idiomas e podem ser instalados em computadores e *laptops*.

No Brasil, a recomendação da OMS foi endossada pelo Ministério da Saúde, e o novo referencial adotado, desde 2008, pelo Sisvan,[3] como padrão de referência para avaliação do crescimento ideal para crianças menores de 10 anos e adolescentes com idades entre 10 e 20 anos.

Crianças menores de 10 anos

A criança constitui um grupo extremamente vulnerável do ponto de vista nutricional por apresentar elevada velocidade de crescimento, principalmente nos dois primeiros anos de vida, com declínio gradativo e pronunciado até os cinco anos de idade. Em relação ao peso, a criança triplica o valor do nascimento ao final do primeiro ano de vida e quadruplica aos dois anos de idade. Quanto ao comprimento, há aumento de 50% ao final do primeiro ano de vida e atinge-se o dobro até os quatro anos de idade. A partir do quinto ano, a velocidade de crescimento é praticamente constante, de 5 a 6 cm/ano até o início do estirão da adolescência. A avaliação frequente do estado nutricional infantil torna-se uma ferramenta importante para detectar problemas precocemente, possibilitando medidas de intervenção.

Para a avaliação e o monitoramento do crescimento infantil (Tabelas 1 e 2) utilizam-se os índices antropométricos em percentis e escore Z propostos pela OMS e adotam-se os pontos de corte definidos pelo Ministério da Saúde.

Adolescentes (10 a 20 anos de idade)

A adolescência é um período da vida marcado por intensas mudanças corporais e pelo desenvolvimento psicossocial. Essas mudanças são caracterizadas por alterações de peso, estatura e composição corporal, entre outras, que influenciam o aumento das necessidades nutricionais. Cerca de 50% do peso e 20-25% da estatura de um indivíduo são adquiridos na adolescência.

Para a avaliação do estado nutricional de adolescentes a OMS preconiza o uso do IMC ajustado por idade, levando-se em conta as rápidas modificações corporais que ocorrem associadas à maturação sexual.

Na Tabela 1 são apresentados os pontos de corte, em percentis, para diagnóstico nutricional de adolescentes (10 a 20 anos) a partir dos índices IMC para Idade e Estatura para Idade; na Tabela 2 são mostrados os pontos de corte em escore Z.

Adultos

O IMC é o índice de eleição para o diagnóstico do estado nutricional de indivíduos na faixa etária de 20 a 60 anos em decorrência da simplicidade em obter e classificar os resultados, sem necessidade de comparação com curvas de referência. O IMC pode ser calculado independentemente da idade, apresenta correlação com indicadores de composição corporal e pode ser aplicado para identificar indivíduos com risco de morbimortalidade. Para sua classificação utilizam-se os pontos de corte recomendados pela OMS (Tabela 3).

Além do IMC, o Ministério da Saúde recomenda a utilização concomitante da circunferência da cintura (CC) para completar o diagnóstico nutricional. A CC é utilizada como indicador de gordura visceral que, em indivíduos adultos, tem associação direta com o risco de morbimortalidade por doenças crônicas. Os pontos de corte adotados pelo Ministério da Saúde seguem as recomendações da OMS e diferem segundo sexo.

Idosos

A avaliação antropométrica em idosos (indivíduos com 60 anos ou mais de idade) é importante tanto para diagnóstico como para monitoramento do estado nutricional em indivíduos saudáveis e na vigência de doenças. Entretanto,

TABELA 1 ÍNDICES ANTROPOMÉTRICOS E PONTOS DE CORTES EM PERCENTIS ADOTADOS PELO MINISTÉRIO DA SAÚDE PARA AVALIAÇÃO E MONITORAMENTO DO CRESCIMENTO INFANTIL E DE ADOLESCENTES

ÍNDICES ANTROPOMÉTRICOS (0 A 9 ANOS E 11 MESES)					ÍNDICES ANTROPOMÉTRICOS (10 A 20 ANOS)	
PERCENTIS (P)	PESO PARA IDADE (P/I)	PESO PARA ESTATURA (P/E)	IMC PARA IDADE (IMC/I)	ESTATURA PARA IDADE (E/I)	IMC PARA IDADE (IMC/I)	ESTATURA PARA IDADE (E/I)
< P 0,1	Muito baixo	Magreza acentuada	Magreza acentuada	Muito baixa	Magreza acentuada	Muito baixa
≥ P 0,1 e < P3	Baixo	Magreza	Magreza	Baixa	Magreza	Baixa
≥ P3 e < P15	Adequado	Eutrofia	Eutrofia	Estatura adequada	Eutrofia	Estatura adequada
≥ P15 e ≤ P85	Adequado	Eutrofia	Eutrofia	Estatura adequada	Eutrofia	Estatura adequada
> P85 e ≤ P97	Adequado	Risco de sobrepeso	Risco de sobrepeso	Estatura adequada	Sobrepeso	Estatura adequada
> P97 e ≤ P 99,9	Elevado	Sobrepeso	Sobrepeso	Estatura adequada	Obesidade	Estatura adequada
> P 99,9	Elevado	Obesidade	Obesidade	Estatura adequada	Obesidade grave	Estatura adequada

TABELA 2 ÍNDICES ANTROPOMÉTRICOS E PONTOS DE CORTES EM ESCORE Z ADOTADOS PELO MINISTÉRIO DA SAÚDE PARA AVALIAÇÃO E MONITORAMENTO DO CRESCIMENTO INFANTIL E DE ADOLESCENTES

ÍNDICES ANTROPOMÉTRICOS (0 A 9 ANOS E 11 MESES)					ÍNDICES ANTROPOMÉTRICOS (10 A 20 ANOS)	
PONTOS DE CORTE (ESCORE Z)	PESO PARA IDADE (P/I)	PESO PARA ESTATURA (P/E)	IMC PARA IIADE (IMC/I)	ESTATURA PARA IDADE (E/I)	IMC PARA IDADE (IMC/I)	ESTATURA PARA IDADE (E/I)
Z-score < -3	Muito baixo	Magreza acentuada	Magreza acentuada	Muito baixa	Magreza acentuada	Muito baixa
Z-score ≥ -3 e *Z-score* < -2	Baixo	Magreza	Magreza	Baixa	Magreza	Baixa
Z-score ≥ -2 e *Z-score* < -1	Adequado	Eutrofia	Eutrofia	Estatura adequada	Eutrofia	Estatura adequada
Z-score ≥ -1 e *Z-score* ≤ +1	Adequado	Eutrofia	Eutrofia	Estatura adequada	Eutrofia	Estatura adequada
Z-score > +1 e *Z-score* ≤ +2	Adequado	Risco de sobrepeso	Risco de sobrepeso	Estatura adequada	Sobrepeso	Estatura adequada
Z-score > +2 e *Z-score* ≤ +3	Elevado	Sobrepeso	Sobrepeso	Estatura adequada	Obesidade	Estatura adequada
Z-score > +3	Elevado	Obesidade	Obesidade	Estatura adequada	Obesidade grave	Estatura adequada

TABELA 3 CLASSIFICAÇÃO DO ESTADO NUTRICIONAL SEGUNDO ÍNDICE DE MASSA CORPORAL E CIRCUNFERÊNCIA DA CINTURA PARA ADULTOS

IMC	DIAGNÓSTICO NUTRICIONAL
$< 18,5$ kg/m^2	Baixo peso
$\geq 18,5$ e < 25 kg/m^2	Adequado ou eutrófico
≥ 25 e < 30 kg/m^2	Sobrepeso
≥ 30 kg/m^2	Obesidade
CIRCUNFERÊNCIA DE CINTURA	RISCO PARA DOENÇAS CARDIOVASCULARES
$\geq 80,0$ cm	Para mulheres
$\geq 94,0$ cm	Para homens

é importante considerar as alterações fisiológicas inerentes do envelhecimento em relação a: estatura (compressão vertebral, alterações posturais e nos discos intervertebrais e perda do tônus muscular); peso (alteração da distribuição corporal e aumento progressivo do tecido adiposo, redução de massa muscular e do conteúdo de água corporal, e alimentação inadequada); alterações ósseas (osteoporose); ou mesmo da massa muscular (diminuição da atividade física, alteração na elasticidade e na capacidade de compressão dos tecidos).

O Ministério da Saúde recomenda que para o diagnóstico do estado nutricional de idosos seja utilizado o IMC. Entretanto, considerando todas as alterações da composição corporal decorrentes do envelhecimento, recomendam-se os valores de referência propostos por Lipschitz4 e adotados pela Associação Dietética Norte Americana (Tabela 4).

TABELA 4 CRITÉRIOS PARA DIAGNÓSTICO DO ESTADO NUTRICIONAL DE IDOSOS SEGUNDO ÍNDICE DE MASSA CORPORAL

IMC	DIAGNÓSTICO NUTRICIONAL
≤ 22 kg/m^2	Baixo peso
> 22 e < 27 kg/m^2	Adequado ou eutrófico
≥ 27 kg/m^2	Sobrepeso

Gestantes

A avaliação do estado nutricional da gestante deve ser realizada o mais precocemente possível. O monitoramento é fundamental para identificação de desvios ponderais e ganhos de peso excessivo ou abaixo do recomendado, de forma a permitir condutas apropriadas para manter e/ou adequar o estado nutricional materno, garantindo a saúde materna durante a gestação, no parto e posteriormente na lactação, bem como boas condições de crescimento e desenvolvimento do feto.

Para avaliação nutricional da gestante utiliza-se o IMC pré-gestacional (referido ou obtido até a 13ª semana de gestação) e a estimativa de ganho de peso recomendado segundo o estado nutricional inicial. Com esses dados é possível identificar o estado nutricional ao início da gestação e estimar o ganho de peso adequado total, e por trimestres gestacionais até o final da gestação.

O acompanhamento do estado nutricional da gestante baseia-se na avaliação sistemática do IMC em cada consulta de pré-natal e aplicação do resultado em uma curva de IMC específica para a gestação, composta pela distribuição dos valores de IMC em quatro categorias (baixo peso, adequado, sobrepeso e obesidade) segundo a semana gestacional. A Tabela 5 apresenta o estado nutricional da gestante segundo o IMC por semana gestacional.

TABELA 5 AVALIAÇÃO DO ESTADO NUTRICIONAL DA GESTANTE SEGUNDO ÍNDICE DE MASSA CORPORAL (IMC) POR SEMANA GESTACIONAL

SEMANA GESTACIONAL	BAIXO PESO	ADEQUADO	SOBREPESO	OBESIDADE
6	≤ 19,9	20,0 a 24,9	25,0 a 30,0	≥ 30,1
8	≤ 20,1	20,2 a 25,0	25,1 a 30,1	≥ 30,2
10	≤ 20,2	20,3 a 25,2	25,3 a 30,2	≥ 30,3
11	≤ 20,3	20,4 a 25,3	25,4 a 30,3	≥ 30,4
12	≤ 20,4	20,5 a 25,4	25,5 a 30,3	≥ 30,4
13	≤ 20,6	20,7 a 25,6	25,7 a 30,4	≥ 30,5
14	≤ 20,7	20,8 a 25,7	25,8 a 30,5	≥ 30,6
15	≤ 20,8	20,9 a 25,8	25,9 a 30,6	≥ 30,7
16	≤ 21,0	21,1 a 25,9	26,0 a 30,7	≥ 30,8
17	≤ 21,1	21,2 a 26,0	26,10 a 30,8	≥ 30,9
18	≤ 21,2	21,3 a 26,1	26,2 a 30,9	≥ 31,0
19	≤ 21,4	21,5 a 26,2	26,3 a 30,9	≥ 31,0
20	≤ 21,5	21,6 a 26,3	26,4 a 31,0	≥ 31,1
21	≤ 21,7	21,8 a 26,4	26,5 a 31,1	≥ 31,2
22	≤ 21,8	21,9 a 26,6	26,7 a 31,2	≥ 31,3
23	≤ 22,0	22,1 a 26,8	26,9 a 31,3	≥ 31,4
24	≤ 22,2	22,3 a 26,9	27,0 a 31,5	≥ 31,6
25	≤ 22,4	22,5 a 27,0	27,1 a 31,6	≥ 31,7
26	≤ 22,6	22,7 a 27,2	27,3 a 31,7	≥ 31,8

(continua)

TABELA 5 AVALIAÇÃO DO ESTADO NUTRICIONAL DA GESTANTE SEGUNDO ÍNDICE DE MASSA CORPORAL (IMC) POR SEMANA GESTACIONAL (*CONTINUAÇÃO*)

SEMANA GESTACIONAL	BAIXO PESO	ADEQUADO	SOBREPESO	OBESIDADE
27	≤ 22,7	22,8 a 27,3	27,4 a 31,8	≥ 31,9
28	≤ 22,9	23,0 a 27,5	27,6 a 31,9	≥ 32,0
29	≤ 23,1	23,2 a 27,6	27,7 a 32,0	≥ 32,1
30	≤ 23,3	23,4 a 27,8	27,9 a 32,1	≥ 32,2
31	≤ 23,4	23,5 a 27,9	28,0 a 32,2	≥ 32,3
32	≤ 23,6	23,7 a 28,0	28,1 a 32,3	≥ 32,4
33	≤ 23,8	23,9 a 28,1	28,2 a 32,4	≥ 32,5
34	≤ 23,9	24,0 a 28,3	28,4 a 32,5	≥ 32,6
35	≤ 24,1	24,2 a 28,4	28,5 a 32,6	≥ 32,7
36	≤ 24,2	24,3 a 28,5	28,6 a 32,7	≥ 32,8
37	≤ 24,4	24,5 a 28,7	28,8 a 32,8	≥ 32,9
38	≤ 24,5	24,6 a 28,8	28,9 a 32,9	≥ 33,0
39	≤ 24,7	24,8 a 28,9	29,0 a 33,0	≥ 33,1
40	≤ 24,9	25,0 a 29,1	29,2 a 33,1	≥ 33,2
41	≤ 25,0	25,1 a 29,2	29,3 a 33,2	≥ 33,3
42	≤ 25,0	25,1 a 29,2	29,3 a 33,2	≥ 33,3

Além do IMC, a estimativa do ganho de peso saudável ao longo da gestação (Tabela 6) também é um importante preditor de risco, tanto para a mãe como para o bebê. Um ganho de peso insuficiente durante a gestação pode resultar no nascimento de bebês com baixo peso; por outro lado, o ganho excessivo de peso relaciona-se a uma maior ocorrência de diabetes gestacional, hipertensão arterial e maior risco de morbimortalidade materna e perinatal.

TABELA 6 GANHO DE PESO (KG) RECOMENDADO DURANTE A GESTAÇÃO SEGUNDO O ESTADO NUTRICIONAL INICIAL DE GESTANTES

ESTADO NUTRICIONAL INICIAL (IMC)	GANHO DE PESO (KG)		
	TOTAL NO 1° TRIMESTRE	SEMANAL MÉDIO NO 2° E 3° TRIMESTRES	TOTAL NA GESTAÇÃO
Baixo peso	2,3	0,5	12,5 a 18,0
Adequado	1,6	0,4	11,5 a 16,0
Sobrepeso	0,9	0,3	7,0 a 11,5
Obesidade	–	0,3	7,0

• CONSIDERAÇÕES FINAIS

A avaliação e o monitoramento do estado nutricional da população por meio da antropometria é um método simples que pode ser adotado por todos os profissionais de saúde e é fundamental para a vigilância epidemiológica com o objetivo de definir estratégias de ação para redução de riscos, prevenção de agravos e melhoria do perfil de saúde e nutrição da população.

• REFERÊNCIAS BIBLIOGRÁFICAS

1. Brasil ALD, Devincenzi UM, Ribeiro LC. Nutrição infantil. In: Silva SMCS, Mura JAP. Tratado de alimentação, nutrição e dietoterapia. São Paulo: Roca; 2007. p. 347-61.
2. Brasil. Ministério da Saúde. Orientações para coleta e análise de dados antropométricos em serviços de saúde: norma técnica do sistema de Vigilância Alimentar e Nutricional - Sisvan. Brasília: Ministério da Saúde; 2011. (Série G. Estatística e Informação em Saúde). Disponível em: http://dab.saude.gov.br/portaldab/biblioteca.php?conteudo=publicacoes/orientacoes_coleta_analise_dados_antropometricos.
3. Brasil. Ministério da Saúde. Protocolos do Sistema de Vigilância Alimentar e Nutricional (Sisvan) na assistência à saúde. Brasília: Ministério da Saúde; 2008. (Série B. Textos Básicos de Saúde). Disponível em: http://dab.saude.gov.br/portaldab/biblioteca.php?conteudo=publicacoes/protocolo_sisvan.
4. Kac G, Sichieri R, Gigante DP. Epidemiologia nutricional. Rio de Janeiro: Fiocruz/São Paulo: Atheneu; 2007.
5. Lipschitz DA. Screening for nutritional status in elderly. Prim Care. 1994;21(1):55-67.
6. Onis M, Onyango AW, Borghi E, Siyam A, Nishida C, Siekmann J. Development of a WHO growth reference for school-aged children and adolescents. Bulletin of the World Health Organization. 2007;85(9):660-7.
7. Sigulem DM, Devincenzi MU, Lessa AC. Diagnóstico do estado nutricional da criança e do adolescente. J. Pediatr. 2000;76(Supl.3):S275-S284.
8. Sigulem DM. Nomenclatura e classificação In: Nobréga FJ. Distúrbios da nutrição. 2.ed. Rio Janeiro: Revinter; 1998. p. 47-54.
9. WHO Expert Committee. Physical status: the use and interpretation of anthropometry. Geneva: WHO; 1995. 452p. (Technical Report Series No. 854)
10. WHO Multicentre Growth Reference Study Group. WHO Child Growth Standards: Growth velocity based on weight, length and head circumference: Methods and development. Geneva: World Health Organization; 2009. 242p.
11. WHO Multicentre Growth Reference Study Group. WHO Child Growth Standards: Length/height-for-age, weight-for-age, weight-for-length, weight-for-height and body mass index-for-age: Methods and development. Geneva: World Health Organization; 2006. 312p.

20 Métodos de avaliação do consumo alimentar empregados em estudos epidemiológicos

Daniela Saes Sartorelli

• INTRODUÇÃO

A estimativa precisa e acurada da ingestão de nutrientes e alimentos em grupos populacionais é de fundamental relevância em estudos epidemiológicos conduzidos com o objetivo de se avaliar a adequação da ingestão alimentar ou a relação entre dieta e desfechos de saúde. Entretanto, por conta de erros de medida inerentes a todos os métodos de avaliação do consumo alimentar, a obtenção de dados fidedignos é um desafio nos estudos de epidemiologia nutricional. O presente capítulo descreve os principais métodos de avaliação do consumo alimentar empregados em estudos epidemiológicos.

• MÉTODOS DE AVALIAÇÃO DO CONSUMO ALIMENTAR

Elevada variabilidade intrapessoal é verificada na ingestão dietética. Indivíduos sadios consomem alimentos variados diariamente e as escolhas alimentares diferem segundo os dias da semana, estações do ano, sazonalidade de alimentos, datas festivas, períodos de férias e acesso físico-financeiro aos alimentos. Ademais, o período do ciclo de vida, o estado de saúde físico e mental e a inserção social podem influenciar nas escolhas alimentares. Assim, admite-se o uso de "estimativas" do consumo alimentar, dada a inexistência de um instrumento que avalie a ingestão "real" de indivíduos e grupos populacionais.

A estimativa da ingestão alimentar pode ser realizada direta ou indiretamente. A avaliação direta consiste na obtenção de dados de consumo alimentar de todos os indivíduos. A avaliação indireta do consumo alimentar, empregada em estudos ecológicos, é estimada pela produção e comercialização *per capita* do alimento, disponibilidade familiar de alimentos e despesas familiares na aquisição de produtos alimentícios.

Os principais métodos de estimativa indireta de consumo alimentar populacional são: folha de balanço dos alimentos, inventário alimentar e pesquisa de orçamentos familiares. Os métodos diretos de avaliação do consumo alimentar mais empregados são: registro alimentar, inquérito recordatório de 24 horas e o questionário de frequência alimentar.

Métodos indiretos de estimativa do consumo alimentar

A folha de balanço de alimentos é uma estimativa da disponibilidade de alimentos em um país que considera informações da produção e importação de alimentos, deduzida da exportação, perdas no transporte e armazenamento, e os destinados ao uso industrial e na produção de ração animal, por meio da equação:

Disponibilidade de alimentos = [(alimentos produzidos + alimentos importados) – (alimentos utilizados na indústria + destinados à ração animal + exportados + perdidos no transporte/armazenamento)]

A razão entre a disponibilidade de alimentos pela população do país levará a uma estimativa *per capita* de alimentos, que poderá ser empregada para o cálculo da estimativa de energia e nutrientes. Esse método não estima a ingestão alimentar individual, sendo geralmente empregado em estudos ecológicos.

O inventário alimentar é uma estimativa do consumo alimentar domiciliar da família em um determinado período. A estimativa considera os itens alimentares disponíveis no domicílio no início da investigação, alimentos adquiridos no período e os alimentos remanescentes no final da investigação (geralmente após uma semana), por meio da equação:

Estimativa de consumo alimentar domiciliar da família = [(produtos existentes no primeiro inventário + produtos adquiridos) – produtos existentes no segundo inventário]

Esse método não permite estimar o consumo alimentar de cada membro da família individualmente. Ademais, não considera a fração não consumida dos alimentos como restos, os alimentares descartados ou destinados ao consumo de animais domésticos, assim como não há registro dos alimentos consumidos fora do domicílio. Poderá ser útil na descrição do perfil alimentar familiar de grupos populacionais com escassas informações sobre o consumo alimentar, como alguns povos indígenas.

A Pesquisa de Orçamentos Familiares (POF) estima a despesa da família para a aquisição de alimentos e bebidas em um período determinado, podendo ser posteriormente convertida em quantidade de alimentos adquiridos e estimativa de nutrientes. Assim como o inventário alimentar, não estima a fração não consumida, como os alimentos descartados ou destinados ao consumo de animais. Apesar de considerar as despesas decorrentes de refeições fora do domicílio, não há um registro de quais alimentos foram consumidos fora do lar, os quais então não são computados da estimativa de consumo. É útil na estimativa de tendência temporal de perfil alimentar da população.

Métodos diretos de estimativa do consumo alimentar

O registro alimentar (RA), ou diário alimentar, consiste no registro pelos indivíduos de todos os alimentos e bebidas consumidos ao longo do dia em um determinado período, geralmente entre três e sete dias, preferencialmente em dias não consecutivos. Os indivíduos devem ser orientados a registrar dados sobre a quantidade e as especificações dos alimentos consumidos, assim como o horário de consumo, a refeição e o local de consumo. Caso os pesquisadores tenham como objetivo classificar os alimentos segundo o grau de processamento (não processados ou minimamente processados, moderadamente processados, processados ou ultraprocessados), informações adicionais deverão ser adquiridas, como a marca dos produtos e a procedência. Por exemplo, no caso do consumo de uma lasanha, deve-se registrar se esta foi preparada em casa, consumida em um restaurante ou se foi adquirida pronta para consumo.

A estimativa da quantidade dos alimentos consumidos poderá ser feita por meio de pesagem direta dos alimentos ou com o auxílio de álbuns fotográficos, aumentando a acurácia do método. Dentre as vantagens do registro alimentar, ressalta-se o detalhamento das preparações, do tamanho das porções consumidas, da qualidade dos alimentos e das refeições. Além disso, não é influenciado pela memória dos indivíduos, pois os alimentos deverão ser registrados imediatamente após seu consumo. Entretanto, o emprego desse método é dependente da escolaridade e motivação da população de estudo. As principais limitações do registro alimentar é que inúmeras replicações do método são necessárias, especialmente para a estimativa de alimentos raramente consumidos; além disso, existe a possibilidade de alteração dos hábitos alimentares durante os dias de registro da alimentação.

O inquérito recordatório de 24 horas (IR24h) consiste no levantamento dos alimentos e bebidas consumidos no dia anterior à entrevista (período de 24 horas). É conduzido por meio de entrevista direta, geralmente por um nutricionista. Em muitas situações (escolaridade, motivação) é o único método viável. Assim como verificado no RA, os IR24h fornecem informações detalhadas sobre a qualidade e quantidade de alimentos consumidos, assim como a forma de preparo e a marca de produtos industrializados, horários de consumo e refeições. Caso os pesquisadores tenham como objetivo classificar os alimentos segundo o grau de processamento, deverão ser obtidas informações sobre a marca dos produtos alimentícios e procedência (se feitos em casa ou adquiridos prontos para o consumo). Entretanto, um elevado número de replicações do método pode ser necessário para a estimativa da dieta usual, especialmente para alimentos raramente consumidos. Diferentemente do RA, o IR24h depende da memória do indivíduo em recordar todos os itens alimentares consumidos no dia anterior. Porém, não há alteração do consumo alimentar dos indivíduos durante a avaliação, tornando-o um método superior de avaliação de consumo alimentar de curto prazo.

Há técnicas de coleta das informações que podem promover maior confiabilidade dos dados, como a técnica de "passagens múltiplas", que consiste no levantamento das informações de forma sistematizada em três etapas:

1. Relato de todos os alimentos e bebidas consumidos (sem interromper o indivíduo).
2. Descrição detalhada do tamanho das porções em medidas caseiras, características dos alimentos, marca, local de consumo, adição de açúcar, sal, temperos e beliscos.
3. Revisão, quando o entrevistador deverá ler para o entrevistado a lista de alimentos e bebidas e as quantidades consumidas a fim de verificar a possível omissão de itens alimentares.

Opcionalmente, os passos múltiplos poderão ser conduzidos em cinco etapas:

1. Listagem rápida dos itens alimentícios consumidos no dia anterior.

2. Levantamento do consumo de alimentos usualmente omitidos.
3. Obtenção de informações acerca do horário, local e refeição.
4. Detalhamento sobre a quantidade consumida de cada alimento e bebida.
5. Revisão final.

O IR24h vem sendo reconhecido como um dos métodos mais fidedignos de avaliação do consumo alimentar. Diversos softwares de coleta sistematizada e informatizada para a obtenção de IR24h foram desenvolvidos e testados para uso em pesquisas científicas. No Brasil, destacam-se o programa REC-24h-Erica desenvolvido para coleta de dados do Estudo de Riscos Cardiovasculares em Adolescentes e a plataforma GloboDiet, em fase de validação.[3]

O Questionário de Frequência (QFA) consiste no levantamento da frequência de consumo de uma lista predeterminada de alimentos. Permite a obtenção de informações retrospectivas sobre a dieta e a categorização dos indivíduos segundo o consumo. A lista de alimentos do QFA dependerá dos objetivos do estudo. Opcionalmente, poderá ser formulada baseando-se em alimentos fonte de nutrientes de interesse, mas que poderão não refletir o hábito alimentar da população. Assim, recomenda-se que a lista de alimentos seja elaborada com base em dados de consumo alimentar da população de estudo, por meio de dados de IR24h ou RA, a qual poderá priorizar os alimentos mais frequentemente consumidos, os que mais contribuam no teor de nutrientes de interesse do estudo, ou os itens alimentares que melhor expliquem a variabilidade interpessoal para a estimativa dos nutrientes de interesse. O número de itens alimentares do QFA varia vastamente, entre 5 e 350 alimentos.

O QFA contém, além da lista de alimentos, a frequência de consumo (diária, semanal, mensal, nos últimos 6 meses ou anual). O período retrospectivo de avaliação do consumo alimentar depende dos objetivos do levantamento, entretanto um período superior a 12 meses não é recomendado, em razão do risco de viés de memória.

O QFA poderá ou não incluir o tamanho da porção consumida do alimento, sendo assim classificado em qualitativo, referindo-se apenas à frequência de consumo de alimentos; semiquantitativo, quando porções padronizadas são adotadas; e quantitativo, incorporando a estimativa da porção individualizada.

Um exemplo de levantamento de marcadores de consumo alimentar empregando-se um questionário qualitativo de frequência alimentar foi o Sistema de Vigilância de Fatores de Risco e Proteção para Doenças Crônicas por Telefone (Vigitel). No Quadro 1 estão questões sobre alimentação incluídas no estudo.

QUADRO 1 EXEMPLOS DE QUESTÃO SOBRE ALIMENTAÇÃO

PERGUNTAS	OPÇÕES DE RESPOSTA
Em quantos dias da semana, o(a) sr(a). costuma comer salada de alface e tomate ou salada de qualquer outra verdura ou legume cru?	1. ( ) 1 a 2 dias por semana 2. ( ) 3 a 4 dias por semana 3. ( ) 5 a 6 dias por semana 4. ( ) Todos os dias (inclusive sábado e domingo) 5. ( ) Quase nunca 6. ( ) Nunca
Em um dia comum, o(a) sr(a). come este tipo de salada:	1. ( ) No almoço (1 vez ao dia) 2. ( ) No jantar ou 3. ( ) No almoço e no jantar (2 vezes ao dia)

Fonte: adaptado de Ministério da Saúde.[1]

Além da lista de alimentos e da frequência de consumo, o QFA semiquantitativo contém opções de tamanhos de porções pré-padronizadas para cada item alimentar. Sugere-se que o tamanho da porção adotada no QFA seja determinado pela distribuição das quantidades consumidas observada em um estudo conduzido em população semelhante. A porção média de referência é equivalente à quantidade em gramas da mediana do consumo do alimento, e as porções pequena, grande e extragrande, aos percentis 25, 75 e 100.

O QFA quantitativo é semelhante ao semiquantitativo, porém no quantitativo o tamanho da porção adotada será o referido pelo indivíduo para cada item alimentar que relatar o consumo no período avaliado, não havendo, portanto, tamanhos de porções padronizadas.

Dentre as principais vantagens do QFA, destaca-se o baixo custo na coleta e processamento dos dados. O QFA é considerado adequado para categorizar indivíduos segundo níveis de ingestão (em tercis, quartis ou quintis) e útil em investigações sobre a relação entre dieta e desfechos de saúde. Dentre as limitações, destacam-se o viés de memória e a impossibilidade de se avaliar a variabilidade da dieta segundo refeições, dias de semana ou finais de semana e ao longo do ano. Adicionalmente, por se tratar de uma lista fixa de alimentos e pelo emprego de porções padronizadas de consumo (no caso do QFA semiquantitativo), também poderá conter erros sistemáticos de medida. Além disso, recomendam-se a construção, análise de reprodutibilidade e validação do método em cada grupo populacional em virtude da grande variabilidade de consumo segundo faixa etária e região.

A adaptação de QFA preexistente deverá observar algumas premissas, como:

1. Objetivo do QFA original, ou seja, se os nutrientes de interesse dos estudos são semelhantes.
2. População-alvo para a qual o QFA foi desenvolvido.

3. Período em que o QFA foi desenvolvido.
4. Se o QFA apresentou boa acurácia na estimativa de nutrientes de interesse.

Para ilustrar as etapas envolvidas na construção de um QFA, a seguir serão descritos os procedimentos realizados para o desenvolvimento de um QFA para gestantes.

Em razão da carência de instrumentos para a avaliação do consumo alimentar de gestantes no Brasil, um QFA semiquantitativo foi desenvolvido para a estimativa da dieta nessa população. Para o desenvolvimento do QFA, um estudo transversal foi conduzido entre 150 gestantes usuárias de Unidades Básicas de Saúde no município de Ribeirão Preto, SP. No total, 305 alimentos foram citados nos IR24h e agrupados em 104 itens, de acordo com a similaridade do valor nutricional para os nutrientes de interesse durante o período gestacional. Modelos de regressão linear múltipla *stepwise* foram empregados para a redução da lista de alimentos, adotando-se a estimativa de cada nutriente de interesse como variável dependente. Os alimentos de maior contribuição na variância interindividual para energia foram inseridos no modelo em ordem decrescente até se atingir 90%. Os alimentos de maior contribuição na variância interindividual para os outros nutrientes foram então inseridos até atingir o ponto de corte estipulado de 70% para todos os nutrientes selecionados. As porções alimentares foram determinadas de acordo com a distribuição percentual dos pesos equivalentes às medidas caseiras referidas nos IR24h. A porção mediana foi utilizada como referência (percentil 50) para cada item alimentar, atribuindo-se os conceitos pequena, grande e extragrande aos percentis 25, 75 e 100, respectivamente.

O QFA desenvolvido possui 85 itens alimentares e inclui questões sobre a forma de preparo dos alimentos (fritos ou assados), especificidades do teor de gordura para os laticínios (integral ou desnatado) e a separação de alimentos integrais ou refinados. Há quatro opções de tamanho de porção alimentar e o período retrospectivo é relativo ao início da gestação. A lista de alimentos é semelhante à de outros QFA desenvolvidos e validados para adultos no Brasil, entretanto o tamanho das porções é sistematicamente maior.

A Tabela 1 mostra o *layout* do QFA semiquantitativo, desenvolvido e validado para gestantes brasileiras.

TABELA 1 *LAYOUT* DO QUESTIONÁRIO DE FREQUÊNCIA ALIMENTAR DESENVOLVIDO PARA GESTANTES BRASILEIRAS

GRUPO DAS FRUTAS	QUANTAS VEZES VOCÊ COME	FREQUÊNCIA	PORÇÃO MÉDIA (M)	SUA PORÇÃO
Banana	N 1 2 3 4 5 6 7 8 9 10	D S M G	1 unidade (80 g)	P M G E
Laranja, mexerica	N 1 2 3 4 5 6 7 8 9 10	D S M G	1 unidade (160 g)	P M G E
Maçã, pera	N 1 2 3 4 5 6 7 8 9 10	D S M G	1 unidade (90 g)	P M G E

N: nunca ou não consumiu no período de referência, no caso, durante a gestação; D: diariamente; S: semanalmente; M: mensalmente; G: desde a concepção; P: pequena; M: média (porção de referência); G: grande; E (extragrande).

O QFA deve apresentar precisão e acurácia adequadas. Estudos de reprodutibilidade permitem avaliar a precisão da informação, ou seja, a coerência entre as respostas quando há aplicações repetidas do método em um grupo de indivíduos.

A acurácia de um QFA poderá ser testada em estudos de validação, nos quais a estimativa da ingestão de alimentos e nutrientes obtida pelo QFA será comparada com a estimativa de um método considerado superior, geralmente os IR24h, RA ou marcadores bioquímicos.

Considerando-se as limitações dos métodos tradicionalmente empregados na estimativa da dieta, o emprego de biomarcadores dietéticos vem sendo recomendado. Entretanto, os biomarcadores são influenciados pela predisposição genética individual, pelo metabolismo e podem sofrer alterações em situações específicas, como a gestação. Como não há um padrão-ouro para a estimativa da ingestão alimentar, a escolha do instrumento deverá ser pautada pelos objetivos do estudo, disponibilidade orçamentária e de pessoal, e pelas características dos participantes do estudo. No Quadro 2 está descrita a comparação das principais características dos instrumentos para avaliação da dieta, que poderá ser útil na escolha do instrumento.

QUADRO 2 CARACTERÍSTICAS DOS INSTRUMENTOS DE ESTIMATIVA DIRETA DA INGESTÃO DE ALIMENTOS E NUTRIENTES

	INQUÉRITO RECORDATÓRIO DE 24 HORAS	REGISTRO ALIMENTAR	QUESTIONÁRIO DE FREQUÊNCIA ALIMENTAR
DESENHO DO ESTUDO			
Transversal	X	X	X
Retrospectivo			X
Prospectivo	X	X	X
Intervenção	X		X
ESCOPO DE INTERESSE			
Dieta total	X	X	X
Alguns componentes da dieta			X
COLETA DE INFORMAÇÕES DETALHADAS SOBRE O PREPARO DOS ALIMENTOS, HORÁRIO DAS REFEIÇÕES, PROCEDÊNCIA DOS ALIMENTOS ETC.			
Sim	X	X	
Não			X
PERÍODO DE INTERESSE			
Curto prazo	X	X	
Longo prazo			X
ERROS DE MEDIDA			
Aleatório	X	X	
Sistemático			X
DIFICULDADE COGNITIVA NAS RESPOSTAS			
Elevada			X
Baixa	X	X	

Fonte: adaptado de Diet Assessment Primer.[2]

• ÁLBUNS FOTOGRÁFICOS

Independentemente do método de escolha para avaliação do consumo alimentar, o emprego de álbuns fotográficos com ilustrações do tamanho de porções de alimentos pode melhorar a acurácia da avaliação da quantidade do alimento consumido. A predeterminação, por parte dos entrevistados, de porções pequenas, médias ou grandes, assim como a estimativa direta em gramas é geralmente imprecisa e deve ser evitada. Caso o entrevistador não disponha de álbum fotográfico, deve-se sugerir ao indivíduo que relate a estimativa de quantidade consumida em medidas caseiras, por exemplo, colheres de sopa, sobremesa ou chá, cheias ou rasas. Entretanto, em razão da grande variabilidade de formatos e tamanhos de utensílios disponíveis no mercado, essas medidas também podem ter sua precisão comprometida.

• ESTIMATIVA DA DIETA HABITUAL

A ingestão usual, ou habitual, de um componente dietético (nutriente ou alimento) é definida como a estimativa da ingestão média diária do componente em longo prazo, o qual conceitualmente é o parâmetro de exposição empregado em estudos de epidemiologia nutricional. Para a estimativa da ingestão usual, há uma relação direta entre a variância intrapessoal e o número de replicações necessárias do método. Em investigações sobre a relação entre dieta e desfechos de saúde, usualmente os indivíduos são categorizados em níveis de ingestão, possibilitando a identificação de associações com o desfecho de interesse. A razão entre a variância intrapessoal e interpessoal guarda relação direta entre o número de replicações do método para classificar indivíduos em categorias de ingestão, pois quanto maior a variabilidade intrapessoal e/ou menor a variabilidade interpessoal, maior a dificuldade em distinguir indivíduos segundo categorias.

O emprego de um número insuficiente de inquéritos dietéticos para a estimativa da dieta poderá distorcer a estimativa de ingestão nos percentis extremos, aumentar a variabilidade na distribuição dos dados e, consequentemente, atenuar as associações entre dieta-desfechos de saúde. Por outro lado, os estudos conduzidos em alguns grupos específicos, como por exemplo entre as gestantes, demonstraram que seria inviável o emprego de IR24h ou registros alimentares para a estimativa do consumo usual, ou na categorização em níveis de consumo em estudos epidemiológicos. Assim, alternativamente, métodos de correção pela variabilidade da dieta poderão ser empregados, obtendo-se a estimativa da dieta usual mesmo com um número reduzido de replicações de inquéritos dietéticos. Diversos métodos de correção dos dados já foram propostos, sendo possível corrigir os dados dietéticos previamente ao seu emprego em modelos de predição de desfechos de saúde, assim como a correção direta das medidas de associação com o desfecho de saúde, como os coeficientes de correlação, coeficientes de regressão e medidas de risco relativo.

Métodos dietéticos de curto prazo (IR24h ou RA) são considerados precisos na estimativa de nutrientes e ingestão de alimentos quando duas ou mais medidas estão disponíveis. No entanto, podem ser ineficientes para avaliar o consumo de alimentos raramente consumidos. Em contraste, as limitações do QFA, por se tratar de uma lista fixa de alimentos e do emprego de porções padronizadas de consumo, também poderão ocasionar erros de medida. Assim, o emprego combinado de dados da dieta provenientes de IR24h (ou RA) e do QFA foi proposto como uma alternativa para a estimativa da dieta usual. Os métodos mais conhecidos para a estimativa da distribuição da ingestão usual são o método do National Cancer Institute Method (NCI) e o Multiple Source Method (MSM), sendo que ambos admitem a inclusão da frequência de consumo de alimentos como uma covariável no cálculo da dieta usual, diferenciando consumidores esporádicos dos reais não consumidores do alimento, sendo, portanto, denominados "métodos mistos".

As análises empregando-se o método do NCI podem ser realizadas por meio de "macros" desenvolvidos para o pacote estatístico SAS, exigindo do pesquisador a aquisição e o domínio do software. Por outro lado, as análises empregando-se o MSM podem ser efetuadas em um *website* gratuito e de fácil utilização. Ressalta-se a grande aplicabilidade do MSM em estudos epidemiológicos, pois o número de replicações de inquéritos dietéticos de curto prazo poderá ser distinto entre os participantes. Além disso, caso dados da frequência de consumo de alimentos (obtida por meio do QFA) não estejam disponíveis, poderão ser empregados dados externos de estimativa de probabilidade de consumo dos alimentos, baseado em estudos conduzidos em populações semelhantes. Além disso, as análises poderão ser efetuadas em um *website* de livre acesso.

• CONSIDERAÇÕES FINAIS

Todos os métodos de estimativa da ingestão de alimentos e nutrientes possuem erro. Assim, a escolha do método dependerá dos objetivos do estudo, da disponibilidade orçamentária e de pessoal, e das características da população. Métodos múltiplos de avaliação do consumo alimentar vêm sendo propostos como uma alternativa viável em estudos epidemiológicos que tenham como objetivo a investigação da relação entre dieta e desfechos de saúde.

• REFERÊNCIAS BIBLIOGRÁFICAS

1. Ministério da Saúde. Vigilância de Fatores de Risco e Proteção para Doenças Crônicas por Inquérito Telefônico, Vigitel 2007. Brasília: Ministério da Saúde; 2017.
2. National Cancer Institute. Diet Assessment Primer. Disponível em: http://dietassessmentprimer.cancer.gov/.
3. REC-24h-Erica desenvolvido para coleta de dados do Estudo de Riscos Cardiovasculares em Adolescentes. Disponível em: http://www.erica.ufrj.br/programa-rec24h.

• BIBLIOGRAFIA SUGERIDA

1. Fisberg RM, Martini LA, Slater B. Métodos de inquéritos alimentares. In: Fisberg RM, Slater B, Marchioni DML, Martini LA (orgs.). Inquéritos alimentares. Barueri: Manole; 2005. p. 1-29.
2. Martini L. Marcadores bioquímicos da ingestão alimentar. In: Fisberg RM, Slater B, Marchioni DML, Martini LA (orgs.). Inquéritos alimentares. Barueri: Manole; 2005. p. 132-57.
3. Pereira RA, Sichieri R. Métodos de avaliação do consumo de alimentos. In: Kac G, Sichieri R, Gigante D (orgs.). Epidemiologia nutricional. Rio de Janeiro: Fiocruz/São Paulo: Atheneu; 2007. p. 181-200.
4. Cardoso MA. Desenvolvimento, validação e aplicações de questionários de frequência alimentar em estudos epidemiológicos. In: Kac G, Sichieri R, Gigante D (orgs.). Epidemiologia nutricional. Rio de Janeiro: Fiocruz/São Paulo: Atheneu; 2007. p. 201-12.
5. Monteiro JP, et al. Consumo alimentar: Visualizando porções. Rio de Janeiro: Guanabara Koogan; 2007. p. 80.
6. Willet WC. Nutritional Epidemiology. 2. ed. Oxford: Oxford University Press; 1998. p. 514.
7. Gibson RS. Principles of nutritional assessment. 2.ed. New York: Oxford University Press; 2005. p.908.
8. Souverein OW, Dekkers AL, Geelen A, et al. Comparing four methods to estimate usual intake distributions. Eur J Clin Nutr. 2011;65(Suppl 1):S92-S101.
9. Cade J, Thompson R, Burley V, Warm D. Development, validation and utilization of food-frequency questionnaires – A review. Public Health Nutr. 2002;5(4):567-87.
10. Oliveira T, Marquitti FD, Carvalhaes MA, Sartorelli DS. Desenvolvimento de um Questionário Quantitativo de Frequência Alimentar (QQFA) para gestantes usuárias de Unidades Básicas de Saúde de Ribeirão Preto, São Paulo, Brasil. Cad Saúde Pública. 2010;26(12):2296-306.
11. Isobe MT, Bertola MR, Zuccolotto DCC, Sartorelli DS. A influência da escolaridade na reprodutibilidade de um questionário quantitativo de frequência alimentar para gestantes. Rev Bras Saúde Matern Infant. 2013;13(1):23-8.
12. Sartorelli DS, Nishimura RY, Castro GS, Barbieri P, Jordão AA. Validation of a FFQ for estimating ω-3, ω-6 and trans fatty acid intake during pregnancy using mature breast milk and food recalls. Eur J Clin Nutr. 2012;66(11):1259-64.
13. Barbieri P, Crivellenti LC, Nishimura RY, Sartorelli DS. Validation of a food frequency questionnaire to assess food group intake by pregnant women. J Human Nutr Diet. 2015;28(Suppl 1):38-44.
14. Barbieri P, Nishimura RY, Crivellenti LC, Sartorelli DS. Relative validation of a quantitative FFQ for use in Brazilian pregnant women. Public Health Nutr. 2013;16:1419-26.
15. Sartorelli DS, Barbieri P. Número de replicações de inquéritos dietéticos para estimativa da ingestão de nutrientes em gestantes brasileiras. Rev Bras Saude Mater Infant. 2014;14(4):441-5.
16. Yokota RTC, Miyazaki ES, Ito MK. Applying the triads method in the validation of dietary intake using biomarkers. Cad Saúde Pública. 2010;26(11):2027-37.
17. Multiple Source Method. Disponível em: http://msm.dife.de.
18. Grupo de Estudos Epidemiológicos e Inovação em Alimentação e Saúde. Disponível em: https://www.geias.com.br/.
19. Grupo de Pesquisa de Avaliação do Consumo Alimentar. Disponível em: http://www.gac-usp.com.br/.

21 Epidemiologia e políticas de saúde

Janise Braga Barros Ferreira
Aldaísa Cassanho Forster

A Epidemiologia é uma disciplina que desenvolveu métodos relativamente especializados para investigar as causas das doenças e difundir, de acordo com as necessidades do momento, conhecimentos específicos e técnicas especiais de muitas outras ciências. Com alguma justiça, a Epidemiologia tem sido mais considerada como um método do que como uma ciência independente.[15]

A Ciência Política se interessa pelo Estado e pelo Poder, e à medida que se desenvolve, estende-se e incorpora aspectos de outras áreas e ciências (Psicologia, Sociologia, Medicina etc.). Os organismos e os instrumentos (instituições, legislação e informações) que são utilizados "para assegurar o bom funcionamento" da vida em sociedade passaram a interessar à ciência política.[16] A área da saúde, pela importância para os indivíduos e as comunidades, tem sido objeto da política, daí surgindo a denominação *políticas de saúde*, com papel crescente nos últimos 50 anos, em vista da institucionalização da assistência médica individual nos sistemas sanitários dos países industrializados.

Mesmo assim, os epidemiologistas vêm explorando pouco a aplicação da Epidemiologia na definição das políticas de saúde, preferindo priorizar sua vertente racional como técnica a serviço do processo de gestão.[17]

Nos últimos anos do século XIX e na primeira década do século XX, na região exportadora agrícola (estados do Rio de Janeiro, de Minas Gerais e de São Paulo) existiam as práticas sanitárias denominadas *polícia sanitária e campanhismo*.

A principal diretriz da política de saúde pública visava interferir no meio ambiente e no controle da transmissão das doenças. A equipe de saúde pública era constituída por agentes sanitários e poucos médicos (responsáveis por várias equipes), enquanto a medicina privada constituía-se em práticas individuais no ambiente domiciliar e nas santas casas de misericórdia.

O estado de São Paulo ocupou um lugar importante no projeto sanitário embasado na bacteriologia, sendo proeminente a figura do médico Emílio Ribas.[18]

Já na década de 1920 começou a ser estruturado o projeto da educação sanitária como diretriz da política de saúde estadual, inspirado na proposta médico-sanitária americana, sendo Geraldo H. Paula Souza um dos responsáveis por sua introdução nas práticas sanitárias. Assim, "os fatores sociais que interferem nas condições de saúde da coletividade" passaram a ser abordados nos serviços de saúde pública, ou seja, conhecimento da higiene individual e o indivíduo como agente consciente do serviço.[18] O médico foi incorporado como profissional do serviço de saúde, na assistência à saúde das pessoas sadias e doentes.

Em 1922, foi fundada a primeira caixa de aposentadoria e pensão pelos trabalhadores das ferrovias, segmento dos mais organizados, para compor fundos (contribuições do trabalhador e empregador) para a proteção social das necessidades do trabalhador e dependentes. Outras categorias de trabalhadores também optaram por constituir suas caixas. Entre as necessidades, estavam incluídas aquelas de assistência médica, pois o trabalhador tinha dificuldades no acesso às práticas sanitárias e à medicina liberal.

Com o Estado Novo, nova constituição e organização da legislação trabalhista, as Caixas passaram a constituir os Institutos de Aposentadoria e Pensão, ainda vinculados a categorias de trabalhadores. Todavia, os institutos não responderam adequadamente às necessidades de saúde dos trabalhadores, porque, em geral, a demanda por benefícios sociais (aposentadoria e pensão) acabava por comprometer a maior parte dos recursos arrecadados.

Nessa época, décadas de 1950 e 1960, a Medicina Científica estava em plena expansão no mundo, havendo intensa incorporação de técnicas e tecnologias na prática médica (diagnóstico e terapêutica), incluindo também os medicamentos.

Essas mudanças geravam um quadro contraditório na assistência médica brasileira: um lado atraente, de consumo das tecnologias modernas, e outro de encarecimento e especialização da Medicina, que dificultava o acesso da classe trabalhadora aos serviços de saúde.

A partir da década de 1950, o estado de São Paulo, que passava por transformações econômicas (implantação de um importante parque industrial), estruturou a Secretaria de Estado da Saúde e adequou o quadro pessoal por meio de cursos de formação com a colaboração das faculdades estaduais de Saúde Pública, de Medicina e de Enfermagem. Os serviços de saúde da rede estadual de São Paulo eram organizados em programas específicos para doenças ou grupos da população (Programas de Assistência à Saúde da Criança e à da Mulher), em detrimento das práticas de assistência integral, que incorporassem a demanda espontânea e a de clínica de adultos.

Na década de 1960, período em que se iniciou o regime militar no país, o governo federal criou o Ministério da Previdência e Assistência Social, uma instituição para desenvolver as funções da Seguridade Social.

Os institutos de aposentadoria e pensão foram unificados com a criação do Instituto Nacional da Previdência Social (INPS), em 1967, e foram implantadas outras medidas para tratar das questões relativas à seguridade da classe trabalhadora. Entre elas, o aumento do valor da contribuição sobre o salário, que passou de 4 para 8% ou mais, e a obrigatoriedade de recolhimento pelo empregador e empregado.

Essas estratégias das políticas de saúde oficiais viabilizaram um modelo de medicina previdenciária no país em razão de:

- Necessidade de grande monta de recursos financeiros para os investimentos em bens de capital, que em sua maior parte foi aplicada nas empresas privadas, mediante juros baixos.
- Controle central pelo governo federal da administração da previdência social, com o alijamento dos trabalhadores e dos empregadores dos órgãos. Anteriormente, os institutos eram administrados por representantes dos trabalhadores e empresários.
- "Financiamento da produção privada por meio do Estado", ou seja, a compra de serviços privados para o consumo médico da clientela previdenciária.[2]

Ficaram então estruturados dois órgãos ministeriais responsáveis pela saúde: o Ministério da Saúde, que assumiu as campanhas e o controle das endemias, e o Ministério da Previdência e Assistência Social, com a atribuição de prestação da assistência médica aos trabalhadores vinculados à Previdência Social.

Em resumo, a reforma previdenciária consistiu em: promover a ampliação do controle estatal e a hegemonia do setor privado (empresas médicas, hospitais privados etc.) com suas consequências (incorporação da técnica no cuidado médico, formação de empresas capitalistas e o assalariamento médico); aumentar o volume dos recursos do sistema e a expansão de cobertura; e criar "o papel de mobilização e centralização financeiras" resultantes da "unificação dos institutos previdenciários".[2]

No âmbito estadual, os estados com mais recursos apresentavam secretarias de saúde constituídas por uma rede organizada de serviços, articulada aos programas e às ações do Ministério da Saúde.

A Secretaria de Estado da Saúde de São Paulo desenvolveu-se muito nas décadas de 1960 e 1970, ressaltando-se a implementação de um modelo original de prática sanitária centrada nas ações programáticas, com equipe multiprofissional e centros de saúde distribuídos na maior parte dos municípios paulistas.

Nesse período, o INPS realizou convênios com as Secretarias de Saúde (estaduais e municipais) e fez credenciamento de médicos, porém o setor privado permaneceu em vantagem.

Em 1978, criou-se o Sistema Nacional de Previdência e Assistência Social (Sinpas), que incorporou o INPS (restrito à função previdência social), o Instituto Nacional de Assistência Médica da Previdência Social (Inamps) e o Instituto de Administração da Previdência e Assistência Social (Iapas). Essa reorganização tinha como objetivo conter os gastos, equilibrar o orçamento e as despesas, e controlar as relações com o setor privado.[2]

Na década de 1980, intensificou-se a crítica sobre o modelo assistencial e ganhou corpo o processo da reforma sanitária, com a proposição de um sistema nacional de saúde no Brasil e de políticas públicas que garantissem o direito do cidadão à qualidade de vida. Os técnicos de saúde, os intelectuais, os parlamentares e as lideranças da sociedade foram atores do processo de reforma sanitária no país.[14]

Em 1982, o governo federal criou o Conselho Consultivo da Administração de Saúde Previdenciária (Conasp), elaborador de um plano de ações que, posteriormente, embasou parte das propostas de descentralização da atenção, tais como o Programa das Ações Integradas de Saúde (AIS). Esse programa significou um aporte de recursos para os municípios, mediante convênios com o Inamps, para a estruturação da rede básica.

O Conasp instituiu, após estudos realizados no estado do Paraná, um sistema padronizado de grupos de diagnósticos e procedimentos para a elaboração das prestações de contas ao Inamps das internações pelos hospitais, denominada Autorização de Internação Hospitalar (AIH). Essa medida corrigia o excesso de internações do Inamps.

Em 1987, foi criado o Sistema Unificado e Descentralizado da Saúde (SUDS), que proporcionava uma descentralização relativa do sistema, aumentando o poder de decisão dos secretários estaduais de saúde, responsáveis pela gestão estadual do sistema. Deixavam de ter importância as divisões do Instituto Nacional da Assistência Médica e as representações da previdência social nos estados da federação.

O estímulo à descentralização apareceu como uma das principais medidas de reorganização do sistema de saúde, que seria estabelecida de forma pormenorizada na Constituição Nacional de 1988, com a criação do Sistema Único de Saúde (SUS). Além disso, buscava-se consolidar o Programa das Ações Integradas de Saúde e a melhoria da qualidade do atendimento.

A saúde foi contemplada na Seção II do Capítulo II – "Da Seguridade Social" nos arts. 196 a 200. Desse modo, a Seguridade Social passou a garantir os direitos relativos à saúde, à previdência e à assistência social, mediante a Constituição Federal.

Consagraram-se como pontos determinantes da nova Carta Constitucional:

- A noção de saúde como direito de todos e dever do Estado.
- Os princípios de universalidade e equidade e a organização do Sistema de Saúde, partindo dos princípios estratégicos de unificação, descentralização e participação comunitária.

Por sua vez, a Epidemiologia, nesta política pública de saúde e em seu processo de gestão, está recomendada para o estabelecimento das prioridades do sistema, na alocação racional dos recursos financeiros e na orientação da programação da atenção à saúde, dentro de uma proposta de planejamento ascendente do SUS.

• LEGISLAÇÃO, NORMAS E PACTUAÇÕES PARA A ORGANIZAÇÃO DO SUS

Posteriormente à promulgação da Constituição Nacional, em 1990, foram elaboradas as Leis Orgânicas da Saúde ns. 8.080 e 8.142, que dispõem, respectivamente, sobre: "as condições para a promoção, proteção e recuperação da saúde, e organização e o funcionamento dos serviços correspondentes", a "participação da comunidade na gestão do Sistema Único de Saúde – SUS" e "as transferências intergovernamentais de recursos financeiros na área da saúde".[3]

Conhecer a legislação pertinente ao SUS remete à importância da atuação compromissada dos profissionais de saúde com a política pública de saúde nacional, ação intrinsecamente relacionada à construção de uma consciência sanitária coletiva, com vistas ao exercício das práticas de saúde, do controle social e da cidadania.

• DESCENTRALIZAÇÃO DO SISTEMA PÚBLICO DE SAÚDE

Para orientar o desenvolvimento da descentralização do SUS foram elaboradas várias normativas, identificadas como Normas Operacionais Básicas (NOB), editadas por meio de portarias do MS, as quais apresentavam caráter regulamentar à legislação orgânica, destacando estratégias viabilizadoras desse processo descentralizador.

O grande propósito das NOB foi o de definir responsabilidades e prerrogativas de cada esfera de governo relativas à execução do sistema e ao recebimento de recursos para a efetivação da descentralização político-administrativa do SUS. Uma preocupação acerca desse movimento era a necessidade de garantir a sua implantação mantendo a integração entre os componentes local, estadual e federal, de forma a não comprometer a unicidade e a racionalidade sistêmica do SUS. Essas normativas são produtos oficiais do MS discutidas com instâncias colegiadas do sistema, tais como: Conselhos Nacional de Secretários de Saúde (Conass) e Nacional de Secretários Municipais de Saúde (Conasems) e as Comissões Intergestores Bipartite (CIB) e Tripartite (CIT).

O Quadro 1 descreve, sumariamente, os pontos principais dessas produções do SUS.

QUADRO 1 SÍNTESE DE PONTOS RELEVANTES DAS NORMAS OPERACIONAIS DO SUS

NORMAS OPERACIONAIS	ANOS	PONTOS DESTACADOS
Básicas (NOB)	1991	Gestão centralizada. Condicionamento dos municípios como gerentes do sistema e regulamentação da nova política de financiamento do SUS. Propõe as bases para a revisão do modelo de atenção voltando o eixo para a atenção básica (AB).
	1992	Discreto avanço no processo descentralizador. Manutenção da lógica de financiamento da NOB 01/91.
	1993	Municípios passam a ser gestores do Sistema de Saúde Municipal. Regulamentação da descentralização da gestão de serviços e ações do SUS, dos mecanismos de financiamento (repasse regular e automático fundo a fundo), com foco na assistência hospitalar e ambulatorial. Modalidades de habilitação permitem três tipos de gestão: incipiente, parcial e semiplena. Constituição das instâncias colegiadas de decisão: Comissão Intergestores Bipartite (CIB): município e estado; e Tripartite (CIT), município, estado e governo federal.
	1996	Redefine responsabilidades das esferas governamentais na gestão. Consolida a função de gestor da saúde para os municípios, responsabilizando-os pela situação de saúde da população, com a centralidade organizativa na atenção básica. O gestor municipal organiza os serviços sob sua gestão e/ou constrói e garante acesso àqueles que se encontram fora de seu território. Introdução do financiamento *per capita* no SUS, para a atenção básica, por meio do Piso de Atenção Básica (PAB), objetivando a superação da modalidade de pós-pagamento. Frações do PAB: fixa: suporte à assistência básica; e variável: incentivo às ações estratégicas da AB. Incentivos específicos para áreas estratégicas (programa de saúde da família e agentes comunitários da saúde, vigilância sanitária, combate às carências nutricionais). Incentivo ao controle social.

(continua)

QUADRO 1 SÍNTESE DE PONTOS RELEVANTES DAS NORMAS OPERACIONAIS DO SUS (*CONTINUAÇÃO*)

NORMAS OPERACIONAIS	ANOS	PONTOS DESTACADOS
Noas	2001	Ampliação das responsabilidades municipais na atenção básica. Altera os critérios de habilitação: Gestão Plena da Atenção Básica Ampliada (GPABA) e Gestão Plena do Sistema Municipal (GPSM).
	2002	Incrementa o processo de regionalização da assistência e cria mecanismos para fortalecer a capacidade de gestão do SUS (Plano Diretor de Regionalização – PDR, Plano Diretor de Investimentos – PDI, Programação Pactuada e Integrada – PPI). Coube ao estado a coordenação deste processo.

A NOB/96 diferenciou as funções de gerência e gestão no sistema público de saúde. A primeira, correspondendo ao comando do serviço de saúde (estabelecimento ou órgão de saúde), por pessoa jurídica por ele responsável; enquanto a segunda diz respeito ao exercício do planejamento, controle, avaliação e a auditoria do sistema de saúde no âmbito estadual ou municipal.[4]

Do ponto de vista da programação em saúde e alocação de recursos financeiros adotou-se a metodologia da pactuação integrada entre os gestores, por meio da Programação Pactuada e Integrada (PPI), compreendida como o conjunto de:

> "atividades de assistência ambulatorial e hospitalar, de vigilância sanitária e de epidemiologia e controle de doenças, constituindo um instrumento essencial de reorganização do modelo de atenção e da gestão do SUS, de alocação dos recursos e de explicitação do pacto estabelecido entre as três esferas de governo."[4]

Na medida em que os municípios e estados aderiram às recomendações desses instrumentos reguladores do SUS foi se confirmando um novo quadro no processo de descentralização, com o surgimento de conflitos e situações pertinentes à sua consolidação que suscitaram novas estratégias de intervenção. Dentre esses acontecimentos, merecem registro:

- Em muitos casos, a habilitação na gestão ocorria de forma burocrática, o que pouco contribuía para o avanço da descentralização.
- Descompasso entre as esferas municipais e estaduais na adoção de critérios para a organização funcional do sistema.

- Financiamento do sistema ainda subjugado à lógica de oferta de serviços, série histórica de gastos/produção, capacidade instalada e necessidade de receita dos prestadores.
- Tímido desenvolvimento do planejamento ascendente com reflexos na organização do sistema, retardando a efetivação da PPI.
- Resolubilidade insatisfatória da AB restringindo o acesso às ações de saúde, principalmente as de maior densidade tecnológica disponibilizadas pelas atenções secundária e terciária, que geralmente eram ofertadas desigualmente entre as regiões de saúde.

Nesse contexto, foi elaborada então a Norma Operacional da Assistência à Saúde (Noas n. 01/2001) e, no ano seguinte, a Noas n. 01/2002, justificadas pela necessidade de identificar e propor intervenções aos principais entraves à operacionalização da descentralização. Essas normativas reforçaram o papel da gestão estadual na condução da regionalização do sistema e explicitaram os mecanismos necessários à efetivação das referências intermunicipais importantes para o êxito dessa estratégia.[5,6]

• REGIONALIZAÇÃO DA SAÚDE

A regionalização foi a estratégia proposta pelo MS para aperfeiçoar a descentralização, a fim de atingir a equidade e assegurar o acesso aos componentes do sistema de serviço de saúde e suas respectivas complexidades, otimizando os recursos disponíveis.[5,6]

O instrumento eleito para a organização da regionalização foi o Plano Diretor de Regionalização (PDR) e coube aos estados a coordenação de sua elaboração. Esse instrumento encerrou o potencial para organizar a funcionalidade e a resolubilidade da rede regional de assistência, conformando os territórios estaduais em regiões, microrregiões e módulos assistenciais, suportes para a pactuação das referências e contrarreferências intermunicipais. O PDR também visou a garantir a acessibilidade organizacional e geográfica às ações de saúde estratégicas como: assistência pré-natal, parto e puerpério; acompanhamento do crescimento/desenvolvimento infantil; programa nacional de imunização (PNI); ações de promoção de saúde e prevenção de doenças; tratamento de intercorrências mais comuns da infância; tratamento clínico/cirúrgico de pequenas urgências ambulatoriais; tratamento de distúrbios mentais e psicossociais prevalentes; controle de doenças bucais mais comuns; e suprimento/dispensação de medicamentos da farmácia básica. A Noas determinou, ainda, um conjunto mínimo de ações básicas para todos os municípios, discriminando áreas de atuação estratégica mínima: controle da tuberculose e eliminação da hanseníase; controle da hipertensão arterial e do *diabetes mellitus*; saúde da criança; saúde da mulher; e saúde bucal.

A base do financiamento para esses procedimentos referidos era o Piso de Atenção Básica Ampliado (Paba). A organização da oferta da assistência de média complexidade (MC) era feita por meio de estratificação: procedimentos mínimos (M1 – âmbito microrregional), procedimentos médios (M2) e procedimentos máximos (M3).

Com relação ao processo de controle, regulação, avaliação auditoria, a Noas reforçou as funções coerentes com o planejamento e a alocação dos recursos, assim como a importância da avaliação do impacto dessa organização assistencial na saúde da população. Para os municípios as condições de habilitação foram a Gestão Plena da Atenção Básica Ampliada (Gpaba) ou Gestão Plena do Sistema Municipal (GPSM). Para os estados, as opções foram a Gestão Avançada ou a Gestão Plena do Sistema Estadual.[5,6] Em 2004, o MS, por meio da Portaria n. 2.023, alterou novamente a habilitação na gestão do SUS, estabelecendo como única modalidade a Gestão Plena do Sistema Municipal (GPSM).[7]

A adoção dos instrumentos reguladores, como já foi dito, significou um importante aporte na organização do SUS. Em que pese seu caráter fortemente regrador, a Noas retomou a função dos órgãos estaduais no SUS (participação no planejamento e na coordenação dos processos regionais), modulando o equilíbrio entre a centralização do MS e a descentralização dos níveis estaduais e locais.

Cardona[12] fez uma "análise da relação entre a centralização e a descentralização como ferramentas político-administrativas para a gestão pública". A princípio, contestou a questão de centralização e descentralização funcionarem como antíteses absolutas. Explicou que esses dois postulados apresentam diferenças de conteúdos, ou seja, a descentralização contempla uma relação com a centralização mediante integração, coordenação e sinergia social, não sendo possível uma centralização total, mas devendo haver uma parte do comando centralizado.

O autor apontou que essa relação também aparece nos limites de atuação, reconhecendo diferentes composições de concentração de poder que emanam do âmbito central ao estadual e ao local, coexistindo estruturas centralizadas e descentralizadas. Ainda indicou alguns parâmetros para lidar com a questão da centralização e descentralização, quais sejam: tamanho das organizações, tipo de atividades, tendências econômicas e políticas do país, competências dos subordinados e facilidades para a tomada de decisão.

• O PACTO PELA SAÚDE 2006

Dos anos de 1990 até o ano de 2006, o setor da saúde centrava seus esforços na efetivação da descentralização do SUS, tendo em conta as desproporções das realidades regionais brasileiras perpassadas pelas complexas relações federativas. O desenho da situação setorial representava a tensão ainda persistente entre a necessidade de revisão do modelo de atenção, a alocação e a aplicação de recursos financeiros e a manutenção da racionalidade sistêmica no processo descentralizador.[20]

O detalhamento desse diagnóstico apontava várias conquistas e também desafios, impelindo a necessidade de inovações estratégicas. Dentre os desafios a serem enfrentados citamos: a programação assistencial distante do atendimento das necessidades de saúde, a formulação desarticulada das políticas de vigilância em saúde (assistencial e de gestão), a precária gestão do trabalho, a pulverização e aplicação ineficiente dos recursos financeiros e o distanciamento da gestão dos princípios doutrinários e organizativos do SUS.

A despeito do reconhecimento de muitos avanços do sistema, impunha-se a necessidade de uma lógica mais flexível e participativa e menos impositiva, no sentido de incrementar as pactuações no campo da gestão e da atenção à saúde buscando um sentido cooperativo e solidário para essas iniciativas.

Como resultante dessa análise tem-se a edição de um projeto nacional denominado Pacto pela Saúde, instituído pela Portaria n. 399, de 22 de fevereiro de 2006.[8]

O Pacto pela Saúde contemplou três dimensões, a saber:

- **Pacto pela Vida:** compromisso sanitário assumido entre os gestores do SUS em torno de prioridades que apresentavam impacto sobre a situação de saúde: saúde do idoso, controle do câncer de colo de útero e mama; redução de mortalidade infantil e materna; resposta às doenças emergentes e endêmicas; promoção da saúde e atenção básica/saúde da família.
- **Pacto em Defesa do SUS:** esta dimensão do Pacto prevê o reconhecimento do SUS como política de Estado e não a redução a uma política de governo. Assim, propõe-se a retomada do debate sobre o SUS pela sociedade, incentivando a participação social e a prática cidadã na defesa dos direitos constitucionais. Tem evidência neste componente a defesa da Regulamentação da Emenda Constitucional n. 29, de 2000, dispositivo legal que vinculava as aplicações de recursos financeiros para o SUS, estabelecendo patamares mínimos de aplicação pelas esferas de governo, entre outras questões. A conquista dessa regulamentação relacionava-se diretamente à sustentabilidade econômico-financeira do SUS.
- **Pacto de Gestão:** este pacto redefiniu a responsabilidade sanitária de cada instância gestora do SUS, superando a lógica de habilitação até então vigente. No Pacto de Gestão os gestores celebram, por meio de um Termo de Compromisso de Gestão, pactuações que estabelecem as diretrizes para a gestão do SUS: Descentralização, Regionalização, Financiamento, Planeja-

mento, PPI, Regulação, Participação e Controle Social, Gestão do Trabalho e Educação na Saúde.

Solla[19] apresenta cinco áreas que podem traduzir as principais modificações para a gestão apresentadas na dimensão Pacto de Gestão: a instituição do Termo de Compromisso de Gestão, a regionalização solidária, os repasses de recursos federais por blocos de financiamento, a explicitação da aplicação própria municipal e estadual no custeio do sistema de serviços de saúde e a unificação dos processos de pactuação dos indicadores.

Permanece no Pacto de Gestão, como eixo estruturante, a orientação para o incremento da regionalização da saúde. Adota-se um mecanismo de gestão regional por meio da constituição de colegiados de gestão regionais (CGR), compostos por gestores municipais de regiões de saúde apoiados por câmaras técnicas. Os CGR são responsáveis pelo planejamento regional, com base na PPI, pelo processo regulatório, controle social e linhas de investimento, expressando as responsabilidades dos gestores com a saúde integral da população de seus territórios.

Quanto ao financiamento foram propostos seis blocos destinados ao custeio do sistema: atenção básica, atenção de média e alta complexidade, vigilância em saúde, assistência farmacêutica, gestão do SUS e, posteriormente, investimentos. Essa organização substituiu o expressivo número de dotações orçamentárias para recebimento dos repasses federais, o que dificultava o próprio acompanhamento da execução do orçamento. No entanto, persistia a dúvida se tal procedimento não iria, de certa forma, "engessar" a execução orçamentária, tendo em vista que não existia a possibilidade de transferência direta de recursos entre os blocos. No entanto, atualmente, encontra-se em vigência o repasse de recursos financeiros por meio de dois blocos de financiamento federal: o Bloco de Custeio das Ações e Serviços Públicos de Saúde e o Bloco de Investimento na Rede de Serviços Públicos de Saúde.[11]

Ainda no Pacto de Gestão, apresentou-se a necessidade de desenvolvimento do eixo Gestão do Trabalho e Educação em Saúde, reconhecendo que a ampliação da discussão acerca do processo de trabalho e da educação, no SUS, potencializava as possibilidades de sua efetiva consolidação. No tocante ao planejamento, foi apresentada uma proposta sistematizada denominada PlanejaSUS, comportando algumas estratégias para essa área específica, bem como para a avaliação e a gestão em saúde, que notadamente precisavam ser fortalecidas no SUS.

É importante ressaltar que tais mudanças buscavam um compromisso mais efetivo dos gestores traduzido pela assunção da responsabilidade sanitária, por meio da regionalização cooperativa e solidária entre os entes federativos.

Desse modo, ao longo do desenvolvimento do SUS foram realizadas incorporações à Lei n. 8.080 acerca de áreas específicas, tais como: Subsistema de atenção à saúde indígena (1999), Subsistema de atendimento e internação domiciliar (2002), Subsistema de acompanhamento durante o trabalho de parto, parto e pós-parto imediato (2005), Assistência terapêutica e Incorporação de tecnologia em saúde (2011).

Em 2011, o Decreto n. 7.508 regulamentou a Lei n. 8.080/90, reforçando a importância da organização do SUS, do planejamento e da articulação intergestores, propondo novas estratégias de pactuação entre os entes federativos, documentos e dinâmicas de gestão compartilhada.[9,21] Dentre essas estratégias destacam-se o Mapa da Saúde, o Planejamento Integrado das Ações, o Contrato Organizativo de Ação Pública de Saúde (Coap) e as Regiões de Saúde. Essas Regiões devem conter, no mínimo, ações e serviços da atenção primária, ambulatorial especializada e hospitalar, atenção psicossocial, urgência e emergência e vigilância em saúde, sendo usadas como referência para a transferência de recursos entre os entes federativos.[9,21]

A necessidade de articulação interfederativa foi reforçada com a Comissão Intergestores Regional (CIR), espaço de efetiva participação dos gestores municipais e estaduais, onde se identificam as prioridades da RS, se pactuam soluções para organizar a RAS, qualificar o processo de regionalização e tentar garantir a cooperação entre os gestores.[9,21]

Assim, pretende-se que o processo de planejamento da saúde no SUS seja ascendente e integrado entre os atores federativos, com a participação dos respectivos Conselhos de Saúde. O Plano de Saúde, produto desse processo, deve compatibilizar as necessidades de saúde com a disponibilidade de recursos financeiros, de acordo com as características epidemiológicas e da organização de serviços nas Regiões de Saúde e em cada esfera governamental.

Por sua vez, em 2015 ocorreu nova alteração dessa legislação, por meio da Lei n. 13.097, com a abertura do mercado brasileiro à participação do capital estrangeiro. Especificamente esse fato merece ser assinalado pela possibilidade real de comprometimento da sustentabilidade do SUS, o que reforça a necessidade de mecanismos regulatórios eficazes e uma ação contínua do controle social.[10,13]

Enfim, percebe-se a Epidemiologia pautada dentro do conjunto normativo do SUS, mas ainda marcadamente voltada ao "controle de doenças e agravos à saúde, bem como para o planejamento e a organização de serviços de saúde".[1]

Incontestavelmente, esse uso tradicional da Epidemiologia traz relevante contribuição à política de saúde. No entanto, existem outras potenciais contribuições que podem ser exploradas, no sentido de dar maior robustez à política de saúde e às tomadas de decisão.

Barata et al.[1] discutem essa questão apresentando outras possibilidades de uso da Epidemiologia nas políticas setoriais de saúde, que foram sumarizadas no Quadro 2.

QUADRO 2 POSSIBILIDADES DE USO DA EPIDEMIOLOGIA NAS POLÍTICAS SETORIAIS DE SAÚDE

USOS DA EPIDEMIOLOGIA	TECNOLOGIAS DA PRÁTICA EPIDEMIOLÓGICA
Identificação dos problemas socialmente relevantes	Estudo da distribuição dos problemas de saúde e de seus determinantes nos diversos grupos sociais.
Formulação das políticas	Conhecimentos epidemiológicos sobre os mecanismos de produção dos problemas de saúde, a eficácia e/ou eficiência dos instrumentos de intervenção auxiliando na compreensão da complexidade dos problemas de saúde, definição de objetivos, metas e das intervenções.
Implementação das políticas	Vigilância epidemiológica e monitoramento.
Avaliação das políticas	Conhecimentos epidemiológicos empregados na análise dos impactos previstos e alcançados.

Fonte: adaptado de Barata et al.[1]

De fato, o conhecimento epidemiológico articulado a outros conhecimentos pode contribuir decisivamente no alinhamento das políticas setoriais de saúde às necessidades de saúde da população.[1] Consequentemente, a implementação de melhores políticas de saúde, em um contexto político socialmente compromissado, pode favorecer a garantia dos preceitos constitucionais relativos à saúde.[1]

Cabe, no entanto, conclamar toda a sociedade para o acompanhamento da política de saúde, em especial a política pública nacional – o SUS – que persegue a redução das iniquidades e a edificação de uma rede de ações e serviços de saúde que assegure a universalidade do acesso, equidade e integralidade do cuidado.

• REFERÊNCIAS BIBLIOGRÁFICAS

1. Barata RB, et al. Epidemiologia e políticas públicas. Rev Bras Epidemiol. 2013;16(1):3-17.
2. Braga JCS, Paula SG. Saúde e Previdência. Estudos de política social. São Paulo: Cebes-Hucitec; 1981.
3. Brasil. Lei Orgânica da Saúde. 2.ed. Brasília: Ministério da Saúde, Assessoria de Comunicação Social; 1991.
4. Brasil. Ministério da Saúde. Sistema Único de Saúde – SUS Norma Operacional Básica do SUS NOB-SUS 01/96. Disponível em: http://www.datasus.gov.br.
5. Brasil. Ministério da Saúde. Portaria n. 373, de 27 de fevereiro de 2002, 1a parte. Norma Operacional da Assistência à Saúde/SUS-NOAS – SUS 01/02. Diário Oficial – n. 40, seção 1, 28 de fevereiro de 2002.

6. Brasil. Ministério da Saúde. Portaria n. 373, de 27 de fevereiro de 2002, 2a parte. Norma Operacional da Assistência à Saúde/SUS-NOAS – SUS 01/02. Diário Oficial – n. 40, seção 1, 28 de fevereiro de 2002.
7. Brasil. Ministério da Saúde. Portaria n. 2023, de 23 de setembro de 2004. Define que os municípios e o Distrito Federal sejam responsáveis pela gestão do sistema municipal de saúde na organização e na execução das ações de atenção básica, e dá outras providências. Disponível em: http://www.datasus.gov.br.
8. Brasil. Ministério da Saúde. Portaria n. 399, de 22/06/06. Dispõe sobre o Pacto pela Saúde 2006 – Consolidação do SUS e aprova as Diretrizes Operacionais do referido Pacto. Disponível em: http://www.datasus.gov.br.
9. Brasil. Ministério da Saúde. Decreto n. 7.508, de 28 de junho de 2011. Regulamenta a Lei n. 8.080/1990. Brasília: Ministério da Saúde; 2011.
10. Brasil. Ministério da Saúde. Casa Civil. Lei n. 13.097, de 19 de janeiro de 2015. Altera a Lei n. 8.080, de 19 de setembro de 1990, entre outras disposições. Publicada em 20/01/2015. Brasília: Ministério da Saúde; 2015.
11. Brasil. Ministério da Saúde. Portaria n. 3.992, de 28 de dezembro de 2017. Altera a Portaria de Consolidação n. 6/GM/MS, de 28 de setembro de 2017, para dispor sobre o financiamento e a transferência dos recursos federais para as ações e os serviços públicos de saúde do Sistema Único de Saúde. Brasília: Ministério da Saúde; 2017.
12. Cardona A. Marco teórico para la gestión descentralizada de las políticas de salud. In: Rev Facultad Nacional de Salud Pública., 1997;16:9-26.
13. Filippon J. A abertura da saúde nacional ao capital estrangeiro: Efeitos do mercado global no Brasil. Saúde Debate, Rio de Janeiro. 2015;40(107):1127-37.
14. Fleury S. Iniquidades nas políticas de saúde: O caso da América Latina. Rev Saúde Pública. 1995;29(3):243-50.
15. Fox JP, Hall CE, Elveback LR. Epidemiology: Man and disease. Toronto: The MacMillan Company; 1970.
16. Laville C, Dionnne J. A construção do saber: Manual de metodologia da pesquisa em ciências humanas. Porto Alegre: Artes Médicas Sul Ltda./Belo Horizonte: Editora UFMG; 1999.
17. Lessa FJD. Novas metodologias para vigilância epidemiológica: Uso do Sistema de Informações Hospitalares – SIH-SUS. Informe Epidemiológico do SUS. 2000;9(Supl.1):3-27.
18. Merhy EE. Capitalismo e a saúde pública: A emergência das práticas sanitárias no estado de São Paulo. 2.ed. Campinas: Papirus; 1987.
19. Solla JJSP. Avanços e limites da descentralização no SUS e o "Pacto de Gestão". Revista Baiana de Saúde Pública. 2008;30(2):332-4.
20. Viana ALD, Heimann LS, Lima LD, Oliveira RG, Rodrigues SH. Descentralização do SUS: Efeitos da NOB – SUS 01/96. In: Barjas N, Viana ALD (orgs.). O Sistema Único de Saúde em dez anos de desafios. São Paulo: Sobravime/Cealag; 2002.
21. Vicentine FB. Instrumentos de planejamento: Ferramentas para a qualificação da gestão pública em saúde. 2016. 160f. Dissertação [Mestrado]. Ribeirão Preto: Faculdade de Medicina de Ribeirão Preto, Universidade de São Paulo; 2016.

22 Epidemiologia na administração dos serviços de saúde

Aldaísa Cassanho Forster
Janise Braga Barros Ferreira

• EPIDEMIOLOGIA

A definição de Epidemiologia que nos pareceu ter maior afinidade com o tema deste capítulo é a seguinte:

> ciência que estuda o processo saúde-doença em coletividades humanas, analisando a distribuição e os fatores determinantes das enfermidades, danos à saúde e eventos associados à saúde coletiva, propõe medidas específicas de prevenção, controle ou erradicação de doenças, fornecendo indicadores que sirvam de suporte ao planejamento, administração e avaliação das ações de saúde.[1]

O campo da Epidemiologia tem como área de atuação o ensino e a pesquisa em saúde e substancia a "avaliação de procedimentos e serviços de saúde, vigilância epidemiológica e diagnóstico e acompanhamento da situação de saúde das populações".[2]

A Organização Mundial da Saúde (OMS) entende que o sistema de saúde "inclui componentes inter-relacionados ao meio ambiente, às atividades das instituições educativas, aos aspectos da moradia, às condições de trabalho e outros setores relacionados"[3] e, portanto, compõe-se de organizações complexas, com objetivos de prestar assistência à saúde.

A OMS, na Conferência Internacional sobre Cuidados Primários de Saúde, realizada em Alma-Ata (URSS), em 1978, enfatizou que a saúde é um "estado de completo bem-estar físico, mental e social, não simplesmente a ausência de doença ou enfermidade" e incorpora outras áreas da sociedade com influência na área da saúde, reconhecendo o papel da intersetorialidade, tanto na explicação dos fatores multicausais dos problemas de saúde, como nos benefícios advindos das medidas de promoção da saúde e de prevenção de doenças.[4] Nos anos de 1980, Vuori[5], percebendo o grande desafio em desenvolver os cuidados primários de saúde na concepção de Alma Ata, recomendou que a formação de profissionais de saúde distintos dos especialistas e a reestruturação dos sistemas de saúde deviam ser entendidos como responsabilidade (papel) das escolas de saúde pública.

Nesse momento é pertinente ressaltar que a Epidemiologia é uma ferramenta imprescindível para o profissional de saúde, em qualquer ponto da rede de saúde, porque ela (Epidemiologia) "tem como princípio básico o entendimento de que os eventos relacionados à saúde, como doenças, seus determinantes e o uso de serviços de saúde não se distribuem ao acaso entre as pessoas".[6]

Segundo Dever,[7] os "determinantes seriam o estilo de vida, o ambiente, a organização dos serviços de saúde e a biologia humana". Na sua visão, apoiada nas obras dos epidemiologistas Fox e Morris, a Epidemiologia tem três usos principais: o etiológico ou clássico, que compreende as causas da saúde e da doença; o clínico, que agrega ao conhecimento clínico do profissional da saúde aqueles de prevalência, etiologia e prognóstico a serem aplicados no diagnóstico e acompanhamento de pacientes e famílias; e o administrativo, útil para elaborar o diagnóstico de saúde de uma dada população por meio da distribuição de saúde e doença e indivíduos em risco (população-alvo). Essas informações são utilizadas para a administração, planejamento e avaliação da rede e dos serviços de saúde. Dessa forma, o conhecimento epidemiológico pode ser aplicado na organização da prestação dos serviços, bem como na proposição de políticas, planos e programas nos diferentes níveis do sistema de saúde.

Então, se define a administração como "processo que supervisiona a produção dos serviços de saúde" sob duas abordagens: a administração funcional e a de processo. Na abordagem funcional, a administração compõe-se de cinco funções: organização, direção, planejamento, coordenação e controle. A tomada de decisões mantém unidas as funções ou os processos, e é a essência da administração.[7] Diante das muitas definições e conceitos da administração pública com o objetivo de entender o seu papel na saúde, apreendeu-se a conceituação de Sá,[8] embasada em Di Pietro, caracterizando a administração pública municipal em dois sentidos: subjetivo, formal ou orgânico e objetivo, material ou funcional. O sentido subjetivo compreende "os entes representados pelas pessoas jurídicas, órgãos e agentes públicos" (o governo), que se incumbem da função administrativa. A administração pública, na abordagem objetiva ou funcional, confunde-se com a própria função administrativa, que cabe ao Poder Executivo. Considerando-se a ideia de que administrar também prevê planejar e executar, no sentido objetivo ampliado a Administração Pública compreende duas funções: a da política em definir os planos e diretrizes de governo, assim como a função administrativa de executá-los.

A administração pública municipal, no sentido objetivo ampliado, compreende no campo da saúde a função política de definir planos e diretrizes de governo, por meio da Secretaria ou Diretoria Municipal de Saúde e seu corpo administrativo, e a função administrativa de executar as ações de saúde, mediante uma rede de serviços.

A Constituição Nacional Brasileira (Brasil, 1988)[9] considera o município como um dos três entes políticos autônomos (art. 1), com competência legal de esfera de governo no setor saúde (art. 23) e na prestação de serviços de atendimento à saúde da população em regime de cooperação técnica e financeira com a União e estados (art. 30).

Na década de 1990, a continuidade da construção do SUS nos níveis da administração estadual, e principalmente municipal, mereceu um conjunto de iniciativas de apoio à gestão.[8]

A reforma sanitária brasileira promoveu o processo de construção de um novo sistema e adotou três planos de reformas: a) político-jurídico (legal), b) político-administrativo (institucional) e c) político-operacional.[10] Nos dez anos iniciais do sistema, os dois planos de reformas (legal e institucional) consistiram em regras para contemplar os princípios doutrinários e organizativos do SUS, no cumprimento da Constituição Nacional. Ressaltaram-se no período as normativas referentes à descentralização/municipalização e à racionalidade econômica, que se expressaram na organização do sistema regionalizado e hierarquizado.

De certa forma, o arcabouço jurídico legal e institucional atendeu parte das necessidades para a construção material do sistema, mas muitos pressupostos legais e institucionais não se concretizaram na implantação por condições insuficientes do plano político-operacional.

• O PLANEJAMENTO COMO UMA DAS FUNÇÕES DA ADMINISTRAÇÃO

O planejamento é a principal função da administração, abrangendo desde um processo de elaboração de políticas, administração de programas ou de um guia de mudanças até um processo de coletar informações do ambiente, elaborar e propor ações na organização. No setor saúde, o planejamento desenha uma situação desejada e os meios adequados para atingi-la na realidade dos serviços e do sistema de saúde.

O esquema da Figura 1 apresenta o processo de planejamento em saúde com suas etapas.

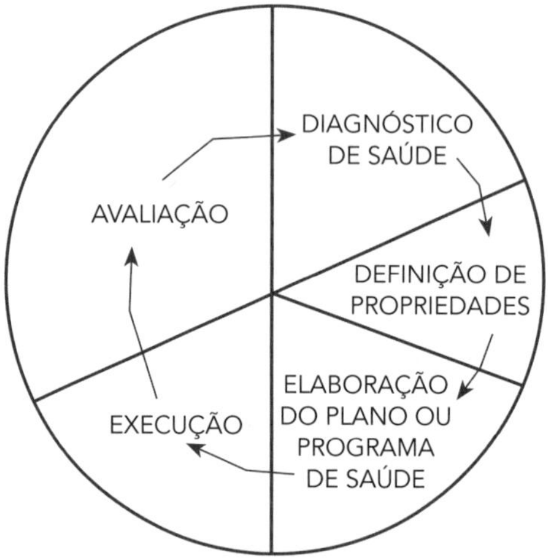
DIAGNÓSTICO DE SAÚDE
DEFINIÇÃO DE PROPRIEDADES
ELABORAÇÃO DO PLANO OU PROGRAMA DE SAÚDE
EXECUÇÃO
AVALIAÇÃO

FIGURA 1 Etapas do planejamento em saúde.

É importante ressaltar que o processo de planejamento é cíclico e contínuo, o que impõe um monitoramento ao longo de seu desenvolvimento, e que a avaliação, com seu produto informacional, além de subsidiar a tomada de decisão, deve permear todo o processo, inclusive as atualizações do plano de saúde, considerando os determinantes do processo saúde-doença na sociedade. O processo de planejamento é subsidiado por valores, aspirações e motivações, portanto, ao apresentar um plano, as autoridades fazem escolhas anteriores quanto a prioridades de saúde, recursos, intenções políticas etc. Tais escolhas são fundamentadas nos valores da sociedade e do setor saúde.

Assim, partindo de uma visão ampliada de saúde em um sistema comunitário de atenção à saúde, a lógica do planejamento pode utilizar um modelo alternativo ao tradicional, que atua na presença da doença e responde com atividades de assistência médica individual e curativa. O conceito ampliado de saúde, aplicado no planejamento, permite analisar outros determinantes da saúde humana, além da determinação biológica da doença, e incorporar na programação das atividades algumas estratégias de vida em uma sociedade mais saudável, como "exercícios físicos, consciência nutricional, controle de estresse e autorresponsabilidade".[7]

Para a administração em saúde é importante conhecer a realidade sanitária das áreas em que atua. Nesse tocante, a administração busca o auxílio da disciplina Epidemiologia para realizar o estudo das condições sociossanitárias de uma dada população e dos recursos de saúde ofertados a ela. Trata-se de um estudo com propósito de intervenção na realidade, que pode considerar desde ações limitadas a programas ou serviços, até aquelas estendidas a sistemas ou que envolvam estratégias de políticas de saúde relacionadas em âmbito local, regional ou nacional.

O modelo de sistema de saúde deve prever uma concepção estratégica de planejamento para que cada nível do sistema participe com suas especificidades, potencialidades e responsabilidades, e para que o conjunto se expresse por meio de uma visão global das necessidades de saúde.[12]

Com a edição do Pacto pela Saúde 2006, o Ministério da Saúde (MS) incentivou o investimento na área do planejamento, considerando suas práticas como elementos estratégicos para a gestão e a sustentabilidade do Sistema Único de Saúde (SUS).[13] A partir de então, há uma proposta metodológica estabelecida para o planejamento, no interior do sistema, denominada Sistema de Planejamento do SUS (PlanejaSUS). Por meio da Portaria n. 2.135/2013,[14] a esfera federal regulamentou e descreveu o PlanejaSUS, redefinindo seu conceito, princípios e objetivos.

A nova Portaria n. 2.135/2013[14] revoga a anterior do planejamento, considerando a legislação do SUS, que foi acrescida do Decreto n. 7.508, de 28 de junho de 2011, que regulamenta a Lei n. 8.080, de 19 de setembro de 1990, para dispor sobre a organização do SUS, o planejamento da saúde, a assistência à saúde e a articulação interfederativa; e a Lei Complementar n. 141, de 13 de janeiro de 2012. Segundo o texto do Manual de Planejamento de 2016, o planejamento em saúde faz parte da agenda do gestor em razão das inovações políticas, gestoras e assistenciais ali estabelecidas. Essas normas determinaram a necessidade de revisão normativa, de aprimoramento de estruturas instrumentais e de construção de novos processos e novas ferramentas de apoio ao planejamento no SUS.[15]

O planejamento no Sistema Único de Saúde, como parte da administração pública, "é uma função gestora que além de requisito legal, é um dos mecanismos relevantes para assegurar a unicidade e os princípios constitucionais do SUS".[14]

Assim, o PlanejaSUS foi apresentado como "a atuação contínua, articulada, integrada e solidária das áreas de planejamento das três esferas de gestão do SUS", que deve ser exercida de forma participativa e compartilhada entre gestores, trabalhadores da saúde e usuários, tendo em conta a diversidade existente nas realidades locorregionais do território brasileiro.[15]

• USOS DA EPIDEMIOLOGIA NA ADMINISTRAÇÃO EM SAÚDE

Dentro do processo de planejamento, a programação em saúde tem início pela análise da situação de saúde da comunidade, que consiste em estudar as necessidades e os problemas de saúde de uma população-alvo em uma área geográfica (território).

O plano é uma parte operativa da programação que escolhe atividades, aloca recursos e estabelece cronograma e responsabilidades pelo seu cumprimento. A fase de execução do plano prevê um acompanhamento contínuo da programação, que, junto com a avaliação, auxilia a identificação e a incorporação de mudanças na programação em saúde. Ressalta-se que a avaliação é uma fase contínua e dinâmica que interage com todas as etapas do planejamento.

• ANÁLISE DA SITUAÇÃO DE SAÚDE

A análise da situação de saúde tem quatro objetivos:

1. Conhecer o perfil sociodemográfico e de saúde de uma população em território definido.
2. Identificar os principais problemas de saúde desse território.
3. Elaborar as prioridades de saúde.
4. Tomar decisão sobre o desenvolvimento de um ou mais programas de saúde comunitária.

Essa análise é feita sistematicamente, utilizando informação existente e acessível e bibliografia publicada, ou oficial, constituída por relatórios e documentos[12].

É importante registrar que as informações devem traduzir as diferentes características que compõem as condições de vida no território em estudo, já que as populações têm modos organizacionais próprios que as tornam singulares e não homogêneas. A equipe de saúde, responsável pela análise, pode contar com a colaboração de técnicos de saúde e epidemiologistas, além de pessoas da comunidade (participação comunitária).

As informações mais relevantes para o estudo da comunidade são:

- População-alvo dos serviços de saúde, a estrutura demográfica e sua distribuição de acordo com variáveis socioeconômicas, e distribuição geográfica.

- Estado da saúde da população – natalidade, mortalidade, taxa de incidência e de prevalência de doenças específicas.
- Uso dos serviços de saúde.
- Crenças e comportamentos relacionados com a saúde.
- Problemas do meio ambiente.

A análise da situação de saúde tem uma dimensão descritiva, para identificar as necessidades de saúde, e outra analítica, para identificar os problemas de saúde.

A fase analítica da situação de saúde realiza a identificação dos problemas de saúde por meio dos indicadores de saúde, sendo importante frisar que o quadro de saúde observado foi construído na lógica da probabilidade, não da certeza.[12]

A insuficiência do conjunto dos indicadores disponíveis para abarcar os múltiplos aspectos da saúde leva ao uso de índices e perfis de saúde para complementar os indicadores negativos tradicionalmente disponíveis.

Indicadores negativos

- *Mortalidade:* taxas de mortalidade geral e específica (análise considerando de cinco até as dez principais causas), taxas de mortalidade específicas por idade, coeficiente de mortalidade infantil, coeficiente de mortalidade perinatal, entre outros. O indicador anos potenciais de vida perdidos (APVP) mede a repercussão das mortes produzidas após o primeiro ano de vida. As mortes potencialmente evitáveis pelo sistema sanitário, por medidas preventivas e curativas eficazes, são utilizadas para avaliar a qualidade do sistema sanitário, as necessidades de saúde e de recursos.
- *Morbidade:* identifica-se parte da morbidade ocorrida e sentida por meio do sistema de registros da morbidade diagnosticada nos serviços de saúde ou em outros órgãos públicos; há, ainda, os sistemas de informação de morbidade de declaração obrigatória e da morbidade hospitalar. A morbidade dos acidentes de trabalho e a morbidade das incapacidades temporárias no trabalho podem mostrar-se úteis. A morbidade não sentida pode ser detectada por meio dos exames de prevenção clínica periódicos na atenção básica.

A morbidade e os fatores de risco referidos pelas famílias (fumante, uso de álcool, uso de drogas, saúde mental, câncer, hipertenso, diabético, acamado, hanseníase e tuberculose) podem ser detectados pelos estudos populacionais ou obtidos dos relatórios mensais das visitas domiciliares pelos agentes comunitários de saúde (ACS), da estratégia de saúde da família (cadastro domiciliar Esus-AB e cadastro dos indivíduos Esus-AB).

No Brasil, há o Sistema de Informações Hospitalares do SUS (SIH-SUS), que registra as internações hospitalares financiadas pelo SUS, por meio do formulário da Autorização de Internação Hospitalar (AIH), o que permite conhecer a morbidade e a mortalidade hospitalar das pessoas internadas. A taxa das internações representa cerca de 8 a 12% da população geral em um ano.

Com essas informações, podem ser calculados: o coeficiente de mortalidade (por 100 altas), a taxa de infecção (por 100 altas) e o coeficiente de morbidade (por 10 mil altas) hospitalar. É importante analisar os resultados desses indicadores no contexto da organização do SUS, segundo os níveis de atenção e os critérios da regionalização do sistema de saúde, pois mudanças na administração dos serviços associadas à gravidade clínica dos pacientes e a fatores sociodemográficos (idade, sexo e situação socioeconômica) costumam interferir nos valores observados.

Os indicadores da assistência hospitalar permitem complementar o diagnóstico de saúde na identificação dos problemas do território, que estão demandando no nível especializado hospitalar e constituem um instrumento de gestão para a administração dos serviços com suas diferentes complexidades, contribuindo para a análise da adequação da programação e da conformação da rede regionalizada de assistência à saúde.

O conhecimento dos agravos atendidos nos serviços hospitalares, que poderiam ter recebido uma abordagem na atenção básica, também é outro aspecto interessante da avaliação das AIH. Nesse sentido, os indicadores hospitalares podem ser empregados como uma medida indireta do desempenho da atenção básica. O Ministério da Saúde, a exemplo de outros países, elaborou a Lista Brasileira de Internações por Condições Sensíveis à Atenção Primária, instrumento que auxilia administradores e gestores nessa avaliação nosológica, buscando qualificar a AB/SF para alcançar melhor desempenho na detecção de diagnósticos e desenvolvimento de programações de ações de saúde mais efetivas para o sistema.[17]

Indicadores positivos de saúde e qualidade de vida

- Estado vacinal da população infantil e adulta, estado nutricional, desenvolvimento ponderoestatural, saúde bucal, peso de recém-nascido, número de ex-fumantes, grau de controle de parâmetros de doenças crônicas são utilizados como indicadores de resultados das intervenções de saúde.
- Saúde no trabalho: estudada por meio de registros de fatores de riscos específicos do ambiente de trabalho, de morbidade e mortalidade por

acidentes do trabalho. As comissões internas de prevenção de acidentes no trabalho (Cipa) desenvolvem um trabalho sistemático preventivo e de promoção da saúde (mapas de riscos das seções da empresa, ciclos de palestras etc.).

O MS publicou um manual intitulado *Critérios e Parâmetros para o Planejamento e a Programação de Ações e Serviços de Saúde no Âmbito do Sistema Único de Saúde*, em 2015, que apresenta um conjunto de critérios, indicadores e parâmetros sugestivos para compor a capacidade da rede de serviços de saúde, com finalidade de contribuir para a programação local dos serviços de atenção primária/básica. Envolve cálculos da população-alvo, número de atividades e/ou procedimentos para cada segmento da população (classificada por faixa etária, sexo, morbidade, grau de risco etc.), estruturação dos serviços ambulatoriais especializados seguindo a mesma lógica. Ademais, oferece um conjunto de atividades de prevenção, ressaltando-se as vacinas segundo o calendário e doses preconizadas pelo Programa Nacional de Imunizações.[15]

• ORGANIZAÇÃO DAS ATIVIDADES DE ATENÇÃO PRIMÁRIA/ATENÇÃO BÁSICA, COM ÊNFASE EM SAÚDE DA FAMÍLIA

Para um adequado entendimento de como organizar as atividades de atenção básica/primária é imprescindível começar pelo conceito moderno de trabalho em equipe multiprofissional, com profissionais de formação e perfil distintos. O trabalho em equipe é reconhecido como a melhor opção para enfrentar a complexidade tecnológica e científica que permeia os processos produtivos (em saúde), que precisam ser eficazes. A equipe multiprofissional responsabiliza-se por prover assistência continuada, domiciliar e incluir o entorno familiar, cultural e econômico. A unidade de atenção básica/primária é responsável pelas ações de saúde – diagnósticas e terapêuticas – ou de articulação com outros recursos para as necessidades assistenciais do paciente, no âmbito da saúde ou de outros setores sociais.[19]

No Brasil, que adotou a denominação Atenção Básica (AB) para a Atenção Primária (AP), esta

> orienta-se pelos princípios da universalidade, da acessibilidade e da coordenação do cuidado, do vínculo e continuidade, da integralidade, da responsabilização, da humanização, da equidade e da participação social.[4]

Esta é uma das quatro possibilidades de abordar a AP, ou seja, de organizar a assistência à saúde. As demais são: como local da prestação da assistência (proximidade da comunidade), como nível da atenção (primeiro contato) e como filosofia de sistema.[18,19]

Características da Atenção Primária (AP), da Atenção Básica (AB) e da Saúde da Família (SF)

- Integrada: assistência curativa, de reabilitação, de promoção de saúde e de prevenção de doenças.
- Acessibilidade: garantir ao usuário o acesso e a plena utilização dos serviços e do sistema de saúde, sem obstáculos físicos, financeiros e administrativos ou outros impedimentos.[4] Assim, a UBS/USF não pode cobrar serviços; deve estabelecer os horários de funcionamento que possibilitem o atendimento de pessoas que trabalham, estudantes, donas de casa, pais de crianças pequenas, cuidadores de pacientes etc.; deve prestar assistência de urgência no serviço e no domicílio; e diversificar as atividades da AP com atendimento por telefone, orientações simples e rápidas etc.[4,18]
- Continuidade: médico e/ou equipe de saúde acompanha todo o processo de assistência de seus pacientes (problema de saúde ou doença).
- Coordenação: processo de integração assistencial coordenado pelo médico ou pela equipe (exames médicos, assistência especializada, urgências), cuja essência encontra-se na disponibilidade de um conjunto informacional a respeito do paciente e da atenção a ele oferecida pelos serviços de saúde.[4,18,20]
- Longitudinalidade: conhecer o paciente/usuário e sua família em sua história de vida naquela área geográfica.[20]

McWhinney[20] fez algumas sugestões pertinentes para que a agenda do atendimento individual (consultório) e o trabalho em equipe sejam organizados, melhorando o atendimento dos usuários da Atenção Primária.

A integralidade do cuidado prevê ações de promoção da saúde, prevenção de doenças, cura e reabilitação, incluindo as ações comunitárias e de reintegração social. Nesse mister fundamenta-se nos programas de saúde pública e nos protocolos clínicos e de regulação.

Também se propõe que a equipe promova ações de educação em saúde, por meio de ferramentas de comunicação, em um processo transdisciplinar, que facilitem o empoderamento dos indivíduos (população-alvo) em relação ao conhecimento e às práticas de saúde. Ademais, a equipe de atenção primária deve desenvolver atividades docentes, de pesquisa e colaborar com a universidade na formação dos profissionais de saúde (graduada e pós-graduada).

Quanto ao papel de autonomia das Unidades Básicas de Saúde (UBS)/Unidades de Saúde da Família (USF) junto à gerência e gestão de recursos que a integram para alcançar objetivos da equipe, tem-se percebido relativos avanços principalmente nos sistemas municipais que elegeram a estratégia de Saúde da Família para implementação do modelo da AP/AB, desde meados dos anos de 1990.

Um dos desafios à autonomia das UBS/USF e equipes é assumirem a gestão no âmbito de sua atuação, realizar a articulação entre os serviços e fazer a coordenação funcional com outros níveis do sistema (rede de saúde). Embora em outros países essa questão esteja mais bem dimensionada, ainda não está satisfatoriamente resolvida.[19]

A estrutura e os recursos físicos (equipamentos) das unidades básicas são importantes para proporcionar a estrutura funcional necessária às atividades de assistência individual e coletiva, realização de procedimentos, de diagnósticos e aplicação de tratamentos, recepção e acolhimento dos usuários etc., que inadequadas vão refletir, desfavoravelmente, sobre as pessoas.[19]

Em 2005, o MS criou o Plano Quali-SUS para a melhoria das UBS, bem como para o cenário da assistência de urgência e emergência, oferecendo outro plano para construção de Unidades de Pronto Atendimento (UPA). Para as UBS, os modelos de plantas e estruturas funcionais sugeridos contemplavam várias equipes, sendo criada uma linha de financiamento específica aos municípios e estados.

Em 2014, o MS colocou como meta a implantação em todo o território nacional de um sistema informatizado da AP/AB denominado e-SUS, que vem progressivamente se consolidando, com repercussões para o processo de assistência aos usuários do SUS. Porém, se enfrentam problemas com falta de estrutura física e microcomputadores, dificuldades de conectividade com a internet e de recursos humanos especializados para a implementação.

• A EQUIPE DE SAÚDE

À medida que houve o reconhecimento de que o trabalho em saúde deve ser realizado por equipe multiprofissional – profissionais com diferentes abordagens técnicas, compartilhando diferentes métodos e conhecimentos no alcance de objetivos comuns, percebe-se no caso do modelo da equipe de saúde da família para a AP/AB dificuldades para constituir as equipes. O sistema de saúde brasileiro optou por uma proposta inovadora de um médico generalista, um(a) enfermeiro(a), dois auxiliares de enfermagem e quatro a seis agentes comunitários de saúde.

Como esses profissionais não estavam disponíveis no mercado para o trabalho de saúde da família, muito esforço foi desenvolvido pelos gestores e órgãos de formação para atender à necessidade imediata de compor as equipes de saúde da família.

Surgiram novas especialidades como a de Medicina de Família e Comunidade, enfermeiro e dentista em atenção integral à saúde e outras profissões da saúde (Terapia Ocupacional, Fisioterapia, Psicologia e Farmácia) em atenção integral à saúde, que comporiam os Núcleos de Apoio à Saúde da Família.

Dessa forma, o núcleo básico de AP/AB é constituído por médico, enfermeira, auxiliar de enfermagem e agentes comunitários de saúde. Há também a equipe de atenção bucal, que se constitui pelo dentista e técnico de higiene dental, que se liga a uma UBS/USF com equipe de saúde da família.

Outro aspecto a ressaltar foi a decisão de uma unidade de saúde da família poder ter até cinco equipes de saúde da família.

As funções e atividades da equipe são:

- Assistência individual e coletiva (grupos).
- Promoção da saúde.
- Prevenção de doenças.
- Reabilitação.
- Docência, incluindo a educação permanente.
- Pesquisa.
- Reuniões administrativas.

Em relação ao cálculo de recursos humanos para a programação das equipes de saúde da família, o MS recomenda a relação dos profissionais de saúde de acordo com os documentos que expressaram as políticas regulamentadas pela entidade.[15]

Assim, foram sugeridos:

- Um médico de família em jornada de 40 horas semanais para cada equipe e população de 3.000 a 4.000 pessoas. Considerando o critério de vulnerabilidade social da população adstrita, o número de pessoas pode ser inferior a 3.000 pessoas.
- Um(a) enfermeiro(a) em jornada de 40 horas semanais, para cada equipe.
- Quatro a 12 Agentes Comunitários de Saúde (ACS), sendo um ACS para cada microárea com até 750 pessoas.

Para o modelo transitório de implantação da Atenção Básica com o Programa de ACS (PACS) e/ou médicos em jornadas semanais de 20 horas e/

ou enfermeiros supervisores dos ACS em UBS, os critérios previstos nas normativas do MS são apresentados no Quadro 1.

QUADRO 1 CRITÉRIOS PREVISTOS NAS NORMATIVAS DO MS

<table>
<tr><td rowspan="5">Presença de médico generalista ou especialista em saúde da família ou médico de família e comunidade em jornada de 20 horas semanais por eSF</td><th>PORTE DO MUNICÍPIO (POR MIL HABITANTES)</th><th>PROPORÇÃO DE EQUIPES TRANSITÓRIAS EM SAÚDE DA FAMÍLIA (ESF)</th></tr>
<tr><td>Menor que 20 mil habitantes</td><td>Até 60% em três eSF</td></tr>
<tr><td>Entre 20 e 50 mil habitantes</td><td>Até 50% das eSF em número maior que três eSF</td></tr>
<tr><td>Entre 50 e 100 mil habitantes</td><td>Até 20% das equipes</td></tr>
<tr><td>Maior que 100 mil habitantes</td><td>Até 10% das equipes</td></tr>
</table>

*A população de referência da equipe deve ter até 2.500 pessoas.
eSF: equipes de Saúde da Família.

• A QUALIDADE DOS SERVIÇOS DE AB/AP

Há uma preocupação com a melhoria contínua dos serviços. Os estudos de avaliação usam a metodologia desenvolvida por Donabedian – estudo da estrutura, do processo e do resultado –, a análise de implantação de programas e serviços, o estudo do perfil epidemiológico da demanda assistida, a avaliação da implementação das características da AP ou da organização da rede básica de saúde, entre outros.

A análise da situação de saúde não deve ser um fim em si mesma, isso tornaria injustificável todo o dispêndio de tempo e de recursos para sua realização. A análise da situação de saúde fundamenta-se no subsídio à intervenção para melhoria das condições de saúde de uma população.

O Programa Nacional de Melhoria de Acesso e Qualidade da Atenção Básica (PMAQ) foi implantado e usa o método desenvolvido por Donabedian, sendo o programa uma das opções do MS para a institucionalização da avaliação da AP/AB no país.

Em 2018, encerrou-se o 3º ciclo de avaliação do PMAQ, que está em desenvolvimento desde 2016. Ressaltam-se mudanças substanciais no processo de avaliação proposto pelo PMAQ entre o 1º, 2º e 3º ciclos, tais como a inclusão das UBS além das USF, ampliação do objeto de avaliação contemplando a equipe de Saúde Bucal e do Núcleo de Apoio à Saúde da Família (Nasf).

• PROGRAMAÇÃO E ORGANIZAÇÃO DE SERVIÇOS

O SUS propôs a descentralização político-administrativa como estratégia para organização do sistema público de saúde, implicando em revisão do modelo de gestão e de atenção.[11] O modelo de atenção pretendido pelo SUS, alicerçado na integralidade, reafirma a importante contribuição da Epidemiologia para a construção de um diagnóstico de saúde ampliado, que deve orientar a programação em saúde e a alocação de recursos.

Com o compartilhamento de responsabilidades e competências entre as esferas de governo, o componente municipal passou a assumir atribuições da gestão plena do sistema de saúde.

A esfera federal, de forma mais detalhada, passou a dedicar-se sobretudo à formulação e à implementação de políticas prioritárias para a saúde, bem como ao acompanhamento e à avaliação das pactuações celebradas entre os gestores.

Como consequência direta dos novos compromissos assumidos pelos gestores, sobressaiu a necessidade de capacitação dos profissionais do setor diante do desafio de implantação de um sistema de saúde que atendesse aos pressupostos de universalidade, integralidade, equidade e acessibilidade da atenção à saúde.

Sobre as Normativas, o Pacto pela Saúde (2006) e toda a legislação atual que orienta o processo de organização e das relações entre as diferentes esferas de gestão junto ao SUS, sugere-se consultar o Capítulo 21 deste livro.

Os conceitos sobre gestão e gerência foram definidos pela Norma Operacional Básica de 1996 (NOB/96).[17]

A importância da participação da equipe de saúde no processo de gerência das organizações de saúde sustenta-se basicamente em dois pilares: primeiro, os trabalhadores tornam-se sujeitos ativos de transformação de suas práticas sanitárias no atendimento das exigências do novo modelo de atenção; segundo, o profissional do setor pode expandir sua compreensão acerca da estrutura organizacional da instituição, facilitando sua inserção no modo de produção do trabalho e incrementando as possibilidades de uma cooperação orientada aos pressupostos do SUS.[21]

• CONSIDERAÇÕES FINAIS

Certamente, a Epidemiologia integra a formulação de políticas públicas a serem desenvolvidas e aplicadas pelo setor administrativo dos sistemas de saúde.

Historicamente observam-se influências socioculturais nos sistemas de saúde europeus, especificamente o da Espanha, que contribuíram para os benefícios conseguidos pela Atenção Primária forte nos sistemas sanitários, na década de 1970, com repercussões favoráveis na Medicina hospitalar e na melhoria dos estilos de vida da população. As mudanças econômicas dos anos de 1980, provocadas pela intensa incorporação de tecnologias com reflexos nas taxas de desemprego, principalmente daqueles em situação vulnerável, afetaram moralmente o modelo centrado na Atenção Primária com críticas sobre sua eficácia e eficiência. Na visão de Ahumada e Cochoy[22] essas mudanças foram possíveis graças a uma correlação de forças sociais que favoreceram as classes médias e altas. Os resultados sobre a saúde são a tendência de reforçar o papel central do hospital na organização do sistema e valorizar as atividades especializadas com alta tecnologia em detrimento das ações preventivas e de promoção da saúde. Nos anos mais recentes (1990 e 2000), crescem os efeitos deletérios da concentração de poder político e da economia (espaços supranacionais e alianças com o poder local), afetando a organização do setor saúde (capital supranacional).

O sistema de saúde público brasileiro (SUS), com 30 anos de existência, vem mostrando resultados favoráveis dos indicadores de saúde, da organização e gestão da rede de saúde. Porém, os efeitos da crise econômica na sociedade e na saúde estão influenciando o sistema, que sempre sofreu de dificuldades orçamentárias para cumprir com os princípios previstos na constituição federal.

• REFERÊNCIAS BIBLIOGRÁFICAS

1. Rouquayorol MZ, Goldbaum M. Epidemiologia, história natural e prevenção de doenças. In: Rouquayorol MZ, Almeida Filho N. Epidemiologia e saúde. 6.ed. Rio de Janeiro: Medsi; 2003.
2. Boing d'Orsi, Reibnitz Jr. Epidemiologia. In: Curso de Especialização Multiprofissional em Saúde da Família. Epidemiologia [Recurso eletrônico]/Universidade Federal de Santa Catarina; Antônio Fernando Boing; Eleonora D'Orsi; Calvino Reibnitz Júnior (org.). 2.ed. Florianópolis: Universidade Federal de Santa Catarina; 2012.
3. Organização Mundial da Saúde (OMS). Alma-Ata. 1978. Atención Primaria de Salud. Genebra: OMS; 1978.
4. Starfield B. Primary care and its relationship to health. In: Starfield B. Primary care. Balancing health needs, services and technology. Oxford: Oxford University Press; 1998.
5. Vuori H. The role of schools of public health in the development of primary health care. Health Policy. 1985;4:221-30.
6. Pereira MG. Epidemiologia: Teoria e prática. Rio de Janeiro: Guanabara-Koogan; 1995.
7. Dever GEA. A epidemiologia na administração de serviços de saúde. In: Dever GEA. A epidemiologia na administração de serviços de saúde. São Paulo: Pioneira; 1988.
8. Sá EMC. Organização da administração pública municipal em saúde. In: Westphal MF, Almeida ES (org.). Gestão de serviços de saúde. São Paulo: Editora da Universidade de São Paulo; 2001.
9. Brasil. Constituição 1988. Constituição da República Federativa do Brasil. Brasília, DF: Senado;1988.
10. Mendes EV, et al. Distrito sanitário: O processo social de mudanças das práticas sanitárias do Sistema Único de Saúde. São Paulo: Hucitec; 1993.
11. Castro CGJ, Westphal MF. Modelo de atenção. In: Westphal MF, Almeida ES (org.). Gestão de serviços de saúde. São Paulo: Edusp; 2001.

12. Argimon Pallàs JM, Bertrán EC, Peray Baiges JL. Análisis de la situación de salud y programas de salud. In: Martín Zurro A, Cano Pérez JF (org.). Atención primaria. Conceptos, organización y práctica clínica. 3.ed. Madrid: Elsevier; 2010.
13. Brasil. Ministério da Saúde. Portaria n. 399, de 22 de fevereiro de 2006. Dispõe sobre o Pacto pela Saúde 2006 – Consolidação do SUS e aprova as Diretrizes Operacionais do referido Pacto. Disponível em: http//:www.datasus.gov.br.
14. Brasil. Ministério da Saúde. Manual de planejamento no SUS/Ministério da Saúde, Fundação Oswaldo Cruz. 1.ed. rev. Brasília: Ministério da Saúde; 2016.
15. Brasil. Ministério da Saúde. Secretaria de Atenção à Saúde. Departamento de Regulação, Avaliação e Controle de Sistemas. Critérios e Parâmetros para o Planejamento e Programação de Ações e Serviços de Saúde no âmbito do Sistema Único de Saúde. Brasília: Ministério da Saúde; 2015.
16. Ministério da Saúde. Portaria n. 221, de 17 de abril de 2008. Dispõe sobre a Lista Brasileira de Internações por Condições Sensíveis à Atenção Primária. Disponível em: http://www.datasus.gov.br.
17. Brasil. Ministério da Saúde. Sistema Único de Saúde (SUS). Norma Operacional Básica do SUS. NOB-SUS 01/96.
18. Brasil. Ministério da Saúde. Secretaria de Atenção à Saúde. Departamento de Atenção Básica. Política Nacional de Atenção Básica/Ministério da Saúde; 2017.
19. Martín Zurro A. Organización de las actividades en atención primaria. In: Martín Zurro A, Cano Pérez JF (org.). Atención primaria. Conceptos, organización y práctica clínica. 3.ed. Madrid: Elsevier; 2010.
20. McWhinney IR. Gestión del centro de salud y de la consulta. In: McWhinney IR. Medicina de Familia. Barcelona: Mosby/Doyma Libros; 1995.
21. Quagliato FF, Ruffino-Netto A, Forster AC. Questionnaire of share diagnosis in Primary Care: typical X expanded Family health teams. Saúde Soc, São Paulo. 2015;24(1):141-51. Disponível em: https://www.scielosp.org/article/ssm/content/raw/?resource_ssm_path=/media/assets/sausoc/v24n1/en_0104-1290-sausoc-24-1-0141.pdf.
22. Ahumada LR, Cochoy LF. Influencia socioculturales en los cuidados de salud. Enfoque familiar en atención primaria. In: Martín Zurro A, Cano Pérez JF (org.). Atención primaria. Conceptos, organización y práctica clínica. 3.ed. Madrid: Elsevier; 2010.

23 Epidemiologia na avaliação de serviços de saúde

Elisabeth Meloni Vieira
Maria Paula Panúncio-Pinto

"Avaliação" é um substantivo feminino, e diz respeito ao ato de avaliar. Dicionários trazem os verbetes "avaliação" (ato de avaliar, valor determinado por peritos, apreciação; estima) e "avaliar" (determinar o valor de; compreender, apreciar, prezar, conhecer o valor). Quem avalia o faz em relação a "alguma coisa" ou a "alguém", verbo transitivo.[9] Para Contandriopoulos et al.,[8] avaliar é fazer julgamento de valor a respeito de uma intervenção, ou seus componentes, com o objetivo de subsidiar tomadas de decisões. De fato, no que se refere aos serviços de saúde, a avaliação é instrumento essencial de apoio à gestão, uma vez que permite, a partir dos dados que produz, melhorar a qualidade da tomada de decisão, uma vez que *a aplicabilidade do ato de avaliar integra seu conceito,* conforme discutem Tanaka e Tamaki.[25]

Pode-se também definir avaliação como o uso do método científico e a coleta de dados sistemática e rigorosa para aferir a efetividade de serviços e programas ao atingir seus objetivos.[2] É possível afirmar que o reconhecimento da importância da avaliação de programas e serviços, em qualquer campo, coloca "avaliação" como uma das áreas que mais cresceu em importância nas últimas décadas, seja pela pressão da sociedade, seja pela necessidade de mecanismos estruturados e regulares de avaliação formal, para determinar o valor e a efetividade de programas e serviços.[1]

A avaliação dos serviços de saúde está centrada na relação que existe entre a necessidade de saúde da população e o serviço prestado, sua eficiência e efetividade, visando a produzir dados confiáveis e válidos para que os serviços possam dar respostas apropriadas aos problemas de saúde da população e melhorar seu desempenho.

Essa definição traz uma questão: o que são necessidades de saúde? Nas sociedades capitalistas, padrões de necessidades e demandas são criados constantemente como mecanismos de reprodução social. Segundo Bradshaw,[3] filósofos, economistas e políticos têm se dedicado à tarefa árdua que é definir necessidade, um conceito moderno e complexo. Em 1972, esse autor diferenciou quatro tipos de necessidades:

1. Necessidade normativa: definida por especialistas, médicos e outros profissionais de saúde. Compara-se a situação real com a situação ideal, definida por um padrão do que seria desejável ou aceitável.
2. Necessidade sentida: desejo ou necessidade subjetiva que podem ou não ser expressos.
3. Necessidade declarada: necessidade expressa ou demanda ativa.
4. Necessidade comparativa: compara padrões de atenção a diferentes grupos populacionais procurando a equidade.

Embora as definições de necessidades de saúde sejam importantes, existem críticas, já que contextos culturais e sociais podem modificar as necessidades de saúde e de uso dos serviços, assim como o desenvolvimento das tecnologias, nos padrões capitalistas, estimularia a utilização de determinados produtos, equipamentos ou técnicas, transformando certas práticas ou sujeitos em objeto para profissionais da saúde. Como aconteceu, por exemplo, no uso disseminado do leite artificial para os recém-nascidos nas décadas de 1960 e 1970, ou no grande número de partos cesáreos, que ainda se verifica hoje no Brasil.[28] Dessa forma, vários autores, inclusive Bradshaw, hoje se voltam para novos conceitos, discutindo a questão das desigualdades na saúde e não se limitando mais ao escopo da necessidade.

Existe na área de avaliação uma tendência para trabalhar com padrões normativos para superar as desigualdades entre os diferentes grupos populacionais.

Nesse sentido, é importante destacar o debate sobre os determinantes sociais da saúde (DSS), em pauta desde o final da década de 1970, em busca da superação da compreensão da saúde como individual e biológica.[5] Em 2005, com a criação da Comissão sobre os Determinantes Sociais da Saúde da Organização Mundial de Saúde (CDSH), essa visão ampliada do processo saúde-doença se reafirma com o foco na organização social, econômica e política na determinação do processo de saúde-doença das pessoas e populações.[27] Além disso, quando se trata de discutir a avaliação dos serviços de saúde considerando as necessidades de saúde da população, é importante destacar que a marcante desigualdade ou as iniquidades que afetam muitos segmentos sociais determinam a persistência de doenças, condições e estados que poderiam ter sido erradicados,[17] pois existe tecnologia e conhecimento para isso, mas a resolutividade não é atingida, produzindo-se uma realidade evitável e injusta.[24]

Apesar de ser uma atividade humana antiga, foi somente a partir da Segunda Guerra Mundial que os programas sociais começaram a ser avaliados regularmente, e essa área de conhecimento se desenvolveu. No campo da saúde, a avaliação dos serviços nasceu centrada na assistência médica individualizada, já que esta parecia ser o foco principal das atividades desenvolvidas. Entretanto, a avaliação em saúde inclui desde estudos de impacto de determinada intervenção sobre a saúde da população, sua efetividade e custos, estudos sobre a estrutura e os processos relativos aos serviços de saúde, até a satisfação dos usuários com o serviço. Todo o processo avaliativo deve levar em conta as necessidades de saúde dos usuários, as metas definidas pelo serviço e é necessário que seja contínuo, planejado de forma que o conhecimento acumulado, produzido por avaliações anteriores possa contribuir para a gestão eficiente e tomada de decisão.[25] A avaliação configura-se como uma das etapas fundamentais para a revisão e reorientação das trajetórias percorridas na execução das ações de saúde.[4]

Para Bowling,[2] a avaliação de serviços de saúde e a avaliação em saúde são áreas que frequentemente se sobrepõem e não devem ser rigidamente divididas. Para Campbell et al.,[6] a assistência à saúde é composta pelo sistema de saúde, mas também por todas as outras ações realizadas para a melhoria da saúde e do bem-estar. Ou seja, na complexa questão da construção do processo saúde-doença, temos ações de outras áreas, como a economia, o planejamento urbano, a arquitetura, a indústria, o lazer etc., contribuindo para a qualidade de vida das pessoas e para seus modos de adoecer ou ter saúde. Novamente, a complexidade do processo saúde-doença aponta para os DSS e para as imensas desigualdades sociais: as iniquidades afetam de forma importante populações mais vulneráveis e pobres do mundo. Assim, olhar para todas as áreas que afetam a saúde de forma integrada torna-se uma necessidade, e tal compreensão deve ser levada em conta quando se trata de avaliar serviços de saúde. O modo de gestão político-social que integra os setores econômico, político, social, cultural, ambiental, entre outros, é a intersetorialidade.[14] A complexidade envolvida nas ações de atenção à saúde pede ações intersetoriais, e a avaliação dos serviços necessariamente deve levar isso em consideração. Dessa forma, a interdisciplinaridade e a interprofissionalidade são perspectivas importantes e que devem estar na base do planejamento, realização e avaliação de políticas, programas e projetos destinados a grupos populacionais específicos para atender adequadamente às necessidades em saúde, em uma abordagem integral.[7,14]

Soboll et al.[23] mencionam que a Organização Mundial da Saúde (OMS) estabelece que para realizar avaliações em saúde é necessário um número mínimo de indicadores que nos permitam conhecer, em diferentes dimensões, não só os aspectos da situação de saúde da população, como os das práticas em saúde. São eles:

1. Indicadores da política sanitária: grau de compromisso político com o setor, distribuição de recursos para a atenção primária, estrutura orgânica e administrativa adequada para promover saúde de todos, grau de participação comunitária etc.
2. Indicadores sociais e econômicos: taxa de crescimento populacional, Produto Nacional Bruto (PNB), Produto Interno Bruto (PIB), taxa de emprego, População Economicamente Ativa (PEA), condições de trabalho, condições de habitação, índice de analfabetismo de adultos, disponibilidade de alimentos por habitante.
3. Indicadores de prestação de serviços: disponibilidade e acesso aos serviços, utilização de serviços e indicadores de qualidade da assistência.
4. Indicadores da cobertura da atenção primária: disponibilidade dos sistemas de água e esgoto, acesso de mães e crianças à atenção de saúde local, assistência adequada ao parto, cobertura vacinal de crianças, disponibilidade de medicamentos essenciais durante todo o ano, acesso aos níveis de maior complexidade do sistema de saúde, número adequado de profissionais de saúde por habitante.
5. Indicadores do estado de saúde: porcentagem de nascidos com baixo peso, taxas de mortalidade perinatal e infantil, estado nutricional e psicossocial das crianças.

Com essa lista de indicadores, verifica-se que a avaliação da saúde da população é mais ampla do que aquela restrita aos serviços de saúde. Sala[19] reconhece que é importante definir o objeto da avaliação, visto que a racionalidade norteadora do trabalho na saúde é diferente da que norteia o trabalho no campo da assistência médica, pois enquanto o primeiro utiliza o referencial epidemiológico, o outro usa o referencial clínico. Ao avaliar um determinado programa ou intervenção em saúde, para uma população, serão utilizados indicadores epidemiológicos e demográficos. Se, todavia, o objeto da avaliação for um serviço de saúde, a centralização será em sua capacidade operacional. Do ponto de vista estrutural, é necessário saber se o serviço é capaz de fornecer as ações de saúde propostas para as necessidades estimadas daquela população (por exemplo, o número de profissionais adequado para a cobertura vacinal pretendida, ou salas, médicos, enfermeiras, exames para o número de consultas de pré-natal preconizado).

Do ponto de vista da qualidade é necessário que, por exemplo, as consultas de pré-natal sejam conduzidas de forma a identificar gravidez de risco, prevenir doenças maternas ou doenças de transmissão vertical e promover a saúde da gestante e do feto.

Para Sala, existem propostas e trabalhos diversos envolvendo avaliação em saúde, que podem ser resumidos em cinco linhas principais:

1. Enfoca a relação entre a demanda por cuidados e serviços oferecidos, procurando avaliar a adequação entre a necessidade de saúde em função do tipo e quantidade de serviços oferecidos. É importante que o tipo de necessidade da população e o serviço oferecido sejam confrontados para que sejam avaliadas a cobertura e a capacidade resolutiva. Ou seja, com base nas necessidades de saúde definidas, seja por dados demográficos (como sexo e idade), por indicadores de morbidade e mortalidade, e/ou dados referentes à organização social, pode-se avaliar o acesso aos serviços oferecidos (cobertura) ou a solução do problema (capacidade resolutiva).
2. Análise da estrutura em termos de recursos e atividades desenvolvidas, verificando número, tipo e capacitação dos profissionais, assim como espaço físico, equipamentos e insumos.
3. Privilegia o momento do atendimento, avalia a atenção recebida, eficácia ou adequação a um padrão já estabelecido, utilização de instrumentos diagnósticos e terapêuticos. Pode-se utilizar técnicas de observação direta ao atendimento, assim como auditorias de registros em prontuários.
4. Avalia a relação entre o custo e o benefício do atendimento produzido, de fundamental importância para a realocação de gastos, com bom uso dos recursos financeiros. A maioria das avaliações econômicas tem uma perspectiva social, focalizada na otimização dos benefícios para a saúde da população,[3] buscando o melhor resultado com menor custo.
5. Avalia o efeito que o atendimento produz na população sobre a qual atua, medindo o impacto ou os resultados de determinadas intervenções. Pode incluir estudos com coleta de informações para verificar dados de morbidade e mortalidade de programas específicos. Um exemplo desse tipo de avaliação é a verificação do efeito do uso do coquetel de drogas antirretrovirais na sobrevida dos pacientes com aids.

Para Segura,[21] contudo, medir o impacto das intervenções sobre a saúde das populações não é simples, já que múltiplas influências, não estritamente as sanitárias, estão envolvidas em relação ao produto saúde ou qualidade de vida. Condições econômicas, sociais e culturais podem ter impacto positivo ou negativo sobre a saúde.

• ESTRUTURA, PROCESSO E RESULTADO

A avaliação dos serviços de saúde é usualmente baseada na coleta de dados sobre estrutura, processo e resultado. Esse modelo, criado por Donabedian na década de 1960, tem sido extremamente útil para a avaliação da qualidade dos serviços de saúde em todo o mundo.[18]

A estrutura compreende recursos e insumos, assim como a organização desses para a realização das atividades. Já o processo refere-se às atividades: a forma como o trabalho está organizado para produzir o cuidado. Esse cuidado é, então, o produto, por exemplo, um procedimento ou uma consulta médica. Já o resultado é a ação do produto sobre a saúde das pessoas, podendo ser medido o impacto dessas atividades nos indivíduos ou na comunidade. A estrutura e o processo das atividades podem influenciar o produto e é frequentemente necessário usar medidas de avaliação que incluam a estrutura e o processo para interpretar corretamente a avaliação dos resultados. Por exemplo, a coleta de dados qualitativos e quantitativos descritivos, sobre estrutura e processo, é essencial, caso o investigador queira contemplar a questão *se* e *como* o resultado foi causado pela própria atividade por alguma variação na estrutura, ou da forma que ela foi organizada ou realizada.

Estrutura

Refere-se ao espaço físico, à construção, ao equipamento, à equipe, aos leitos, aos consultórios etc. Está representada em termos econômicos por um preço fixo calculável para cada um de seus itens. A avaliação da estrutura inclui distribuição da equipe, seu nível de treinamento, habilidades, disponibilidade, tipo de espaço físico, equipamentos, número e tipos de serviços, sua localização geográfica, os materiais de consumo e suprimentos médicos, outros tipos de fontes de capital e recursos financeiros.

Segundo Pereira,[18] na avaliação da estrutura os recursos podem ser classificados em:

- Recursos financeiros: montante de dinheiro gasto no setor saúde, ou por unidade de saúde, que pode ser avaliado por gastos *per capita*. Estão classificados de acordo com sua destinação. Podem ser definidos bens de capital para compra de novos equipamentos e instalações, ou para a manutenção, que inclui gastos com material de consumo e pessoal.
- Recursos materiais: número de estabelecimentos de saúde, suas características, complexidade, espaço físico, capacidade física, equipamentos, laboratórios, medicamentos e insumos.

- Recursos humanos: os profissionais, suas formações e especializações, necessidade de educação continuada, carga horária contemplada no serviço, rendimento individual e da equipe, adequação desses recursos à demanda da população atendida.

A avaliação da estrutura se baseia na comparação dos valores com padrões estabelecidos. Em geral, esses padrões existem em manuais, normas e decretos oficiais de cada país. Dados sobre estrutura podem ser obtidos por inquérito descritivo ou inventário, utilizando questionário, análise de documentos e inspeções nos serviços. Os padrões usados para análise da estrutura são, normalmente, obtidos em pesquisa e estabelecem o que seria desejável para determinada realidade. Entre eles há, por exemplo, o número de leitos hospitalares por habitantes, o número de médicos por habitantes, o número de equipes de saúde por família (Quadro 1).

QUADRO 1 INDICADORES UTILIZADOS NA ANÁLISE DA ESTRUTURA ORGANIZACIONAL DOS SERVIÇOS DE SAÚDE
▪ Produção de serviços: concentração das ações, cobertura, produtividade, déficits/superávits, incrementos/decréscimos etc.
▪ Recursos humanos/folha de pagamento: n. de profissionais por categoria/por serviço/por habitante, perfil, gastos, produtividade etc.
▪ Instalações físicas/capacidade instalada: n. de unidades por tipo/por habitante, n. de consultórios e de leitos por habitante, grau de utilização e ociosidade etc.
▪ Referência/contrarreferência: organização dos níveis de atenção à saúde (1°, 2° e 3°) devidamente hierarquizados e referenciados etc.
▪ Legislação, processo/expedientes.
▪ Recursos financeiros/custos/despesas.
▪ Estoque: material de consumo em geral, medicamentos, vacinas, material permanente e equipamentos médicos.
▪ Outros: tipo do modelo assistencial, políticas de saúde definidas, opiniões, aceitação política, participação da população etc.

Fonte: Soboll et al.[2]

Apesar de ser de fácil execução, nem sempre os resultados de uma avaliação de estrutura são suficientes para resolução dos problemas em relação à prestação de serviços. A existência de uma boa estrutura mostra o potencial do serviço para atender bem seus usuários, mas não pode determinar se isso de fato ocorre.

Processo

O processo refere-se à organização, à prestação e à utilização do serviço. Pode ser avaliado em uma auditoria, em relação aos desvios de um padrão predefinido. Para Campbell et al.,[6] o processo do cuidado envolve a interação entre os usuários e a estrutura do serviço, ou seja, a interação entre o pessoal e as atividades, e a interação entre os recursos humanos e os usuários. Para esses autores, a essência do processo é aquilo que é realizado *para* ou *com* seus usuários. Essa interação pode ser analisada pelo caráter técnico da intervenção ou pela relação interpessoal entre usuários e profissionais de saúde. A avaliação de processo incluiria a documentação e a análise da dinâmica de eventos e interações.

Dados de processo são essenciais para avaliar o uso eficiente dos recursos. Os tipos de dados a serem coletados incluem atividades que ocorrem com o uso de recursos do sistema. Para operacionalizar, podemos utilizar os índices de altas hospitalares, números e tipos de suprimentos fornecidos (exames, medicamentos), o número de contatos entre o paciente e o profissional e o tipo de contato, o número de visitas domiciliares, a média de tempo de hospitalização, o tempo da consulta, as intervenções médicas e cirúrgicas, o tempo de espera e o tempo de marcação da consulta.

Para Soboll et al.,[23] a avaliação do processo de trabalho realizado pelos serviços de saúde pode ser feita de forma quantitativa ou qualitativa. Na primeira, os indicadores serão os dados de produção, expressando numericamente o volume de produtos, tais como o número de consultas médicas. Também poderá medir a produtividade, que é a utilização eficaz dos bens e dos serviços com maior eficiência. Esta é expressa por indicadores que relacionam unidade de produção com insumos, como o número de consultas/por médico/dia. Na área hospitalar existem indicadores específicos (Quadro 2). A análise qualitativa do processo inclui os dados que avaliarão a qualidade do serviço prestado. Nesse caso, são analisadas taxas de aderência ou abandono de tratamentos, taxas de infecção hospitalar, taxas de falso-negativo de exames etc.

QUADRO 2 INDICADORES HOSPITALARES (DE PROCESSO)

Taxa de ocupação hospitalar:

$$\frac{\text{Número de pacientes-dia em período definido}}{\text{Número de leitos-dia no mesmo período}} \times 100$$

Média de permanência:

$$\frac{\text{Número de pacientes-dia em período definido}}{\text{Número de pacientes egressos do mesmo período}}$$

Índice de renovação:

$$\frac{\text{Número de saídas em determinado período}}{\text{Número de leitos no mesmo período}}$$

Índice de intervalo de substituição:

$$\frac{\text{\% de desocupação} \times \text{média de permanência em dias}}{\text{\% de ocupação}}$$

Taxa de mortalidade geral hospitalar:

$$\frac{\text{Número de óbitos de pacientes internados em determinado período}}{\text{Número de saídas no mesmo período}} \times 100$$

Taxa de mortalidade materna hospitalar:

$$\frac{\text{Número de óbitos por causas maternas em determinado período}}{\text{Número de egressos da Obstetrícia no mesmo período}} \times 100$$

Taxa de cesáreas:

$$\frac{\text{Número de cesáreas em determinado período}}{\text{Número de partos no mesmo período}} \times 100$$

Taxa de mortalidade operatória:

$$\frac{\text{Número de óbitos operatórios em determinado período}}{\text{Número de atos operatórios no mesmo período}} \times 100$$

Taxa de infecção hospitalar:

$$\frac{\text{Número de infecções atribuíveis ao hospital em determinado período}}{\text{Número de egressos no mesmo período}} \times 100$$

Taxa de mortalidade por infecção hospitalar:

$$\frac{\text{Número de óbitos por infecção hospitalar em determinado período}}{\text{Número total de egressos no mesmo período}} \times 100$$

Fonte: Pereira.[18]

A análise do processo também envolve a coleta de dados sobre a qualidade da relação, a comunicação entre profissionais, entre profissionais e usuários (tempo de fornecimento de informações sobre tratamento, alta), planos de procedimento seguidos e documentação. Na coleta de dados, algumas informações podem ser extraídas de registros ou de dados computadorizados, combinados com dados obtidos em entrevistas com usuários e profissionais, em relação à sua precisão e completude. Também podem ser utilizados dados colhidos com o usuário em inquéritos ou com análise de documentação. Alguns indicadores frequentemente utilizados na avaliação de processo estão apresentados no Quadro 3.

QUADRO 3 ALGUNS INDICADORES QUE PODEM SER UTILIZADOS NA AVALIAÇÃO DE PROCESSO

Taxa de cobertura:

$$\frac{\text{População atendida em determinada atividade, em determinado período e área}}{\text{População-alvo da mesma área, estimada na metade do período}} \times 100$$

Índice de concentração:

$$\frac{\text{Número de determinada atividade realizada em período definido}}{\text{Número total de usuários atendidos no mesmo período}} \times 100$$

Produtividade médica:
Número de consultas médicas/médico/hora

Fonte: Pereira.[18]

Auditorias

Para Bowling,[2] as auditorias são dirigidas para atingir e manter a qualidade dos cuidados com a saúde. A auditoria consiste em revisar e monitorar a prática corrente e avaliar por meio da comparação de desempenho com um padrão predefinido. O objetivo é melhorar os resultados em relação ao serviço prestado ao paciente, desenvolver o uso mais efetivo em termos de custo e ter uma função educacional dos profissionais de saúde. Em tese, deveria levar à mudança da prática clínica encorajando a revisão das práticas atuais, induzindo a melhores resultados e satisfação. O critério sugerido para conduzir uma auditoria é a escolha de temas comuns, que incluam problemas significativos ou sérios.

Algumas mudanças realizadas após a auditoria devem beneficiar os usuários e levar à maior efetividade, sendo, portanto, relevantes para a prática profissional. Existe sempre um potencial para melhorar, e o resultado, ao final, deve ser capaz de justificar o tempo e os esforços gastos. Auditores têm notado que, na maioria das vezes, as auditorias enfocam o processo, muito mais que a estrutura ou os resultados dos serviços de saúde. As auditorias dividem-se em médica e clínica e estão relacionadas à qualidade. Esses conceitos foram clarificados por Higginson.[13]

Auditoria médica

É a análise sistemática e crítica da qualidade da assistência médica, incluindo a revisão de diagnóstico e procedimentos usados para diagnóstico, as decisões clínicas sobre tratamento, o uso de recursos e os resultados para o paciente. Exemplos de auditorias médicas incluem análise de mortes evitáveis, avaliação de processos de decisão e recursos e procedimentos usados em relação ao paciente.

Auditoria clínica

É conduzida por médicos e outros profissionais de saúde. Consiste na análise crítica e sistemática da qualidade da assistência clínica, incluindo a coleta de informações para revisar diagnóstico e procedimentos usados para diagnóstico, decisões clínicas sobre tratamento, uso de recursos e procedimentos realizados com pacientes.

Garantia da qualidade

É realizada por meio de abordagem clínica e gerencial envolvendo monitoramento sistemático e avaliação de determinados níveis predefinidos e consensuais de serviços prestados. A garantia da qualidade define os padrões e as medidas de resultados, assim como os mecanismos utilizados para melhorar o desempenho.[22] As auditorias médica e clínica são usualmente partes de um programa para assegurar a qualidade. As auditorias podem ser conduzidas internamente por uma organização, por indivíduos que, sistematicamente, revisam os procedimentos ou por organizações externas, como comitês. Métodos qualitativos e quantitativos podem ser utilizados nas auditorias.

Acesso

Donabedian[10] incluiu como indicador de processo o acesso ao serviço de saúde, ou seja, sua proximidade, a existência de transporte público, a espera para consulta, o nível de uso de diferentes grupos populacionais e a adequação dos serviços prestados. Já outros autores classificam o acesso como parte da estrutura dos serviços ou dos níveis de atenção à saúde.[8] Seja como for classificado, o acesso ao serviço não pode ser esquecido em uma avaliação, por ser um importante componente da oferta e da disponibilidade dos serviços de saúde para a população. Para analisar as desigualdades em saúde, o primeiro item com o qual se preocupar é o acesso.

Resultados

Os resultados dos serviços de saúde são os efeitos dos programas ou das intervenções sobre a saúde dos usuários dos serviços, assim como a avaliação deles sobre a assistência prestada. Informações confiáveis e válidas sobre os resultados e produtos dos serviços de saúde são essenciais para auditorias, assim como para o estabelecimento de políticas. Segundo Donabedian,[10] o resultado é uma *mudança* do antecedente, gerada pela assistência à saúde. É amplamente utilizada embora seja uma definição limitada, porque exclui a manutenção de pacientes em situações estáveis e muitas atividades de promoção e prevenção da saúde. Os resultados referem-se à efetividade de atingir uma determinada meta.

Para Soboll et al.,[23] a dificuldade de utilizar indicadores epidemiológicos clássicos, como incidência, prevalência e coeficiente de mortalidade, para avaliar os serviços de saúde, é decorrente da não abrangência da totalidade dos serviços oferecidos a uma população pelo setor público. Muitas vezes será necessário usar indicadores intermediários mais relacionados com o processo de trabalho, por exemplo, gravidade de casos encaminhados a outros níveis de complexidade do sistema de saúde. Entretanto, os indicadores epidemiológicos clássicos podem ser utilizados no caso de cobertura expressiva de serviços. Um exemplo é a erradicação da poliomielite infantil após os esforços de vacinação adotados no Brasil. O Quadro 4 apresenta indicadores para análise de resultados/impacto.

QUADRO 4 INDICADORES QUE PODEM SER UTILIZADOS EM ANÁLISE DE RESULTADOS/IMPACTO

▪ Demográficos/sociais/econômicos: taxas de crescimento, dependência, estrutura etária, nível de emprego e renda, escolaridade, condições sanitárias, habitação, condições de trabalho e lazer etc.
▪ Mortalidade: infantil, geral, por causa, idade e sexo.
▪ Morbidade hospitalar: distribuição das internações por causa, idade, sexo, altas, óbitos, média de permanência, custos, taxas de ocupação, infecção hospitalar etc.
▪ Morbidade ambulatorial: distribuição dos atendimentos ambulatoriais por causa, idade, sexo, procedimentos, encaminhamentos, procedência, custos etc.
▪ Morbidade domiciliar e de outros espaços coletivos: distribuição das causas de doenças relatadas pela população no domicílio e outros espaços, pesquisa de morbidade etc.
▪ Vigilância à saúde/vigilância epidemiológica e sanitária: incidência e prevalência de doenças de notificação compulsória, percentuais de serviços de saúde por grau de risco epidemiológico, em acordo ou desacordo com padrões técnicos, percentual de problemas de qualidade de serviços, número de denúncias etc.

Fonte: Soboll et al.[23]

Avaliação da qualidade

A avaliação da qualidade da assistência em saúde toma para si um objeto mais restrito. Para Olmos et al.,[15] a qualidade assistencial é a oferta de serviços acessíveis e equitativos, com um nível profissional ótimo, considerando os recursos disponíveis e obtendo adesão e satisfação do usuário. Segundo esses autores, não existe uma definição de qualidade universalmente aceita, tratando-se de um conceito que sofreu modificações ao longo do tempo. Eles identificam quatro enfoques básicos: a qualidade como excelência, o que existe de melhor em determinada área; a qualidade como valor, é o melhor, mas não a qualquer preço; a qualidade como conformidade, sua adequação a situações específicas; e a qualidade como os graus pelos quais atinge, ou supera, as expectativas dos consumidores.

Donabedian[11,12] conceituou vários atributos da qualidade das atividades desenvolvidas nos serviços de saúde, fundamentais para todos os que trabalham com avaliação:

- Eficácia: significa a capacidade de produzir o efeito desejado sob a condição mais favorável. São frequentemente os resultados de estudos clínicos extremamente bem controlados, considerados sob condições ideais.
- Efetividade: é a capacidade de produzir o efeito desejado de melhora na saúde, obtido na realidade ou esperado na prática diária.
- Eficiência: é a medida de custos de qualquer melhora na saúde. Se duas estratégias são igualmente efetivas, a que custar menos será a mais eficiente.
- Aceitabilidade: é a adaptação do cuidado da saúde aos desejos, às expectativas e aos valores dos usuários. De maneira geral, pode-se dizer que também depende da avaliação subjetiva dos usuários em relação a efetividade e eficiência, mas também se relaciona aos atributos da relação médico-paciente ou profissional de saúde-paciente e acesso à atenção.
- Equidade: refere-se à distribuição dos serviços de acordo com as necessidades de saúde de cada um.
- Adequação: relaciona-se à oferta de número suficiente de serviços considerando as necessidades de saúde de determinada população.
- Qualidade técnico-científica: refere-se à oferta da assistência de acordo com o avanço do conhecimento e tecnologia disponível.

Alguns autores têm proposto uma revisão no modelo donabediano de avaliação. Campbell et al.[6] acreditam que a qualidade da assistência deve ser avaliada diferentemente no caso da assistência individual ou de programas que visem à saúde coletiva. Para a avaliação individual da atenção à saúde, esses autores propõem o uso de apenas dois componentes, acesso e efetividade, que mostrarão se o usuário teve acesso à assistência e se o problema foi resolvido. Para eles, sem a efetividade não haveria outros componentes, como a aceitabilidade, por exemplo. Acreditam que a estrutura representa o meio pelo qual o usuário tem seu problema resolvido, enquanto os resultados são as consequências da resolução, ou não, dos problemas de saúde, no caso da atenção individual.

Ao propor um novo entendimento do modelo donabediano, esses autores sugerem que, na avaliação dos aspectos coletivos da qualidade, outros componentes como equidade, eficiência e custos devam ser adicionados a acesso e efetividade, criando assim a definição "A qualidade de atenção à população é a habilidade de ter acesso à assistência efetiva baseada em equidade e eficiência para otimização da saúde ou bem-estar de toda a população".

Participação em avaliação

A avaliação de serviços tem sido realizada por pessoas externas ao serviço, na tentativa de garantir um distanciamento entre o avaliador e seu objeto de avaliação. Contudo, de acordo com Tarantola,[26] essa distância não é necessariamente compensada com melhores resultados, visto que pouca colaboração dos profissionais envolvidos na avaliação poderia trazer prejuízos à própria avaliação. Segundo Schraiber et al.,[20] os mecanismos de avaliação de qualidade técnica são interpretados como constrangedores ou punitivos. Para os autores, os mecanismos de avaliação e controle da qualidade, ao serem negociados com aqueles que realizam o trabalho, podem trazer o resgate da valorização desse trabalho. Poderia, também, significar um aprofundamento dos laços profissionais entre aqueles que compartilham o trabalho, com metas e objetivos estabelecidos de comum acordo, em um processo de crescimento profissional. A participação do profissional no processo de avaliação de serviços, embora com certeza mais complexa, poderia trazer benefícios ao serviço e à equipe.

Por outro lado, a participação do usuário também é desejável, principalmente se levarmos em consideração que a aceitabilidade é componente importante da qualidade do serviço prestado. Inquéritos sobre satisfação e expectativas dos usuários, assim como outros canais de participação, como comissões locais de saúde, podem ser mecanismos importantes que impediriam o serviço de saúde de ficar isolado de seu objeto último: o usuário.

A Política Nacional de Regulação, instituída pela Portaria MS/GM n. 1.559, de 1º de agosto de 2008, no que se refere à Regulação da Atenção à Saúde, preconiza a avaliação de desempenho dos serviços, da gestão e de satisfação dos usuários. Em 2015, o Programa Nacional de Avaliação dos Serviços de Saúde (PNASS) foi revisto e atualizado. De acordo com suas diretrizes, a meta de aperfeiçoamento do Sistema Único de Saúde no Brasil depende da avaliação da eficiência, eficácia e efetividade das estruturas, processos e resultados relacionados ao risco, a vulnerabilidades, ao acesso e à satisfação dos cidadãos.[4]

• REFERÊNCIAS BIBLIOGRÁFICAS

1. Bollela VR; Castro M. Avaliação de programas educacionais nas profissões da saúde: conceitos básicos. Medicina, Ribeirão Preto. 2014;47(3):332-42.
2. Bowling A. Evaluating health services: Multidisciplinary collaboration. In: Bowling A. Research methods in health. Buckingham-Philadelphia: Open University Press; 199. p. 6-16.
3. Bradshaw J. The conceptualization and management of need: A social policy perspective. In: Popay J, Williams G (eds.). Researching people's health. London: Routledge; 1994. p. 45-57.
4. Brasil. Programa Nacional de Avaliação de Serviços de Saúde. Brasília: Ministério da Saúde; 2015.
5. Bus PM, Pellegrini-Filho A. A saúde e seus determinantes sociais. Physis: Revista de Saúde Coletiva. 2007;17:77-93.
6. Campbell SM, Roland MO, Buetow SA. Defining quality of care. In: Soc Science Med. 2000;51:1611-25.
7. Castells M. A sociedade em rede. A era da informação: economia, sociedade e cultura. 6. ed. São Paulo: Paz e Terra; 2011.
8. Contandriopoulos AP et al. Avaliação na área da saúde: conceitos e métodos. In: Hartz ZMA (org.). Avaliação em saúde: Dos modelos conceituais à prática na análise de implantação de programas. Rio de Janeiro: Fiocruz; 1997. p.29-48.
9. Dicionário Aurélio de Português on line. Disponível em: https://www.dicionariodoaurelio.com.
10. Donabedian A. Explorations in quality assessment and monitoring. v. 1. The definition of quality and approaches to its assessment. Ann Arbor. Michigan: Health Admnistration Press; 1980.
11. Donabedian A. The quality of care: how can it be assessed? JAMA. 1988;260(12):1743-8.
12. Donabedian A. The seven pillars of quality. Arch Pathol Lab Med. 1990;114:1115-8.
13. Higginson I. Quality of care and evaluating services. Inter Rev Psychiatry. 1994;6:5-14 apud Bowling (1997).
14. Junqueira LAP. A gestão intersetorial das políticas públicas e o terceiro setor. Saúde Soc. 2004;13:25-36.
15. Olmos LG, et al. Calidad em aténcion primaria. Madri: Circulo Medico e Fundación Sanitas; 2001.
16. Ottersen OP, et al. The Lancet – Comissão da Universidade de Oslo sobre Governança Global em Saúde. As origens políticas das inequidades em saúde: perspectivas de mudança. Trad. Fundação Oswaldo Cruz. Rio de Janeiro; maio 2014.
17. Panuncio-Pinto MP, Rodrigues MLV, Fiorati RC. Novos cenários de ensino: A comunidade e o território como espaços privilegiados de formação de profissionais da saúde. Medicina, Ribeirão Preto. 2015;48(3):257-64.
18. Pereira MG. Qualidade dos serviços de saúde. In: Pereira MG. Epidemiologia: Teoria e prática. Rio de Janeiro: Guanabara-Koogan; 1997. p. 538-27.
19. Sala A. Avaliação de programas de saúde. In: Schraiber LB. Programação em Saúde Hoje. São Paulo: Hucitec; 1990. p.117-38.
20. Schraiber LB, et al. Planejamento, gestão e avaliação em saúde: Identificando problemas. Ciência e Saúde Coletiva. 1999;4(2):221-42.
21. Segura A. A avaliação epidemiológica do efeito das intervenções sanitárias. In: Barreto ML, et al. Epidemiologia, serviços e tecnologias em saúde. Rio de Janeiro: Abrasco e Fiocruz; 1999.
22. Shaw C. Medical audit: a hospital handbook. 2.ed. London: King's Fund Centre; 1989 apud Bowling (1997).

23. Soboll MLMS, et al. Sistemas de informação em saúde, mecanismo de controle, de auditoria e de avaliação. In: Westphal MF, Almeida ES. Gestão de Serviços de Saúde. São Paulo: Edusp; 2001. p. 205-54.
24. Starfield, B. The hidden inequity in health care. Int J Equity Health. 2011;10:1-3.
25. Tanaka OY; Tamaki EM. O papel da avaliação para a tomada de decisão na gestão de serviços de saúde. Ciência & Saúde Coletiva. 2012;17(4):821-8.
26. Tarantola D. Avaliação de programas de prevenção da aids: Uma perspectiva histórica global. In: Programa Aidscap/Family Health International/Associação Saúde da Família. São Paulo; 1999 (não publicado).
27. World Health Organization. Social Determinants of Health. Report by the Secretariat. 132nd session. 23 November 2012.
28. Vieira EM. A medicalização do corpo feminino. Rio de Janeiro: Fiocruz; 2000.

24 Epidemiologia e a revisão de literatura

Maria Cristiane Barbosa Galvão

• INTRODUÇÃO

Segundo Pereira,[1] a Epidemiologia pode ser empregada para estabelecer um diagnóstico da situação de saúde, uma investigação etiológica, a determinação de riscos, um aprimoramento na descrição do quadro clínico, a determinação de prognósticos, a identificação de síndromes e classificação de doenças, a verificação do valor de procedimentos diagnósticos, o planejamento e a organização de serviços de saúde, a avaliação das tecnologias, programas ou serviços e a análise crítica de trabalhos científicos. Para a realização dos estudos epidemiológicos é importante uma análise da literatura científica para:

- Evitar a duplicação de pesquisas ou, quando for de interesse, reaproveitar e replicar pesquisas em diferentes escalas e contextos.
- Observar possíveis falhas nos estudos realizados.
- Conhecer os recursos necessários para a construção de um estudo com características específicas.
- Desenvolver estudos que produzam real contribuição para este campo de conhecimento.
- Propor temas, problemas, hipóteses e metodologias inovadores de pesquisa.
- Otimizar recursos disponíveis em prol da sociedade, do campo científico, das instituições e dos governos que subsidiam a ciência.

Há diferentes tipos de revisão de literatura, porém nem todos os tipos possuem o mesmo nível de evidência científica.

A revisão de literatura de conveniência é aquela na qual o pesquisador reúne e discorre sobre um conjunto de trabalhos científicos que julga importante para o tratamento de uma temática, mas não apresenta critérios explícitos sobre como a revisão foi construída para que possa ser reproduzida por outros pesquisadores. Essa modalidade de revisão pode ser empregada em diferentes situações: na introdução de um trabalho de conclusão de curso, na introdução de uma dissertação de mestrado ou introdução de uma tese de doutorado, no editorial de um periódico, ou em artigo de opinião. Porém, considerando a falta de explicitação de critérios em sua elaboração, essa modalidade de revisão de literatura possui baixo nível de evidência científica.

A revisão de literatura sistemática, por outro lado, está focada no seu caráter de reprodutibilidade por outros pesquisadores, apresentando de forma explícita as bases de dados bibliográficos que foram consultadas, as estratégias de busca empregadas em cada base, o processo de seleção dos artigos científicos, os critérios de inclusão e exclusão dos artigos e o processo de análise de cada artigo. Explicita ainda as limitações de cada artigo analisado, bem como as limitações da própria revisão. De forma geral, a revisão de literatura sistemática possui alto nível de evidência e se constitui em um importante documento para tomada de decisão em saúde, seja no contexto clínico, seja no contexto científico, seja no contexto das políticas públicas.

A Classificação dos Níveis de Evidência de Oxford, construída por Howick et al.,[2] situa as revisões sistemáticas de estudos transversais, as revisões sistemáticas de estudos de coorte e as revisões sistemáticas de ensaios clínicos randomizados no nível 1, em uma escala de 1 a 5, onde 1 é o nível de maior evidência. A Classificação de Oxford ressalta assim a importância das revisões sistemáticas para o avanço científico e para as diferentes tomadas de decisão no contexto da saúde.

O avanço dos métodos de revisão sistemática é notório nas últimas décadas. Para além das revisões que apenas incluíam estudos quantitativos nos moldes apresentados por Oxford, muitos pesquisadores têm buscado mais intensamente a construção de revisão de literatura sistemática de caráter misto, ou seja, aquela que identifica, seleciona, avalia e sintetiza estudos qualitativos, estudos quantitativos e estudos mistos. Essa abordagem deriva do fato de que muitas vezes os dados quantitativos carecem de complementos para sua compreensão que podem ser encontrados em relatos presentes em estudos qualitativos, por exemplo. Já os dados qualitativos nem sempre suportam a generalização de resultados para uma grande população, necessitando, muitas vezes, do suporte dos dados quantitativos. Assim, os adeptos dos métodos mistos de pesquisa e das revisões mistas de literatura vislumbram que a complexidade do século XXI exige uma visão mais cooperativa e integrada das diferentes ciências e seus métodos. São expoentes nessa abordagem Creswell e Clark,[3] assim como Pope, Mays e Popay.[4]

Galvão, Pluye e Ricarte[5] sintetizam quatro tipos de revisões mistas, resumidos a seguir.

- A revisão mista de convergência quantitativa é aquela que transforma os resultados dos estudos qualitativos, quantitativos e de estudos empregando métodos mistos em achados quantitativos (sejam variáveis ou valores). Esse tipo de revisão é aplicável quando os estudos selecionados mencionam grande número de participantes.
- A revisão mista de convergência qualitativa é aquela que transforma os resultados dos estudos qualitativos, de estudos quantitativos e de estudos empregando métodos mistos em achados qualitativos (por exemplo, em temas). Esse tipo de revisão é aplicável quando os estudos analisados possuem amostras pequenas e estão voltados para desenvolver, refinar e revisar um quadro conceitual, por exemplo.
- A revisão mista sequencial exploratória é composta por duas etapas. Na etapa 1, os resultados dos estudos qualitativos, quantitativos e dos estudos empregando métodos mistos são transformados em achados qualitativos usando, por exemplo, a análise temática. Na etapa 2, os resultados quantitativos são tabulados e comparados, isso quando há uma entidade comum entre os estudos quantitativos.
- A revisão mista sequencial explanatória é empregada nos casos em que se quer medir os efeitos de ações, intervenções ou programas (etapa 1) e explicar diferenças em seus efeitos (etapa 2). Nessa modalidade de revisão, a integração ocorre entre as etapas quantitativa e qualitativa, na medida em que a síntese quantitativa (etapa 1) fornece subsídios para a síntese qualitativa (etapa 2), e na interpretação dos achados das duas etapas.

Em que pese a explanação apresentada sobre os diferentes tipos de revisão de literatura, é fato que a qualidade das revisões publicadas ao redor do mundo é muito variável, podendo gerar muita confusão para estudantes e pesquisadores iniciantes. Nesse sentido, ferramentas têm sido desenvolvidas para auxiliar na verificação dos critérios mínimos de qualidade das revisões de literatura, antes, durante e após publicação. Uma delas é o *Preferred Reporting Items for Systematic Reviews and Meta-Analyses*, bastante conhecida como Prisma,[6] que traz uma lista dos itens que devem estar presentes em uma revisão sistemática (*Prisma checklist*), assim como apresenta o fluxo dos critérios de inclusão e exclusão de artigos de uma revisão sistemática (*Prisma flow diagram*). Outra ferramenta interessante é o *Mixed Methods Appraisal Tool* (MMAT), desenvolvido por Pluye et al.,[7] que lista os elementos que devem estar presentes em estudos e revisões mistas.

A fim de contribuir para que as revisões de literatura ganhem em qualidade, este capítulo apresentará alguns aspectos importantes para sua elaboração, dentre eles: delimitação da questão a ser tratada na revisão de literatura; seleção das bases de dados bibliográficos para consulta e coleta de material; elaboração de estratégias para busca avançada; seleção de textos e sistematização de informações encontradas, bem como equipe para elaboração da revisão de literatura.

• DELIMITAÇÃO DA QUESTÃO

Considerando-se que mais de 1 milhão de artigos científicos no campo da saúde são produzidos anualmente, a delimitação da questão é necessária para tornar a revisão exequível. A questão que norteará a revisão deve contemplar a especificação da população, a condição de saúde, o tipo de intervenção e o desfecho que se pretende estudar.

Assim, tem-se: "Qual a efetividade do exercício físico para dor de cabeça crônica em adultos?", em que adulto é a população, dor de cabeça crônica é a condição de saúde, o exercício físico é a intervenção e a efetividade é o desfecho a ser analisado na revisão de literatura. Um segundo exemplo: "Os aplicativos para dispositivos móveis para o automanejo do *diabetes mellitus* tipo 2 em adultos são eficazes?", em que adulto é a população, *diabetes mellitus* tipo 2 é a condição de saúde, aplicativo para dispositivo móvel é a intervenção e a eficácia é o desfecho a ser estudado. Algumas revisões de literatura partem de questões focadas na comparação entre diferentes intervenções. Assim, tem-se: O que é mais recomendável: a suplementação alta ou suplementação baixa de sódio para o desenvolvimento de bebês prematuros?

No caso das revisões de literatura mistas, a revisão deverá partir de pelo menos duas questões: uma questão quantitativa e uma questão qualitativa. Assim, tem-se: Qual o efeito do parto planejado (por indução do trabalho de parto ou parto cesáreo), a curto ou médio prazo (37 a 40 semanas de gestação), comparado com uma abordagem de parto normal para a saúde de mulheres com diabetes gestacional e seus bebês? Qual a percepção das mulheres com diabetes gestacional sobre o parto planejado e o parto normal?

O processo para se chegar à questão que norteará a revisão exige do pesquisador uma análise prévia da literatura existente. Recomenda-se para a economia de tempo e recursos que o pesquisador verifique, por exemplo, se uma revisão ou várias revisões sobre o assunto já não foram realizadas por outros pesquisadores. De qualquer forma, a existência de uma questão bem delimitada será essencial para que as demais etapas da revisão de literatura sejam elaboradas.

• SELEÇÃO DAS BASES DE DADOS

Delimitada a questão que será tratada na revisão, é preciso definir quais bases de dados serão consultadas para a busca de artigos e outros materiais bibliográficos que possam ser incluídos ou excluídos da revisão de literatura que se pretende realizar. Anualmente, surgem novas e mais complexas bases de dados. No entanto, algumas bases têm se consolidado no que tange ao desenvolvimento de revisões de literatura no campo da saúde e, portanto, precisam ser incluídas na revisão. São elas:

- Medline Ovid: abrange a literatura internacional de todas as especialidades médicas de 1946 até os dias atuais.
- Pubmed: abrange a literatura internacional de todas as especialidades médicas de 1966 até os dias atuais.
- Embase: abrange a literatura biomédica internacional de 1947 até os dias atuais, incluindo estudos sobre produtos farmacêuticos, farmacovigilância, eficácia, medicamentos e dispositivos médicos.
- Psycinfo: abrange a literatura internacional sobre aspectos da ciência social e comportamental, incluindo pesquisas acadêmicas em Psicologia e áreas afins.
- Cinahl: abrange a literatura internacional sobre Enfermagem, tecnologia e áreas afins.

No caso das revisões sistemáticas com temas que envolvam a América Latina e o Caribe, devem ser incluídas na revisão bases específicas como:

- Lilacs: compreende a literatura relacionada às ciências da saúde, publicada nos países da América Latina e Caribe.
- Scielo: compreende a produção de artigos produzidos na Argentina, Bolívia, Brasil, Chile, Colômbia, Costa Rica, Cuba, Equador, Paraguai, Peru, Venezuela e Uruguai.

Embora possa haver alguma duplicação de artigos em diferentes bases de dados, cada base se destina a um público-alvo, possui uma cobertura de tipos de documentos e uma cobertura temática, ou seja, conteúdos informacionais que são por ela tratados de forma preferencial. Portanto, deriva-se que é preciso buscar a informação relevante em bases de dados adequadas e compatíveis com a temática a ser desenvolvida.

As bases de dados de acesso restrito são acessíveis internamente em institutos de pesquisa e universidades. Igualmente, o Portal Brasileiro de Informação Científica, mais conhecido como Portal de Periódicos da Coordenação de Aperfeiçoamento de Pessoal de Nível Superior (Capes), disponibiliza bases de dados de acesso restrito, mediante convênio institucional. Nesse Portal, há ainda expressiva quantidade de livros integrais, artigos de periódicos, patentes, normas, teses e dissertações, e revistas internacionais e nacionais de todas as áreas do conhecimento.[8]

Para a revisão de literatura que envolva tema muito recente, tema pouco estudado como algumas populações vulneráveis, doenças tropicais e alguns determinantes sociais, é recomendável também que além das bases já citadas, sejam consultados os repositórios de teses e dissertações dos diferentes países, assim como o buscador Google Acadêmico, pois costumam ser mais abrangentes. Esses recursos também podem ser úteis quando se pretende fazer uma revisão sistemática de caráter exaustivo, ou seja, incluindo artigos científicos, livros, teses, dissertações e literatura cinzenta (publicações realizadas em eventos, publicações em editores não comerciais, publicações realizadas em *sites* pessoais de pesquisadores).

Caso a revisão inclua literatura cinzenta é importante verificar se o conteúdo selecionado possui autoria e ano de publicação, se o autor apresenta alguma referência para contato, se o endereço do documento está associado a alguma instituição científica de credibilidade, se o texto apresenta referências bibliográficas, se não possui conteúdo informacional de interesse comercial.

Revisões que foquem em inovação tecnológica devem considerar ainda as bases de patentes, marcas e desenho, como aquelas disponibilizadas pelo Instituto Nacional de Propriedade Intelectual.[9]

• ELABORAÇÃO DA ESTRATÉGIA DE BUSCA

Para o uso das bases de dados bibliográficos, é necessária a montagem de uma estratégia de busca que envolva um conjunto de procedimentos e mecanismos tecnológicos existentes para localizar a informação. Grosso modo, uma base de dados possui formulários simples e formulários avançados de buscas. Os avançados permitem a busca de informação por todos os campos da base de dados ou por campos específicos, como título do documento, resumo do documento, autor, assunto do documento, periódico no qual o documento foi publicado, data de publicação, país de publicação, idioma de publicação, tipo de publicação (livro, anais de eventos, artigos de periódicos, teses e dissertações, normas, imagens, filmes etc.) e disponibilidade (acesso livre, acesso restrito etc.). Além dessas possibilidades, algumas bases de dados permitem a busca de documentos baseada no número de citações que tiveram, ou seja, pelo nível de relevância acadêmica que possuem; busca de documentos por semelhança, isto é, uma vez que se localizou um documento de interesse, é possível recuperar outros textos com conteúdo próximo; e busca por navegação, ou seja, diante de um registro bibliográfico, pode-se navegar na base de dados procurando documentos do mesmo autor, com assuntos semelhantes ou que foram publicados em um mesmo periódico. Enfim, bases de dados possuem possibilidades variadas e se aperfeiçoam com frequência. No entanto, o foco deste capítulo será a elaboração da estratégia de busca avançada, pois tal estratégia de busca é reproduzível.

Para empregar estratégias de busca avançadas uma etapa necessária é a consulta a terminologias, tesauros e dicionários especializados para realizar o mapeamento de sinônimos, assim como para traduzir adequadamente os conceitos que integram a questão de revisão para a língua inglesa, visto que as bases de dados bibliográficos internacionais priorizam a língua inglesa como idioma de busca.

Assim, dada uma questão de revisão sobre "quais os efeitos da intervenção dietética e de exercícios físicos na perda de peso e composição corporal em mulheres obesas na pós-menopausa", seria preciso levantar potenciais sinônimos e termos em língua inglesa como: *diet, dietary, exercise, obese, obesity, overweight, body weight, body mass index, fat mass, perimenopause, postmenopause, menopause.* Se a revisão de literatura envolver vários idiomas é recomendável realizar o levantamento dos sinônimos em todos os idiomas que serão tratados na revisão.

Dada outra questão de revisão sobre "como engajar pessoas sem moradia na área da saúde empregando tecnologias da informação e comunicação?", seria preciso levantar potenciais sinônimos e termos em língua inglesa como: *homeless, unstable housing, unstably housed, housing stability, supportive housing, computer, computers, technologies, communication technology, technology, mobile technologies, ipad, handheld, mobile computing, smartphone, mobile phone, iphone, android, app, sms, text message, mobile technology, personal digital assistant, tablet computer, informatics, internet, online, Mhealth, m-health, technology disparities, health, healthy.*

Uma vez realizado o mapeamento terminológico, serão usados os operadores booleanos AND (e), OR (ou) e AND NOT (e não) para construção das estratégias avançadas de busca, em que AND equivale à intersecção, OR equivale à união e AND NOT equivale à exclusão. Assim, para a questão "como engajar na área da saúde de pessoas sem moradia empregando tecnologias da informação e comunicação?" tem-se a seguinte estratégia avançada:

- Pesquisa 1: *homeless* OR *unstable housing* OR *unstably housed* OR *housing stability* OR *supportive housing.*
- Pesquisa 2: *computer* OR *computers* OR *technologies* OR *communication technology* OR *technology* OR *mobile technologies* OR *ipad* OR *handheld* OR *mobile computing* OR *smartphone* OR *mobile phone* OR *iphone* OR *android* OR *app* OR *sms* OR *text message* OR *mobile technology* OR *personal digital assistant* OR *tablet computer* OR *informatics* OR *internet* OR *online* OR *Mhealth* OR *m-health* OR *technology disparities.*
- Pesquisa 3: *health* OR *healthy.*
- Pesquisa 4: Pesquisa 1 AND Pesquisa 2 AND Pesquisa 3: (*homeless* OR *unstable housing* OR *unstably housed* OR *housing stability* OR *supportive housing*) AND (*computer* OR *computers* OR *technologies* OR *communication technology* OR *technology* OR *mobile technologies* OR *ipad* OR *handheld* OR *mobile computing* OR *smartphone* OR *mobile phone* OR *iphone* OR *android* OR *app* OR *sms* OR *text message* OR *mobile technology* OR *personal digital assistant* OR *tablet computer* OR *informatics* OR *internet* OR *online* OR *Mhealth* OR *m-health* OR *technology disparities*) AND (*health* OR healthy).

Pelos exemplos mencionados, observa-se que o emprego de estratégias de busca e da terminologia possui um impacto decisivo sobre os documentos que serão recuperados nas bases de dados. Recomenda-se, assim, que a estratégia de busca seja registrada e apresentada no relatório final da pesquisa, explicitando-se, dessa forma, informações para que a revisão de literatura seja reproduzível.

• SELEÇÃO, SISTEMATIZAÇÃO E EQUIPE

Os documentos encontrados nas bases de dados podem ser incluídos em *software* específico para a gestão de referências bibliográficas, que facilitará a deduplicação e gestão dos documentos que serão revistos.

Além do *software*, a seleção dos documentos que comporão a revisão deve ser realizada de forma independente por dois pesquisadores da equipe que aplicarão os critérios que foram estabelecidos no início da revisão. Um terceiro pesquisador será o árbitro caso haja uma seleção discrepante.

O processo de seleção pode ter várias fases. Em um primeiro momento, a seleção pode considerar apenas a leitura dos títulos dos documentos encontrados. Em um segundo momento, pode-se considerar a leitura dos resumos dos documentos encontrados. E em um terceiro momento, pode-se realizar uma análise crítica geral dos documentos encontrados, em que serão observados coerência do estudo, qualidade metodológica, resultados alcançados, conclusão, financiamento do estudo etc. Todo o processo de seleção deve ser explicitado na forma de fluxo, conforme as diretrizes do *Prisma flow diagram*.[6]

Depois de selecionados os textos, a equipe de revisão precisará lê-los e coletar informações comparáveis, como data de realização do estudo, país de realização do estudo, população estudada, intervenção realizada, metodologia empregada e desfechos encontrados. Essas informações podem ser registradas em um quadro para posterior uso no relatório da revisão. Recomenda-se que, desde o início da revisão, se tenha a preocupação de sistematizar as fontes de informação consultadas a fim de que não seja necessário refazer as etapas da revisão e para que os direitos autorais sejam garantidos.

Para pesquisadores que não possuem experiência em revisões de literatura é recomendável incluir na equipe de revisão um ou mais bibliotecários que sejam responsáveis pela gestão das terminologias empregadas no estudo, realização das estratégias de busca e gestão geral dos documentos que serão empregados na revisão, conforme destacado por Spencer e Eldredge,[10] em 2018. Além do profissional bibliotecário, é recomendável que a equipe de revisão tenha ao menos um especialista na questão que será tratada na revisão.

As revisões de literatura sistemáticas são publicadas em forma de artigos científicos ou relatórios científicos ou relatórios executivos com foco em tomadores de decisão no campo da saúde. Além disso, nos últimos anos tem se incentivado que os pesquisadores publiquem uma versão da revisão sistemática em linguagem simples, com foco no público leigo, pacientes e população em geral. Higgins e Green explicam no Manual da Cochrane para Revisões Sistemáticas[11] que o resumo em linguagem simples apresenta a revisão em um estilo simples que pode ser entendido pelos consumidores e cuidadores, sendo disponibilizados gratuitamente na internet. Os resumos de revisões em linguagem simples têm duas partes: um título em linguagem simples e um texto com não mais que 400 palavras.

• CONSIDERAÇÕES FINAIS

Foram delineadas noções de como elaborar uma revisão de literatura, discutindo-se a importância da delimitação da questão de revisão, da seleção adequada da base de dados bibliográficos, do uso adequado das terminologias e da seleção dos documentos que integrarão a pesquisa.

Espera-se que este texto estimule os pesquisadores na busca por informação relevante, sempre lembrando que a revisão de literatura tem ganhado reconhecimento nos diferentes cenários científicos, especialmente no cenário internacional por seu alto nível de evidência.

Para se aprofundar mais nas questões levantadas, ressalta-se que todas as universidades públicas brasileiras e muitas instituições de ensino superior oferecem a seus alunos disciplinas e cursos de extensão relacionados à busca e ao uso da informação.

Além disso, como o estudo da informação é objeto de muitas ciências (Ciência da Informação, Biblioteconomia, Arquivologia e Museologia, dedicadas aos fenômenos relacionados à seleção, organização, representação e disseminação da informação), há muita literatura disponível sobre metodologias para prospecção e recuperação da informação para fins científicos. Trata-se assim de uma temática que avança diariamente.

• REFERÊNCIAS BIBLIOGRÁFICAS

1. Pereira MG. Epidemiologia: Teoria e prática. 4. ed. Rio de Janeiro: Guanabara-Koogan; 2000.
2. Howick J, et al. Explanation of the 2011 Oxford Centre for Evidence-Based Medicine (OCEBM). Oxford: CEBM; 2011. Disponível em: https://www.cebm.net/2016/05/ocebm-levels-of-evidence/.
3. Creswell JW, Clark VLP. Designing and conducting mixed methods research. Thousand Oaks: Sage; 2010.
4. Pope C, Mays N, Popay J. Synthesizing quantitative and qualitative health research. Adelaide: Ramsay Books; 2007.
5. Galvao MCB, Pluye P, Ricarte ILM. Métodos de pesquisa mistos e revisões de literatura mistas: Conceitos, construção e critérios de avaliação. InCID, 2017;8(2):4-24. Disponível em: https://www.revistas.usp.br/incid/article/view/121879.
6. Prisma Group. Preferred Reporting Items for Systematic Reviews and Meta-Analyses. Disponível em: http://www.prisma-statement.org/PRISMAStatement/.
7. Pluye P, et al. Proposal: A mixed methods appraisal tool for systematic mixed studies reviews. Montreal: McGill University; 2011. Disponível em: http://mixedmethodsappraisaltoolpublic.pbworks.com.
8. Coordenação de Aperfeiçoamento de Pessoal de Nível Superior. Portal de periódicos. Brasília: Capes; 2018. Disponível em: http://www.periodicos.capes.gov.br.
9. Instituto Nacional de Propriedade Intelectual. Pesquisas. Rio de Janeiro: INPI; 2009. Disponível em: http://www.inpi.gov.br.
10. Spencer AJ, Eldredge JD. Roles for librarians in systematic reviews: A scoping. Journal of the Medical Library Association, 2018;1(106):46-56.
11. Higgins JPT, Green S (Ed.). Cochrane Handbook for Systematic Reviews of Interventions. Ed.5.1.0. (s.l.): The Cochrane Collaboration; 2011. Disponível em: www.handbook.cochrane.org.

25 Medicina Baseada em Evidências: o elo entre a boa ciência e a boa prática clínica

Álvaro Nagib Atallah

• INTRODUÇÃO

A Medicina, durante muito tempo, baseou-se em experiências pessoais, em opiniões dos indivíduos com maior autoridade e em teorias fisiopatológicas. A Medicina Baseada em Evidências (MBE),[29] ou em provas científicas rigorosas, tem por objetivo nortear as tomadas de decisões sobre os cuidados em saúde, ressaltando o compromisso da busca explícita e honesta das melhores evidências científicas da literatura médica, a experiência do médico e a concordância do paciente, ciente dos riscos e dos benefícios da conduta informada.

De certa forma, essa concepção de Medicina[13] tira a ênfase da prática baseada apenas na intuição, na experiência clínica não sistematizada e nas teorias fisiopatológicas para se concentrar na análise apurada de métodos, por meio dos quais as informações médicas foram, ou serão, obtidas para que demonstrem resultados acima dos já constatados ou dos resultados esperados pelo efeito do acaso. Dá especial atenção ao desenho da pesquisa, à sua condução e à análise estatística. O método de pesquisa baseia-se na associação de métodos epidemiológicos de base populacional à pesquisa clínica, chamada Epidemiologia Clínica.[6] Esse conjunto se completa com métodos bem definidos para avaliação crítica e revisões sistemáticas da literatura médica e com o bom senso, para adaptar esses conhecimentos às condições de cada paciente e ao contexto da realidade socioeconômica local. Atualmente no Brasil, hospitais e empresas de saúde de destaque e o Ministério da Saúde procuram tomar decisões com base nas melhores evidências científicas; o mesmo ocorre em muitos outros países desenvolvidos e na Organização Mundial da Saúde.

• QUESTÕES CENTRAIS PARA A MEDICINA BASEADA EM EVIDÊNCIAS

Questões clínicas

Tudo tem início com a formulação de uma pergunta, originada de uma dúvida no atendimento ao paciente, da sugestão do autor de um artigo ou mesmo de um paciente interessado. A pergunta formulada servirá como a bússola de um navegador, norteando a busca da resposta apropriada.

Em sequência, com a pergunta em mãos, é necessário classificá-la quanto ao tipo: pergunta sobre etiologia, diagnóstico, terapia, prognóstico, profilaxia ou custo-benefício. Uma vez classificada, busca-se o melhor desenho de pesquisa clínica para respondê-la. Por exemplo, na pergunta sobre tratamento, o melhor desenho de pesquisa é o conjunto de ensaios controlados aleatórios. A pergunta estruturada no acrônimo PICO tem quatro componentes próprios: P (problema) (doença ou agravo à saúde), I (intervenção), C (controle), O (desfecho de interesse). Estes sempre deverão estar presentes em sua formulação.[11,26] Por exemplo:

P – Problema: acidente vascular cerebral isquêmico.
I – Intervenção: uso de aspirina.
C – Controle: placebo.
O – Desfecho: dependência física.

Diagnóstico

Do ponto de vista prático, a Medicina Baseada em Evidências requer dos testes diagnósticos sua utilidade.[30] Não é necessário apenas saber se uma determinada proteína – a troponina, por exemplo – tem sua concentração aumentada em pacientes com infarto do miocárdio, conforme publicação no *New England Journal of Medicine*;[24] mas, dado o aumento daquele índice, é necessário saber qual será a possibilidade desse paciente ter o infarto (valor preditivo positivo). Quando a concentração de proteína for normal, deve-se perguntar sobre: a probabilidade de o indivíduo não ter infarto (valor preditivo negativo); a proporção de exames positivos quando os indivíduos têm a doença (sensibilidade); a proporção de pacientes que não têm a doença nos quais o teste é negativo (especificidade); e assim por diante.

Esses mesmos princípios, que comumente são utilizados para exames bioquímicos, por imagem, endoscópicos e histológicos, podem e devem ser utilizados para avaliar a utilidade de dados do exame clínico. Ao se avaliar clinicamente os pacientes e classificá-los com baixo, moderado e alto risco para trombose venosa profunda, aumenta-se muito seu valor preditivo positivo. Portanto, ao se realizar uma boa avaliação clínica, aumenta-se muito o valor preditivo positivo dos exames a serem pedidos, aumentando a utilidade diagnóstica dos sinais clínicos e dos exames subsidiários que poderão ser pedidos. Ou seja, o valor preditivo de cada dado clínico ou exame aumenta com a prevalência da doença na população com a qual aquele paciente se identifica. Dessa maneira, uma anamnese e um exame físico acurados aumentam muito a utilidade do teste diagnóstico pedido. Em outras palavras, a boa avaliação clínica aumenta o poder diagnóstico e a eficiência dos pedidos dos exames complementares. O custo da Medicina aumenta muito acima da inflação porque, entre outros fatores, os testes são solicitados de maneira pouco racional, sem substituição dos menos úteis pelos de maior efetividade e muitas vezes após avaliações clínicas malfeitas.

Tratamento

Em relação às decisões sobre terapêuticas, deve dar-se preferência a resultados de estudos controlados nos quais os pacientes foram escolhidos aleatoriamente em estudo devidamente conduzido, em uma amostra representativa, com tamanho suficiente para poder detectar diferenças estatísticas clinicamente significantes e, ainda, quando as perdas de seguimento dos pacientes foram mínimas e as análises estatísticas apropriadas.[2,25]

As incidências de complicações de doenças devem advir de estudos prospectivos e não de estudos retrospectivos. Os resultados desses dois modelos de estudos têm valor científico totalmente distinto. Se um médico quer saber como era a qualidade do sono dos pacientes constantes de seu fichário nos últimos 10 anos, por exemplo, encontrará muitas falhas nas fichas, e a informação sobre a porcentagem de distúrbios do sono em seus pacientes será pouco confiável. Por outro lado, ao fazer um questionário bem elaborado para aplicar, sistematicamente, em todos os seus pacientes durante os 10 anos seguintes, os resultados serão muito mais confiáveis.

Os resultados de ensaios clínicos de bom nível são aparentemente controversos muitas vezes, mesmo em casos em que a terapêutica é realmente eficaz. Nesses casos, e em muitos outros, a realização de revisão sistemática sobre o assunto, seguida de uma síntese estatística a que se pode chamar de metanálise – quando se associam todos os casos estudados adequadamente, como se fizessem parte de um estudo único, obtendo uma resultante do efeito terapêutico no conjunto –, será, então, a melhor evidência existente em relação àquele efeito terapêutico. As revisões sistemáticas deveriam ser realizadas antes de qualquer afirmação ser considerada e, também, antes do início de qualquer projeto de pesquisa clínica.

Por exemplo, há muita lógica em dizer que o glaucoma é caracterizado pelo aumento da pressão intraocular, que essa pressão ocular causa cegueira e que sua redução a previne. Porém, em uma revisão[28] sobre o assunto, verifica-se que não são todos os casos de glaucoma que apresentam hipertensão intraocular e que não há estudos controlados permitindo afirmar que a terapêutica redutora daquele parâmetro previne a cegueira no glaucoma. Esse trabalho mostra que cada afirmação requer uma boa revisão sistemática da literatura, e que os ensaios clínicos devem ser realizados para responder com clareza sobre a eficácia e a efetividade da terapêutica do glaucoma. Atualmente, os bons ensaios clínicos começam com uma revisão sistemática e terminam com a inclusão de seus resultados naquela revisão, atualizando-a.[1]

Outro exemplo[2] de aplicação da Medicina Baseada em Evidências é o estudo publicado sobre o uso de bloqueadores do efeito do fator de necrose tumoral (TNF) no choque séptico.[14] Embora esse uso esteja de acordo com bem pensados conceitos fisiopatológicos, ao desenvolver uma proteína bloqueadora dos receptores de TNF e testá-la em ensaios clínicos controlados aleatórios, verificou-se que o grupo tratado com a nova droga apresentou maior proporção de mortes do que o grupo-controle que recebeu placebo. Obviamente, o ensaio clínico mostrou que a teoria fisiopatológica não se confirmava na prática e que, se a terapêutica com o bloqueador do TNF tivesse ido diretamente do embasamento teórico para a prática, muitas mortes seriam necessárias para que, em um tempo talvez distante, a conduta fosse questionada e eliminada.

A Medicina Baseada em Evidências prefere utilizar o resultado de bons ensaios clínicos para a tomada de decisões terapêuticas e não se satisfazer apenas com a teoria fisiopatológica. A teoria torna-se uma hipótese a ser testada em um ensaio clínico e, se funcionar, a terapêutica será, então, aplicada. Muitas terapêuticas conhecidas são aplicadas com base exclusivamente na teoria ou na hipótese fisiopatológica. Um exemplo recente foi o do uso da reposição hormonal na pós-menopausa, terapêutica lógica para mulheres nessa condição, pois com o tratamento os níveis plasmáticos do colesterol total caem e os de HDL sobem. No entanto, verificou-se em dois grandes ensaios clínicos que essa conduta aumenta o risco de infarto, acidente vascular cerebral, tromboembolismo e câncer de mama nos primeiros anos de tratamento.

Revisões sistemáticas

As razões para realização das revisões sistemáticas da literatura são várias:[9,22,23]

- Sintetizar as informações sobre determinado tópico.
- Integrar informações de forma crítica para auxiliar as decisões.
- Usar um método científico reprodutível.
- Determinar a generalização dos achados científicos.
- Permitir avaliar as diferenças entre os estudos sobre o mesmo tópico.
- Explicar as diferenças e contradições encontradas entre os estudos individuais.
- Aumentar o poder estatístico para detectar possíveis diferenças entre os grupos com tratamentos diferentes.
- Aumentar a precisão da estimativa dos dados, reduzindo o intervalo de confiança.
- Refletir melhor a realidade.

As revisões sistemáticas têm a vantagem de seguir métodos científicos rigorosos, poder ser reproduzidas e criticadas e a crítica pode ser incorporada em sua publicação eletrônica. É importante ressaltar, ainda, que evitam duplicações de esforços, já que podem ser divulgadas e utilizadas mundialmente. Além disso, podem tornar-se uma publicação viva, facilmente atualizada de tempos em tempos. Para essa tarefa já existe a Colaboração Cochrane com o Centro Cochrane do Brasil (http://brazil.cochrane.org) em funcionamento na Universidade Federal de São Paulo (Unifesp), onde está disponível um conjunto de 8 mil revisões sistemáticas e uma base de dados com 900 mil ensaios clínicos na Cochrane Library, publicados e atualizados mensalmente online (http://brazil.cochrane.org/). O Centro Cochrane do Brasil tem a missão de realizar, auxiliar e divulgar revisões sistemáticas em condutas na área da saúde e está disponível a todos os brasileiros desde 2001, graças aos esforços do Centro Cochrane do Brasil e apoios da Opas e da Capes.

Suponha-se que um médico-residente queira saber se a estreptoquinase reduz a mortalidade após o infarto do miocárdio. Embora a resposta afirmativa pareça óbvia, esse assunto foi controverso na literatura durante quase três décadas. Quando foi realizada uma revisão sistemática sobre o assunto,[20] verificou-se que desde o início da década de 1970 já havia evidências convincentes de que a administração da estreptoquinase reduz de forma significativa (dos pontos de vista clínico e estatístico) a mortalidade após o infarto do miocárdio. Mas esse consenso só foi obtido 20 anos depois da disponibilização da droga com a revisão sistemática. Todavia, se o mesmo residente, não bem orientado, for hoje pesquisar o mesmo assunto, após alguns meses encontrará cerca de 33 estudos clínicos controlados aleatórios relevantes, dos quais apenas seis têm resultados que mostram redução de mortalidade após o infarto e 27 que não evidenciam os efeitos benéficos. Obviamente, o residente ficará confuso. Porém, se encontrar, ou realizar, uma revisão sistemática, terá informação que o deixará seguro em sua decisão de utilizar aquele medicamento.

Ou seja, as revisões sistemáticas constituem o melhor nível de evidências e a forma mais eficiente de se atualizar e de se identificar *gaps* para progressão do conhecimento com pesquisas objetivas.

Por outro lado, se 100 residentes forem pesquisar sobre o efeito da estreptoquinase na mortalidade após infarto, poderão obter tantos conjuntos de referências quanto as combinações de 33 artigos 1 a 1, 2 a 2, 3 a 3, 4 a 4 e assim sucessivamente, com possibilidade de conjuntos de informações diferentes que totalizam 8.589.934.592 conjuntos. Esse exemplo configura a definição matemática daquilo que é chamado controvérsia em terapêutica médica.[4] Ou seja, essas controvérsias em geral são resultado da falta de ensaios clínicos adequados e/ou de revisões sistemáticas bem elaboradas. Se os 100 residentes utilizarem o mesmo método científico rigoroso na busca e síntese matemática dos resultados, esses serão muito semelhantes, pois as infinitas possibilidades de conjuntos de informações estarão mais próximas de um alvo único, formando uma imagem mais nítida, que conclui pelo uso da droga dentro da menor incerteza possível. Ou seja, a MBE avalia e reduz a incerteza na prática médica.

Tradicionalmente, as revisões sistemáticas são realizadas em questões terapêuticas, utilizando ensaios clínicos aleatórios. No entanto, hoje já existem métodos adequados para realização de revisões sistemáticas em testes diagnósticos[19] e outros tipos de desenhos de pesquisa.[12] No futuro próximo, cada capítulo de livro de Medicina será constituído por um conjunto de revisões sistemáticas, com uma ou mais para cada item relevante do texto.

Uma revisão sistemática deve incluir a procura metódica dos ensaios clínicos existentes (publicados ou não) e o somatório estatístico dos resultados de cada estudo. Esse somatório chama-se metanálise. Às vezes, autores somam os resultados de alguns artigos sem a realização da busca metódica de todos os estudos existentes (revisão sistemática), gerando dados discutíveis e causando confusão. A metanálise sem uma revisão sistemática não faz sentido, e condenar a revisão sistemática pela metanálise mal produzida é equivalente a desacreditar na operação de somar, pelos erros de quem não domina a aritmética elementar. Em outras palavras, as informações devem advir de uma revisão sistemática que busca publicações, artigos adequados ao assunto em todos os bancos de dados existentes, publicações não eletrônicas e arquivos de pesquisadores do assunto, que deve incluir ou não a metanálise. Da mesma forma que na solução de qualquer problema matemático, as operações elementares devem seguir uma lógica aceitável. Por essa razão, a Colaboração Cochrane insiste na metodização científica das revisões sistemáticas que são aprimoradas diuturnamente e, por isso, são aceitas como uma das melhores formas de equacionamento de evidências para a pesquisa e para a prática médica. Recentemente o Congresso Internacional de Editores de Revistas Médicas, em Praga, considerou o sistema de revisão de pares da *Cochrane Library* como modelo a ser seguido, pelas boas revistas médicas, fato já reconhecido pela *Lancet*, que avalia e publica os protocolos dos estudos a serem submetidos a ela futuramente (http://www.thelancet.com).

Diretrizes (*guidelines*)

São sugestões de condutas clínicas que só devem ser aceitas se baseadas nas melhores evidências científicas existentes, produzidas de maneira estruturada (frequência, diagnóstico, tratamento, prognóstico, profilaxia), com bom senso e honestidade. Na ausência de evidências com a qualidade desejada (p. ex., bons ensaios clínicos) toma-se por base o consenso de especialistas no assunto. Informações relevantes, adequadas para cada situação, são cotadas em relação ao custo-benefício (eficiência) e passam a ser o elo final entre a ciência de boa qualidade e a boa prática médica. Isso se tornou rotina nos países desenvolvidos e é dramaticamente necessário nos países em desenvolvimento, onde recursos escassos não podem ser desperdiçados.

Por esse motivo, a Organização Mundial de Saúde criou a *WHO Reproductive Human Library*,[17] que visa a minorar a grave situação maternoinfantil nos países em desenvolvimento, onde ocorrem 99% das mortes maternas do planeta. Nos países desenvolvidos cada vez mais se usa a Medicina Baseada em Evidências, como é o caso de Canadá, Holanda, Reino Unido, Suécia, Estados Unidos, Austrália e França, entre outros. No Brasil, o uso de evidências na saúde é determinado pelo art. 196 da Constituição de 1988, pela Lei n. 1988 e pela Lei n. 12.401 que exige protocolos clínicos baseados em evidências, para implementação de novas tecnologias no SUS.

Ou seja, o Brasil é pioneiro na criação dos marcos legais para o uso da Medicina Baseada em Evidências na Saúde e no Direito à Saúde.

Habilidades

Uma série de habilidades é necessária para melhor aproveitamento da Medicina Baseada em Evidências, apesar de não estar ainda amplamente instituída no ensino. A Escola Paulista de Medicina criou sua disciplina de Medicina Baseada em Evidências e o curso de pós-graduação de Saúde Baseada em Evidências (*senso-stricto*) em 1996, tendo formado várias centenas de graduados e pós-graduados. Entre as habilidades necessárias para a prática da MBE tem-se:

- Definição precisa da questão clínica e pergunta sobre as informações necessárias para respondê-la.[11,26]
- Condução de uma busca eficiente da literatura.[7,8,21]
- Seleção dos estudos relevantes e metodologicamente adequados.[15,30]
- Apresentação de um resumo estruturado com o conteúdo do artigo,[18] suas vantagens e desvantagens.[16,30]
- Definição clara das conclusões que poderão ser aplicadas no dia a dia.[30]

Essa sequência de habilidades é importante. A formulação de uma pergunta diante de uma dificuldade clínica, a busca da literatura e a resolução do problema vêm sendo feitos com maior ou menor frequência.[27] O que a Medicina Baseada em Evidências propõe é o compromisso com a busca, a avaliação e a aplicação das informações relevantes obtidas rotineiramente e com as técnicas explícitas, respeitando a realidade que inclui experiência do médico, o contexto, o local e concordância do paciente informado. Dessa forma, a MBE torna-se um dos mais eficientes instrumentos da ética médica, pois defende os interesses do paciente, do médico e da sociedade como um todo. Diante dos grandes interesses econômicos na saúde e dos altos custos, as defesas dos cidadãos e dos patrimônios pessoais e públicos ganham muito com a prática da busca e implementação do uso das evidências.

Decisão clínica

Há ainda, além do julgamento competente e honesto das informações, a participação das preferências do paciente, devidamente informado no processo de decisão do médico. A experiência profissional na aplicação daquilo que tem boa base científica permite o ajuste fino tanto da prática quanto da criação de novas pesquisas. Assim, utilizando a Medicina Baseada em Evidências não há garantia de bons resultados, mas diminuem as possibilidades de maus resultados, aumentando a eficiência profissional com menor desperdício de recursos e energia, do médico e do paciente; produz-se mais eficiência. Felizmente, existem grupos de profissionais que já realizam a avaliação crítica, destilam-na e colocam-na à disposição dos profissionais da área da saúde em diversos formatos:

- Em resenhas: *Evidence Based Medicine Journal, ACP Journal Club* e *Best Evidence*, todos publicados pelo American College of Physicians (http://www.acponline.org).

- Em resumos e revisões completas: *The Cochrane Library* (http://www.cochrane.co.uk).
- Em diretrizes: Ministérios da Saúde do Brasil e de países desenvolvidos e a Organização Mundial da Saúde por meio do *The WHO Reproductive Human Library*.[17]
- Na Colaboração Cochrane com o Centro Cochrane do Brasil (www.centrocochranedobrasil.org.br).[5]

Em suma, o médico, ao envolver sua conduta no compromisso com a boa evidência científica, não está diminuindo sua capacidade global de decisão, que é e sempre será sua. A sensibilidade do médico (*feeling*) continua, com algo mais: as informações precisas a orientá-lo naquilo que já foi testado adequadamente à luz da ciência. Ele pode, então, ganhar experiência no que funciona e evitar o que sabidamente pode comprometer os resultados de seu trabalho e a saúde de seus pacientes. A busca da eficiência e da segurança no diagnóstico e na terapêutica, com a consequente redução da incerteza e o respeito à opinião do paciente informado, é condição *sine qua non* para a prática de uma Medicina, de fato, mais humana.

• PRINCÍPIOS METODOLÓGICOS PARA TOMADAS DE DECISÕES MÉDICAS

O médico, ao tomar uma decisão em relação ao problema de saúde de um paciente, um grupo de pacientes, uma comunidade ou um país sabe que precisa basear-se na melhor evidência científica existente. Há uma associação entre o modelo de pesquisa utilizado para responder cada pergunta e o nível, ou validade, da evidência obtida.

Quando se busca informações científicas de maior confiabilidade e precisão em condutas terapêuticas e preventivas, é recomendável que de preferência sejam identificadas as evidências de nível I. Ou seja, que se busquem revisões sistemáticas, que são sínteses resultantes de rigoroso método científico, para responder dúvidas específicas sobre aquela terapêutica, e que sejam avaliados todos os ensaios clínicos de bom nível, publicados ou não, definindo tomar ou não determinada conduta, e o grau de certeza que ela propiciará à decisão a ser adotada.

Sempre que possível, a revisão sistemática resulta no resumo estatístico chamado metanálise. Quando não se encontra a revisão sistemática já realizada, a alternativa em qualidade é um grande ensaio clínico (*megatrial*), que geralmente inclui mais de mil pacientes. Esse ensaio clínico (nível de evidência II) deve ser randomizado e cego, ou seja, com pacientes alocados de modo casual e probabilístico nos grupos de exposição e de controle, e sem que saibam qual a droga que estão recebendo. Ao mesmo tempo, tem que haver grande poder estatístico para detectar efeitos moderados (vantagens), mesmo que pequenos, mas clinicamente relevantes, em relação ao grupo-controle. Às vezes é encontrado mais de um ensaio clínico para responder a uma mesma pergunta e os resultados podem ser aparentemente discordantes. Nesse caso, a realização da revisão sistemática e da metanálise é muito importante.

Quando não se encontra um grande ensaio clínico, é necessário que a decisão seja baseada em pelo menos um ensaio clínico randomizado, médio ou pequeno, com resultados clínica e estatisticamente significantes. Esses ensaios já são considerados nível de evidência III. Quando não há revisões sistemáticas, ou pelo menos um ensaio clínico randomizado, a alternativa é lançar mão de estudos observacionais ou não experimentais, cuja primeira opção é representada pelo estudo de coortes. Nesse tipo de estudo comparam-se os efeitos terapêuticos observados em grupos que foram expostos a tratamentos diferentes (A e B), sem que essa divisão tenha sido deliberada, como em um experimento. O nível de evidência é IV. Como, nesse caso, não houve a randomização, considera-se evidência de quarta categoria para tomada de decisão em terapêutica. No entanto, se nem o nível IV, coorte, foi encontrado, devem ser buscadas informações científicas baseadas em um modelo de estudo chamado de casos e controles (nível V).

Nesse modelo, escolhe-se um número de casos de uma determinada doença com maus resultados (p. ex., morte), que é comparado com outro grupo (controles), em que não ocorreram resultados negativos. Esses dois grupos devem ser pareados de acordo com variáveis potencialmente geradoras de confusão, como sexo, idade etc. Em ambos os grupos, levantam-se informações sobre o uso da droga em estudo, comparando as proporções entre os casos e os controles. Essa comparação permite estudar uma possível associação entre o uso da droga e o sucesso ou falha terapêutica. Como o grau de certeza já é de quinta categoria, esse tipo de informação só é utilizado quando não é possível dispor de evidência de melhor nível, ensaios clínicos ou revisões sistemáticas.

Não se deve confundir revisão sistemática, na qual se parte de uma pergunta específica, da procura e do uso de métodos científicos rigorosíssimos, com revisão narrativa. Nas revisões narrativas, geralmente adotadas em livros, parte-se de uma opinião ou convicção para procurar informações científicas de maneira não sistemática, com o intuito de reafirmar aquela opinião tida desde o início, o que não é um método científico.

Como nível de evidência inferior ao estudo de casos e controles há as séries de casos, que só devem ser utilizadas na inexistência de níveis de evidências melhores. Finalmente, não se encontrando níveis de evidência de I a VI, opta-

-se pelas opiniões de especialistas, ou de consensos de grupos de especialistas, não baseados nas evidências dos níveis I a VI.

Na escala hierárquica dos níveis de evidências, os autores colocam as opiniões, mesmo que de especialistas, em último lugar. Isso não significa nenhum demérito à opinião dos especialistas, pois o importante é que as opiniões gerem perguntas que, cotadas à luz da literatura ou das pesquisas clínicas adequadamente desenvolvidas, resultem nos níveis de evidências aqui classificados de I a VI, de acordo com o desenho e a qualidade da pesquisa. Isso movimenta o ciclo positivo da ciência médica, ao mesmo tempo em que as decisões são tomadas com o maior rigor científico possível, ou seja, o especialista, pela sua experiência, cria uma pergunta que gera uma nova pesquisa que poderá resultar ou não em conhecimentos novos úteis à prática.

Com a sequência de condutas descritas fica muito prático saber qual o grau de confiabilidade e precisão da decisão que médico e paciente tomarão com base na diretriz clínica, resultante do consenso, quando a informação é seguida da anotação da classificação do seu nível de evidência e de seu grau de recomendação.

Por exemplo: para tratamento do infarto do miocárdio em ambiente hospitalar recomenda-se o uso de fibrinolítico. Nível de evidência I significa que está baseado em revisão sistemática, com metanálise. Em toda recomendação de conduta, por mais que esteja embasada cientificamente, nível de evidência de primeira categoria (I), tem de se levar em conta o caso específico de cada paciente e o contexto em que se trabalha, e nisso a experiência de cada médico é muito importante.

De maneira prática, os níveis de evidência são seguidos nas diretrizes clínicas das indicações dos graus de recomendação. Segue uma classificação simples:

- O grau de recomendação é A quando há evidências suficientemente fortes para tal e há, então, consenso. São os casos do uso de ácido acetilsalicílico no infarto do miocárdio, do uso do sulfato de magnésio na eclâmpsia. Por outro lado, nem sempre é necessária a realização de ensaio clínico para saber que uma terapêutica traz mais benefícios do que malefícios ao paciente, como no caso da drenagem de um abscesso dentário. Em situações como essa, uma série de casos, que é de nível VI, permite o grau de recomendação A.
- O grau de recomendação é classificado como B quando há evidências que não são, porém, definitivas. Em geral, tais recomendações são baseadas em pequenos ensaios clínicos, sem tamanho de amostra para detectarem efeitos moderados de determinada terapêutica, ou de níveis de evidências inferiores, como estudos prospectivos de coorte, caso-controles ou séries de casos. Em outras palavras, quando o assunto requer mais pesquisas e de melhor nível (ensaios clínicos e revisões sistemáticas).

- O grau de recomendação pode ser classificado como C (arbitrariamente) quando a terapêutica é contraindicada. Como exemplo, existem casos de uso da albumina humana em pacientes críticos e nos grandes queimados. Revisão sistemática, portanto nível I, mostrou que essa conduta aumenta a mortalidade. O nível de evidência deve ser registrado como nível de evidência I e o grau de recomendação é C, portanto, a afirmação deve ser seguida dos símbolos NE I; GR C.

Outro exemplo é o caso do uso de bloqueadores da enzima de conversão em gestantes hipertensas. Séries de casos referem malefícios da droga em fetos humanos. O nível de evidência é VI e o grau de recomendação é C (contraindicação).

Na realidade, existem na literatura muitas classificações de níveis de evidências e graus de recomendações, algumas tão particulares que são feitas para o uso de um único protocolo. Outras são tão complexas que são impossíveis de serem entendidas e/ou utilizadas. Essa apresentada foi inspirada em Cook et al.[10] e por nós simplificada no intuito de facilitar o entendimento e o uso pelo leitor. Também é sugerida aos coordenadores dos consensos das especialidades por ser uma forma prática e de fácil assimilação.

Outra possibilidade importante para tomadas de decisão é a adaptação de diretrizes clínicas feitas por associações médicas, agências de saúde, como a Organização Mundial da Saúde, ou por grupos privados. Em quaisquer circunstâncias elas precisam ser adaptadas para a realidade de cada local e para o contexto de cada paciente em particular. É importante, também, que se verifique se essas diretrizes foram delineadas com base nas melhores evidências científicas existentes e os critérios utilizados na busca, na avaliação e na síntese de cada diretriz.

Um dos melhores exemplos pode ser encontrado nas diretrizes publicadas pela OMS chamadas *Human Reproductive Library* e organizadas por pesquisadores de países em desenvolvimento, com treinamento em Medicina Baseada em Evidências. Por conhecerem a metodologia e a realidade de dificuldades locais, essas diretrizes acabam por ser úteis em quase todos os países em desenvolvimento. A pedido da OMS foram preparadas várias diretrizes clínicas (*guidelines*) referentes ao tratamento da hipertensão arterial na gestação. O leitor pode ter acesso a esse banco de dados pelo site do Centro Cochrane do Brasil (www.centrocochranedobrasil.org).

• NÍVEIS DE EVIDÊNCIAS

I. Revisão sistemática com metanálise.
II. *Megatrial* [(> 1.000)] pacientes.

III. Ensaio clínico randomizado [(< 1.000)] pacientes.
IV. Coorte (não randomizado).
V. Estudo caso-controle.
VI. Série de casos (sem grupo-controle).
VII. Opinião de especialista.

• GRAUS DE RECOMENDAÇÃO

A. Evidências suficientemente fortes para haver consenso.
B. Evidências não definitivas.
C. Evidências suficientemente fortes para contraindicar a conduta.

• REFERÊNCIAS BIBLIOGRÁFICAS

1. Atallah AN. Clinical investigation needed. São Paulo, Med J. 1996;114(2):1107.
2. Atallah AN. Efficacy and effectiveness of treatment. São Paulo, Med J. 1996;114(4):119.
3. Atallah AN. Avaliação crítica dos testes diagnósticos e suas aplicações. Rev Bras Patol Clin. 1989;25(2):60-3.
4. Atallah AN. Medical controversies and systematic reviews: The heat and the light. São Paulo, Med J. 1997;115(2):1381.
5. Atallah AN. The Cochrane collaborations: Shared evidence for improving decision making in human health. São Paulo, Med J. 1999;117(5):183-4.
6. Castelo Filho A, Sesso RC, Atallah AN. Epidemiologia clínica: Uma ciência básica para o clínico. J Pneumol. 1989;15(2):89-98.
7. Castro AA, Clark OAC, Atallah AN. Optimal search strategy for clinical trials in the Latin American and Caribbean Health Science Literature. São Paulo, Med J,. 1997;115(3):1423-6.
8. Castro AA, Clark OAC, Atallah AN. Locating and appraising systematic reviews [letter]. Ann Intern Med. 1998;127:156.
9. Chalmers I, Altman DG (eds.). Systematic reviews. London: BMJ Publisher Groups; 1995.
10. Cook DJ, et al. Clinical recommendations using levels of evidence for antithrombotic agents. Chest. 1995;108(Supll.4):227S-2305.
11. Counsell C. Formulating questions and locating primary studies for inclusion in systematic reviews. Ann Intern Med. 1997;127(5):380-7.
12. Egger M, Schneider M, Smith GD. Spurious precision? Meta-analysis of observational studies. BMJ. 1997;316(7125):140-4.
13. Evidence-based Medicine Working Group. Evidence-based medicine: A new approach to teaching the practice of medicine. JAMA. 1992;268(17):2420-5.
14. Fisher Jr, et al. Treatment of septic shock with the tumor necrosis factor receptor: Fc fusion protein. N Engl J Med. 1996;334(26):1697-1702.
15. Greenhalgh T. Assessing the methodological quality of published papers. BMJ. 1997;315(7103):305-8.
16. Greenhalgh T. Papers that summarise other papers (systematic reviews and meta-analyses). BMJ. 1997;315(7109):672-5.
17. Gulmezoglu AM, Villar J, O'Relly K (eds.). The WHO Reproductive Health Library. Geneve: WHO; 1997.
18. Hayward RS, et al. More informative abstracts of articles describing clinical practice guidelines. Ann Intern Med. 1993;118(9):731-7.

19. Irwing L, et al. Guidelines for meta-analyses evaluating diagnostic tests. Ann Intern Med. 1994;120(8):667-76.
20. Lau J, et al. Cumulative meta-analysis of therapeutic trials for myocardial infarction. N Engl J Med. 1992;327(4):248-54.
21. Lowe HJ, Barnett GO. Understanding and using the medical subject headings (MeSH) vocabulary to perform literature searches. JAMA. 1994;271(14):1103-8.
22. Mulrow CD. Rationale for systematic reviews. BMJ. 1994;309:597-9.
23. Naylor CD. Meta-analysis and the meta-epidemiology of clinical research: Meta-analysis is an important contribution to research and practice but it's not a panacea [editorial]. BMJ. 1997;315(7109):9.
24. Ohman EM, et al. Cardiac troponin T levels for risk stratification in acute myocardial ischemia. GUSTO IIA Investigators. N Engl J Med. 1996;335(18):1333-41.
25. Pocock S. Clinical trials: A practical approach. Chinchester (UK): John Wiley & Sons; 1983.
26. Richardson WS, et al. The well-built clinical question: A key to evidence-based decisions. ACP J Club. 1995;123(3):A12-A13.
27. Rosenberg W, Donald A. Evidence-based medicine: An approach to clinical problem-solving. BMJ. 1995;310:1122-6.
28. Rossetti L, et al. Randomized clinical trials on medical treatment of glaucoma. Are they appropriate to guide clinical practice? Arch Ophthalmol. 11993;11(1):96-103.
29. Sackett DL, et al. Evidence-Based Medicine: What it is and what it isn't. BMJ. 1996;312:71-2.
30. User's Guide Serie. Disponível em: http://hiru.mcmaster.ca/ebm.
31. Centro Cochrane do Brasil. Disponível em: http://brazil.cochrane.org/.
32. Centro Brasileiro de Saúde Baseada em Evidências. Disponível em: http://www.cbsbe.com.br/.

26 Covid-19: origem, disseminação, formas de controle e mitigação

Fernando Bellissimo-Rodrigues,
Janise Braga Barros Ferreira,
Afonso Dinis Costa Passos

"O dia em que a Terra parou"
Raul Seixas

• INTRODUÇÃO

No início de dezembro de 2019, casos de uma "pneumonia de etiologia desconhecida" foram hospitalizados em Wuhan, China. Àquela altura, ninguém poderia imaginar que esse fenômeno culminaria com uma pandemia que paralisaria o planeta, de uma forma sem precedentes recentes. Mas, afinal, por que isso aconteceu? Como o vírus se disseminou tão rapidamente pelo mundo? Embora não haja respostas definitivas para essas perguntas, este capítulo propõe interpretações para elas, com base nas informações epidemiológicas disponíveis até o presente momento, e comenta aspectos das formas de controle e mitigação implementadas em nível populacional.

• SOBRE A ORIGEM DO NOVO CORONAVÍRUS E SUA EMERGÊNCIA ENTRE SERES HUMANOS

A interação entre seres humanos e microrganismos vem sendo moldada ao longo de milênios por uma convivência que tem aspectos positivos e negativos para ambos. Determinados microrganismos desenvolveram profunda interação simbiótica com a espécie humana, de tal maneira que a sua carência, no trato digestivo, por exemplo, está frequentemente associada a doenças clinicamente relevantes. Outros, mais patogênicos, passaram a utilizar o corpo humano para se multiplicar e proliferar, causando prejuízos maiores ou menores à saúde individual e coletiva. Essa interação é altamente dinâmica e tende a se perpetuar mais longamente quanto menores os prejuízos causados pelo parasita ao seu hospedeiro, embora diversos fatores modulem essa evolução.

O mesmo acontece no ambiente silvestre, com as interações entre os animais selvagens e seus microrganismos habituais, simbióticos ou patogênicos. Quando o ser humano convive ou interage com animais, especialmente animais silvestres, existe sempre a possibilidade de que "trocas" de microrganismos ocorram, e as novas interações podem ter consequências imprevisíveis, algumas vezes catastróficas. Estima-se existir cerca de 1,7 milhão de espécies desconhecidas de vírus circulando entre mamíferos e aves silvestres, globalmente. Entre eles, estima-se que de 631.000 a 827.000 tenham capacidade para infectar o ser humano.

Todas as grandes epidemias e pandemias que afetaram a humanidade nos últimos 100 anos tiveram sua origem em animais, como discrimina o Quadro 1. Grande parte delas se originou nos continentes asiático e africano, onde o consumo de animais silvestres é mais frequente do que em outras partes do mundo, o que está relacionado a questões de ordem socioeconômica, mas também a aspectos culturais. Particularmente, em várias culturas asiáticas, é comum o hábito de se comprar animais vivos para consumo, o que aumenta a probabilidade de trocas de microrganismos entre esses animais e o ser humano. Nos chamados "*wet markets*" asiáticos é frequente a disposição de animais variados, como cobras, ratos, cachorros, pangolins, civetas, morcegos, galinhas e patos, em gaiolas empilhadas umas sobre as outras. Assim funcionava o *Huanan Seafood Market* da cidade de Wuhan, por onde passaram 66% dos 41 primeiros casos de Covid-19 identificados e que, possivelmente, foi o local de emergência ou pelo menos um dos primeiros locais de disseminação do novo coronavírus.

QUADRO 1 ORIGEM DAS PRINCIPAIS EPIDEMIAS E PANDEMIAS QUE AFETARAM A HUMANIDADE NOS ÚLTIMOS 100 ANOS

DOENÇA	AGENTE ETIOLÓGICO	ORIGEM	ANO DE OCORRÊNCIA	RESERVATÓRIO	FONTE DE INFECÇÃO
Gripe espanhola	Influenza A H1N1	EUA (?)	1918	Aves silvestres (?)	Desconhecido
Gripe asiática	Influenza A H2N2	China	1957	Ganso	Galinha
Gripe de Hong Kong	Influenza A H3N2	Hong Kong	1968	Aves silvestres	Galinha
Ebola	Vírus Ebola	República Democrática do Congo	1976	Morcegos silvestres	Morcegos silvestres
AIDS	HIV	República Democrática do Congo	1981	Chimpanzé	Chimpanzé
SARS	SARS--CoV-1	China	2003	Morcegos silvestres	Civeta
Gripe suína	Influenza A H1N1	México	2009	Porcos domésticos	Porcos domésticos
Síndrome respiratória do Oriente Médio	MERS-CoV	Arábia Saudita	2012	Morcegos silvestres	Dromedários
Covid-19	SARS--CoV-2	China	2019	Morcegos silvestres	Pangolim?

(?) O símbolo denota uma suspeita, não plenamente confirmada por dados científicos.

• SOBRE A TRANSMISSIBILIDADE E A DISSEMINAÇÃO DO SARS-COV-2

Quando os primeiros casos de Covid-19 foram hospitalizados em Wuhan, em dezembro de 2019, provavelmente já era tarde demais para se evitar a disseminação do vírus. Dados de um inquérito epidemiológico populacional realizado meses mais tarde na cidade de Ribeirão Preto (Brasil) revelariam que um sistema adequado de vigilância epidemiológica identifica apenas 15,08% ($IC_{95\%}$ 10,44-27,11) de todos as pessoas que se infectam pelo vírus SARS-CoV-2. Outros 84,92% passam despercebidos pelos serviços de saúde e são constituídos por pessoas com formas assintomáticas ou subclínicas da infecção (Figura 1). Se considerarmos as estimativas dessa mesma pesquisa de que apenas 1,92% ($IC_{95\%}$ 1,33-3,45) dos infectados vão exibir formas graves da doença que requeiram hospitalização, podemos estimar que quando os 41 primeiros pacientes foram internados em Wuhan, haveria aproximadamente outras 2.094 pessoas infectadas pelo mesmo vírus na comunidade, com síndrome gripal ou completamente assintomáticos. Sabemos hoje que essas pessoas também podem transmitir o vírus e, por se sentirem bem, continuam a trabalhar, estudar e circular pelas cidades, desenvolvendo inúmeras possibilidades de contágio de pessoas suscetíveis.

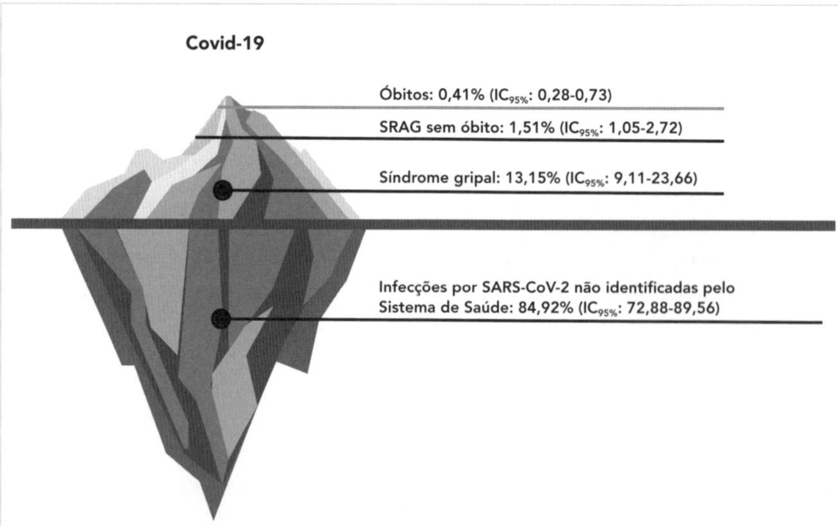

FIGURA 1 Imagem de um iceberg ilustrando a proporção de infectados pelo vírus SARS-CoV-2 identificada pelo Sistema de Saúde (casos de Covid-19 acima da linha da superfície), com a proporção de infectados não identificados na rotina dos serviços de saúde (casos assintomáticos ou subclínicos abaixo da linha da superfície). Ribeirão Preto (Brasil), maio-junho de 2020.

Em uma comparação simplista com as epidemias de Ebola, observamos que, apesar de exibir maior infectividade do que o SARS-CoV-2, o vírus Ebola nunca causou epidemias fora do continente africano. Uma das razões para esse "confinamento" é a sua elevada patogenicidade e virulência, o que lhe confere espectro clínico muito mais estreito, com um percentual elevado de infectados com febre e mal-estar intenso (acima de 80%) e infrequentes casos de infecção assintomática ou branda. Assim, a maioria dos infectados pelo vírus Ebola permanece restrita ao leito hospitalar ou domiciliar, tendo menor oportunidade de transmitir o vírus a outras pessoas.

Para estimar o potencial de disseminação de uma doença infecciosa utiliza-se o chamado $\mathbf{R_0}$, ou **número básico de reprodução**, que corresponde ao número médio de pessoas que podem ser infectadas a partir de um indivíduo durante o seu período de transmissibilidade, assumindo-se que nenhuma medida preventiva seja implementada e que a suscetibilidade da população seja de 100%. O valor de R_0 varia de acordo com a doença: um $R_0 = 2$ significa que um indivíduo será capaz de transmitir a infecção, em média, para dois outros ao longo do seu período de transmissibilidade. É bastante intuitivo perceber que quanto mais elevados os valores de R_0, maior será o potencial epidêmico de uma doença. Inversamente, um valor inferior a 1 denota que a epidemia tende a se esgotar com o tempo, pois haverá progressivamente um número menor de infectados na população. O sarampo, considerado a infecção de mais elevada capacidade de disseminação populacional, exibe um $R_0 = 15$, o que significa que, em média, um caso de sarampo transmite o vírus para outros 15, e cada um deles infectará outros 15 e assim sucessivamente, em uma progressão geométrica que atingirá 3.375 infectados já na terceira geração de transmissão.

Para a Covid-19, estima-se que o R_0 seja da ordem de 2,3. Como ilustração, com um valor de 2, haveria 32 infectados a partir de um caso, já na quinta geração de transmissão. Esse valor subiria para 243 infectados caso o R_0 fosse igual a 3, mostrando a grande variação na velocidade e intensidade de disseminação do vírus com oscilações pequenas do valor de R_0.

Como dito, o R_0 representa o potencial de disseminação da doença pressupondo-se ausência de qualquer medida preventiva e suscetibilidade populacional de 100%, ou seja, imunidade igual a zero. Claro que no mundo real as coisas tendem a funcionar de modo diferente, uma vez que ocorrerá uma resposta dos órgãos de saúde pública e das próprias pessoas no sentido de dificultar a transmissão da doença, e da eficácia dessas medidas é de se esperar que o potencial de transmissão possa ser mais ou menos reduzido. Paralelamente, a disseminação da doença acabará reduzindo a suscetibilidade populacional, o que também contribuirá para a diminuição do potencial de transmissão, muito embora raros casos de reinfecção tenham sido documentados até o momento para a Covid-19. Assim, do ponto de vista prático, o que realmente importa é o chamado **número efetivo de reprodução**, designado como **R**, obtido pela utilização de modelos matemáticos cujo detalhamento foge ao escopo deste livro, e que é função de quatro principais fatores: duração do período de transmissibilidade, oportunidade de contato entre as pessoas, probabilidade de transmissão a partir de um contato e suscetibilidade populacional. Um recurso mnemônico proposto por Adam Kucharski é o uso do acrônimo DOTS: ***Du**ration, **O**pportunity, **T**ransmission probability, **S**usceptibility*. Assim, o número efetivo de reprodução (R) expressa o produto D × O × T × S.

A consideração de cada um desses elementos assume papel extremamente relevante do ponto de vista preventivo por permitir definir o tipo de intervenção a ser implementada e antever o seu potencial impacto. Particularizando para a Covid-19:

1. Duração do período de transmissibilidade: em média sete dias após o aparecimento dos primeiros sintomas, podendo se iniciar dois ou três dias antes de qualquer manifestação clínica. Portanto, quanto mais precoce a identificação do infectado e o seu isolamento, menores as chances de transmissão. Todavia, o fato de um percentual considerável de infectados se apresentar como oligossintomático ou totalmente assintomático limita o alcance das medidas preventivas, o que serve de argumento para a defesa da testagem em massa, às cegas, de toda a população. Essa opção, contudo, também deve ser encarada com cautela, tendo em vista a questão do reduzido valor preditivo positivo dos testes diagnósticos nas situações em que a distribuição de infectados é relativamente rara, bem como a limitação de testes para diagnóstico individual (como o RT-PCR) quando utilizados em massa para detecção de casos na população (*screening*), sem contar os custos envolvidos e o fato de que um indivíduo negativo hoje pode vir a ser infectar a qualquer momento após a realização do exame.
2. Oportunidade de encontro: é variável de acordo com os diferentes indivíduos vivendo em uma sociedade, sendo muito frequente para algumas pessoas e mais rara ou até mesmo ausente em outros, como aqueles que vivem sozinhos ou em reduzidos grupamentos populacionais, sem contatos sociais frequentes. Manter as pessoas afastadas entre si, implementando-se isolamento social efetivo, constitui um poderoso elemento limitante à circulação viral, como amplamente comprovado em diferentes partes do mundo durante a pandemia causada pela Covid-19. Todavia, essa medida se mostra problemática quando se estende por longos períodos, tanto pelos evidentes prejuízos à economia, quanto pela saturação que, inevitavelmente, acaba por causar nas pessoas.
3. Probabilidade de transmissão: uma vez ocorrendo o encontro entre pessoas, o risco de transmissão da Covid-19 pode ser grandemente impactado por medidas simples, como evitar o contato físico direto, respeitar uma distância mínima de 1,5 m entre as pessoas (distanciamento social), manter ri-

gorosa higiene das mãos e, de modo particular, pela utilização permanente e adequada de máscaras.

4. Suscetibilidade: por ser uma doença nova, surgida no mundo no final de dezembro de 2019, é de se supor que a suscetibilidade da população mundial fosse praticamente 100% nos primórdios da pandemia, muito embora não se possa descartar a possibilidade de que infecções prévias com outros coronavírus pudessem ter conferido algum grau de proteção a um grupo reduzido de pessoas. A maneira mais óbvia de se impactar a suscetibilidade é a vacinação em massa. A disseminação da infecção na comunidade também contribui para reduzir o número de suscetíveis. Ao longo do tempo, isso conduz à chamada imunidade de rebanho (IR), ponto a partir do qual a transmissão se reduz e tende a se interromper em função do bloqueio representado pela grande proporção de indivíduos resistentes. O valor em que a imunidade de rebanho é atingida é função do R_0 da doença e pode ser estimado pela seguinte expressão:

$$IR = 1 - \frac{1}{R_0}$$

Assumindo-se um valor de R_0 igual a 2,3 para a Covid-19:

$$IR = 1 - \frac{1}{2,3}$$

Assim, a imunidade de rebanho seria atingida com um percentual da ordem de 57% de indivíduos já imunizados pela doença prévia. Novamente, é necessário lembrar que R_0 (número básico de reprodução) se refere à situação em que a doença se dissemina livremente, sem que aconteçam intervenções visando reduzir a sua circulação. Do ponto de vista prático, interessa o conceito de R (número efetivo de reprodução), que, como visto, pode ser bastante impactado pelos três primeiros componentes do acrônimo DOTS (duração do período infectante, oportunidade de encontro e probabilidade de transmissão). Isso serve de explicação para o fato observado em inúmeras cidades do mundo em que a epidemia se estabilizou e iniciou uma curva decrescente quando inquéritos sorológicos mostravam prevalências de infectados da ordem de 15% a 25%, muito abaixo dos 57% indicativos da imunidade de rebanho. Ou seja, a transmissão pode declinar mesmo com um número de imunizados inferior ao limite protetor da imunidade de rebanho, dependendo da aplicação eficaz das medidas preventivas relacionadas aos outros três componentes que interferem diretamente no valor de R. Todavia, em tais situações o número de suscetíveis permanece elevado e a transmissão pode perfeitamente voltar a se estabelecer caso a população e os governos relaxem na adoção das medidas profiláticas essenciais. Exemplo eloquente disso pode ser encontrado em países da Europa ocidental, como Itália, França, Alemanha, Inglaterra e Espanha, que experimentaram uma segunda onda a partir de setembro de 2020, após terem se recuperado de epidemias devastadoras entre fevereiro e maio. Lamentavelmente, esse mesmo fato se verificou em diferentes partes do Brasil a partir do final do mês de novembro de 2020, onde grandes aglomerações causadas especialmente pelo público jovem, traduzidas pela presença maciça e descuidada em festas, bares e bailes funks, assim como pela reabertura das praias e de outros eventos com grande número de pessoas, levaram ao recrudescimento da circulação viral e à consequente nova elevação dos casos e óbitos.

Dos quatro pontos a serem considerados na prevenção (recordados pelo acrônimo DOTS), sem dúvida a questão do isolamento social é a que provoca mais polêmica, não pela sua eficácia, mais do que comprovada, mas pelas questões associadas aos impactos na economia e à inexorável saturação que provoca na população, particularmente entre os mais jovens. É interessante notar que ao longo da pandemia essa questão se tornou objeto de discussões acaloradas e que, inexoravelmente, afastavam-se dos aspectos técnicos objetivos e se tornavam cada vez mais emocionais. Tentou-se criar no pensamento das pessoas um falso dilema entre a saúde e a economia, como se ambas não fossem totalmente interdependentes. No Brasil, em particular, a questão foi completamente politizada e contribuiu para uma grande desconexão entre as intervenções sob responsabilidade federal e aquelas a cargo de estados e municípios, gerando prejuízos incomensuráveis ao combate à pandemia.

Mesmo sob o ponto de vista estritamente técnico, entretanto, a questão do isolamento social e de outras medidas preventivas foi objeto de intensas discussões nos primórdios da epidemia. Na Inglaterra discutiu-se a conveniência de não se interferir na transmissão, deixando o agente circular livremente com vistas a atingir a imunidade de rebanho no menor tempo possível. Contudo, a evolução da pandemia mostrou que tal opção poderia se tornar catastrófica em curto espaço de tempo, levando a mortalidade a níveis insuportáveis. Isso se tornou evidente à medida que a história natural da Covid-19 foi sendo revelada, mostrando que cerca de 85% dos infectados apresentam formas leves ou mesmo assintomáticas, e apenas 2-5% acabam necessitando de cuidados intensivos de longa duração. Conquanto percentualmente reduzidos, os casos de formas graves assumem enorme relevância quando se considera a disseminação do agente em milhões de pessoas, acarretando uma súbita demanda de leitos de terapia intensiva e levando o sistema de saúde a um colapso. Isso efetivamente se verificou em diferentes partes do mundo, mesmo em áreas de elevado nível de desenvolvimento econômico e com sistemas de saúde consolidados, exemplificadas pelo norte da Itália e áreas da Espanha. No Brasil, colapsos desta natureza também foram verificados em cidades como Manaus e Natal.

A constatação de que uma súbita demanda levaria à saturação dos sistemas de saúde e a mortalidade a níveis intoleráveis forçou a adoção de medidas com vistas a reduzir a velocidade de transmissão, de tal modo que menos casos chegassem aos hospitais em um curto espaço de tempo e houvesse possibilidade de atendimento intensivo a todos os pacientes em situação grave. Isso se tornou conhecido como "achatamento da curva", mostrado na Figura 2, que demonstra claramente as duas possibilidades de evolução da curva pandêmica: a saturação e o colapso do sistema na situação em que o vírus circulasse livremente (curva 1) e a redução da velocidade e manutenção da capacidade de atendimento aos casos graves mediante o retardo da transmissão (curva 2).

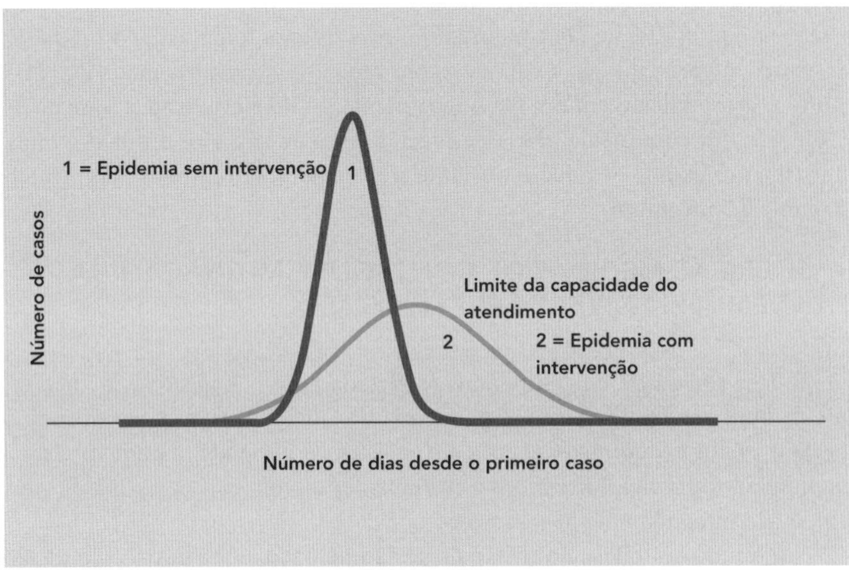

FIGURA 2 Representação hipotética da evolução pandêmica de acordo com a ausência ou presença de intervenções voltadas ao seu controle.

Assim, o achatamento da curva traz efeito benéficos por postergar o pico da pandemia, reduzir a demanda por cuidados de saúde e diminuir o número de casos e os efeitos sobre a saúde da população. Evidentemente, esse achatamento da curva foi conseguido em graus variáveis em diferentes áreas, na dependência da maior ou menor intensidade com que as medidas preventivas foram implementadas. É de se supor que mesmo nas regiões onde a mortalidade se fez de modo crítico, a situação teria sido muito mais catastrófica caso a sociedade não tivesse minimamente se organizado e respondido às medidas preventivas recomendadas pelos órgãos de saúde pública. Por outro lado, a diminuição do número de infectados implica maior número de suscetíveis na população cuja curva de transmissão foi achatada, o que pode trazer novas ondas de infecção à medida que o tempo passa.

Oficialmente, o primeiro caso de Covid-19 no Brasil foi diagnosticado no dia 25 de fevereiro de 2019 (semana epidemiológica nove), em um homem que havia retornado do norte da Itália, onde já ocorria intensa transmissão do vírus. A curva de casos cresceu inicialmente em velocidade exponencial, tendo permanecido em platô muito elevado entre as semanas 26 e 36 (21/6 a 5/9) e atingido o pico na semana 31 (26 de julho a 1º de agosto). A partir daí iniciou um lento decréscimo, possivelmente relacionado às medidas de distanciamento social, uso de máscaras e higiene de mãos, ainda que com adesão parcial e irregular da população. O primeiro óbito pela doença foi registrado no dia 17 de março, a partir do que a curva cresceu rapidamente até a semana 23 (31/5 a 6/6) e se estabilizou em um platô igualmente muito elevado até a semana 34 (16/8 a 22/8), com média diária de mortes igual ou superior a mil. A seguir, mostrou um padrão de queda constante até a semana 45 (entre os dias primeiro e sete de novembro).

• SOBRE AS MEDIDAS DE CONTROLE E MITIGAÇÃO DA PANDEMIA EM NÍVEL POPULACIONAL

Toda a sociedade é profundamente afetada com o impacto e as incertezas de uma pandemia. Assim, a pandemia da Covid-19 provocou em todo o mundo abalos econômicos, sociais e nos sistemas de saúde, tendo em vista a necessidade de seu rápido e incerto enfrentamento, com consequências futuras ainda não integralmente mensuráveis.

Um estudo com base no índice de gestão de risco, editado pela Comissão Europeia, avaliou se países com menor vulnerabilidade e maior capacidade de enfrentamento estavam associados com melhor controle da pandemia de Covid-19, medido pela análise de indicadores de incidência e mortalidade. Interessante pontuar que a dimensão de vulnerabilidade se referiu à suscetibilidade de populações a incidentes perigosos, relacionada a fatores socioeconômicos (desenvolvimento e privação, desigualdade, dependência de ajuda e grupos vulneráveis). A vulnerabilidade representa as características econômicas, políticas e sociais das populações que podem ser desestabilizadas no caso de um desastre. Por sua vez, a falta de capacidade de enfrentamento foi definida pela inadequação de recursos que poderiam amenizar o impacto de pandemias, ou seja, a incapacidade de lidar com desastres por meio do esforço governamental e da infraestrutura existente. Essa incapacidade pode ser institucional (governança) ou relacionada à infraestrutura (comunicação, infraestrutura física e acesso aos sistemas de saúde). Os autores concluíram que os países com maior vulnerabilidade foram significativamente associados a maior incidência e mortalidade por COVID-19, efeito contrário ao observado em países com maior capacidade de enfrentamento.

Esses achados reforçam a necessidade de um olhar mais cuidadoso para duas questões: populações em situação de vulnerabilidade que podem ser mais afetadas pela pandemia e como o modo de organização dos sistemas de saúde influencia fortemente no enfrentamento dessa emergência sanitária.

No caso brasileiro, o Sistema Único de Saúde (SUS), sistema de base universal, vem desempenhando um papel essencial em relação ao acesso aos serviços de saúde dos pacientes suspeitos e infectados pelo SARS-CoV-2. No entanto, é necessário registrar que o país é marcado por grandes desigualdades no tocante às dimensões da vulnerabilidade populacional e da capacidade de enfrentamento dos sistemas regionais de saúde, o que certamente influencia o cenário epidemiológico e de enfrentamento da pandemia.

Essa característica do Brasil confirma a necessidade de uma governança nacional robusta, no sentido de definição das políticas, financiamento, orientação e auxílio aos gestores do SUS na estruturação dos sistemas regionais de saúde, de modo a compartilhar o financiamento, direcionar a aplicação eficiente dos recursos financeiros apoiada em diretrizes científicas, para incrementar a capacidade de enfrentamento institucional e minimizar os efeitos das condições de vulnerabilidade da população diante desta emergência de saúde pública.

Especificamente em relação à organização dos sistemas de saúde, cabe lembrar que a Atenção Primária à Saúde (APS), por seus atributos, dispõe de uma condição diferenciada para abordar a pandemia. As equipes de APS, além da realização das ações clínicas presenciais ou por teleatendimento executadas na identificação e atenção aos casos suspeitos e confirmados, executa medidas de proteção da população em geral e de populações específicas, bem como ações de vigilância em saúde no território, com destaque para as atividades de educação e promoção em saúde. Após alguns meses de pandemia no mundo, observa-se que os sistemas de saúde de base universal e com forte orientação de organização a partir da APS apresentam capacidade potencial maior de resposta à crise sanitária. Uma pesquisa que analisou a resposta de alguns países à Covid-19 apontou que aqueles que fortemente implementaram estratégias centradas na comunidade, incluindo investimento na capacidade de diagnóstico, identificação e isolamento de caso, extenso rastreamento de contato, quarentena de casos suspeitos e mascaramento da população obtiveram maior sucesso na contenção da pandemia, ao contrário daqueles que centraram a sua ação exclusivamente na atenção hospitalar.

No Brasil, no âmbito da APS, principalmente na Estratégia Saúde da Família (ESF), o vínculo estabelecido com a comunidade permite a continuidade do cuidado, tanto aos agravos prioritários já identificados na população adscrita às unidades de atenção primária, como na atenção aos casos suspeitos e confirmados de síndrome respiratória, de acordo com os protocolos governamentais. Ademais, por meio das visitas domiciliares, respeitando-se as medidas de prevenção, a comunidade pode ser assistida pelos agentes comunitários de saúde e por outros membros da equipe, destacando-se a atenção à saúde mental, componente bastante alterado devido à repentina mudança na vida das pessoas. Condições como quarentena, distanciamento social e medo da contaminação causaram intenso prejuízo às relações interpessoais, com geração de instabilidade emocional no enfrentamento da pandemia.

Em virtude desta proximidade com a comunidade, a APS contribui ainda com a disseminação de informações confiáveis sobre a doença junto à população, como os mecanismos de controle e de prevenção. Essa ação torna-se essencial diante da propagação de informações falsas (*fake news*), que ao manipularem dados comprometem a compreensão das orientações difundidas pelos órgãos da saúde. A gravidade dessa atitude está relacionada à insegurança e à indução ao erro, influenciando as pessoas na adoção das ações de contenção da pandemia.

O envolvimento das equipes de APS com a comunidade também encerra o potencial de mobilização social por meio dos conselhos locais de saúde. A ressignificação da participação social com o uso de mídias digitais também contribui na divulgação ampliada de informações confiáveis sobre a pandemia e sobre a organização do atendimento nas unidades de saúde/unidades de saúde da família e nos outros serviços da rede de saúde. Além disso, a capilaridade da APS e o seu conhecimento do território oportuniza o desenvolvimento de ações de solidariedade e de apoio às pessoas, famílias e aos trabalhadores da saúde, fortalecendo os vínculos e a possibilidade de ação conjunta e intersetorial para o combate à Covid-19 e seus efeitos. A participação social inovadora, neste momento, caracteriza-se como uma estratégia de fortalecimento do SUS, reafirmando o compromisso de todos com o exercício da cidadania.

Dentre as poucas convicções acerca da pandemia e de seus impactos futuros para a sociedade mundial, o que se pode afirmar agora é que, para a mitigação de seus efeitos na população, as organizações especializadas do campo da saúde, as instâncias governamentais gestoras dos sistemas de saúde, os trabalhadores e a sociedade devem atuar de forma conjunta, responsável e solidária, apoiados nas evidências científicas, destacando-se a necessidade de um olhar diferenciado para aqueles que mais precisam de atenção.

• REFERÊNCIAS BIBLIOGRÁFICAS

1. Intergovernmental Platform on Biodiversity and Ecosystem Services (IPBES). Workshop report on biodiversity and pandemics of the intergovernmental platform on biodiversity and ecosystem services. IPBES secretariat, Bonn, Germany. DOI:10.5281/zenodo.4147318.
2. Nadimpali ML, Pickering AJ. A call for global monitoring of WASH in wet markets. Lancet Planetary Health. 2020; 4:e440.
3. Hellewell J, et al. Feasibility of controlling Covid-19 outbreaks by isolation of cases and contacts. Lancet Global Health. 2020. Disponível em: https://doi.org/10.1016/S2214-109X(20)30074-7.
4. Comitê Técnico do Inquérito Epidemiológico SARS-CoV-2. Avaliação da prevalência de marcadores virológicos e sorológicos do SARS-CoV-2 na população de Ribeirão Preto: Um inquérito epidemiológico. Resultados preliminares. Ribeirão Preto: Universidade de São Paulo; 2020.
5. Bonifácio LP, et al. Are SARS-CoV-2 reinfection and Covid-19 recurrence possible? A case report from Brazil. Rev Soc Bras Med Trop. 2020;53:(e20200619).
6. Bonita, R, Beaglehole R, Kjellström T. Basic epidemiology. 2. ed. WHO Library Cataloguing-in--Publication Data. 2006.
7. Passos ADC (org.). Medicina Social na Faculdade de Medicina de Ribeirão Preto da Universidade de São Paulo - 1954 a 2014. 1. ed. Editora Holos; 2014.
8. Les Dethlefsen MMN, David A. An ecological and evolutionary perspective on human-microbe mutualism and disease. Nature. 2007; 449(18).
9. Chaolin H, et al. Clinical features of patients infected with 2019 novel coronavirus in Wuhan, China. Lancet. 2020;395:497-506.
10. Nanshan C, et al. Epidemiological and clinical characteristics of 99 cases of 2019 novel coronavirus pneumonia in Wuhan, China: A descriptive study. Lancet. 2020;395:507-13.
11. Lado M, et al. Clinical features of patients isolated for suspected Ebola virus disease at Connaught Hospital, Freetown, Sierra Leone: A retrospective cohort study. Lancet Infect Dis. 2015;15:1024-33.
12. Kucharski A. The rules of contagion: Why thins spread and why they stop. London: Profile Books Ltd.; 2020.
13. Sarti TD, Lazarini WS, Fontenelle LF, Almeida APSC. Qual o papel da Atenção Primária à Saúde diante da pandemia provocada pela COVID-19? Epidemiologia e Serviços de Saúde. 2020;29(2): e2020166. Epub April 27, 2020.
14. Shokoohi M, Osooli M, Stranges S. Covid-19 pandemic: What can the west learn from the east? International Journal of Health Policy and Management. 2020;9(10):436-8.
15. Wong MC, Teoh JY, Huang, J, Wong, SH. The potential impact of vulnerability and coping capacity on the pandemic control of Covid-19. The Journal of Infection. 2020;S0163-4453(20)30337-6. Advance online publication.

Índice remissivo